全国中医药行业中等职业教育"十二五"规划教材

中医骨伤科学

（供中医等专业用）

主　编　张文信（渭南职业技术学院）

副主编　杨伟毅（广州中医药大学）

　　　　王孝成（长春中医药大学）

　　　　赵学军（安阳职业技术学院）

　　　　李立国（郑州市卫生学校）

编　委　（以姓氏笔画为序）

　　　　尹海秋（曲阜中医药学校）

　　　　孔咏霞（宝鸡职业技术学院）

　　　　杨　进（陕西中医药大学）

　　　　贺晓云（四川省达州中医学校）

　　　　郭宇森（渭南职业技术学院）

中国中医药出版社

·北　京·

图书在版编目（CIP）数据

中医骨伤科学 / 张文信主编 .—北京：中国中医药出版社，2015.8
全国中医药行业中等职业教育"十二五"规划教材
ISBN 978-7-5132-2673-8

Ⅰ.①中… Ⅱ.①张… Ⅲ.①中医伤科学—中等职业教育—教材
Ⅳ.① R274

中国版本图书馆 CIP 数据核字（2015）第 151428 号

中国中医药出版社出版
北京市朝阳区北三环东路 28 号易亨大厦 16 层
邮政编码 100013
传真 010 64405750
北京市燕鑫印刷有限公司印刷
各地新华书店经销

*

开本 787×1092 1/16 印张 15 字数 332 千字
2015 年 8 月第 1 版 2015 年 8 月第 1 次印刷
书号 ISBN 978-7-5132-2673-8

*

定价 30.00 元
网址 www.cptcm.com

张美林（成都中医药大学附属医院针灸学校党委书记、副校长）

张登山（邢台医学高等专科学校教授）

张震云（山西药科职业学院副院长）

陈　燕（湖南中医药大学护理学院院长）

陈玉奇（沈阳市中医药学校校长）

陈令轩（国家中医药管理局人事教育司综合协调处副主任科员）

周忠民（渭南职业技术学院党委副书记）

胡志方（江西中医药高等专科学校校长）

徐家正（海口市中医药学校校长）

凌　娅（江苏康缘药业股份有限公司副董事长）

郭争鸣（湖南中医药高等专科学校校长）

郭桂明（北京中医医院药学部主任）

唐家奇（湛江中医学校校长、党委书记）

曹世奎（长春中医药大学职业技术学院院长）

龚晋文（山西职工医学院/山西省中医学校党委副书记）

董维春（北京卫生职业学院党委书记、副院长）

谭　工（重庆三峡医药高等专科学校副校长）

潘年松（遵义医药高等专科学校副校长）

秘　书　长　周景玉（国家中医药管理局人事教育司综合协调处副处长）

前　言

中医药职业教育是我国现代职业教育体系的重要组成部分，肩负着培养中医药多样化人才、传承中医药技术技能、推动中医药事业科学发展的重要职责。教育要发展，教材是根本，是提高教育教学质量的重要保证，是人才培养的重要基础。为贯彻落实习近平总书记关于加快发展现代职业教育的重要指示精神和《国家中长期教育改革和发展规划纲要（2010—2020年）》，国家中医药管理局教材办公室、全国中医药职业教育教学指导委员会紧密结合中医药职业教育特点，适应中医药中等职业教育的教学发展需求，突出中医药中等职业教育的特色，组织完成了"全国中医药行业中等职业教育'十二五'规划教材"建设工作。

作为全国唯一的中医药行业中等职业教育规划教材，本版教材按照"政府指导、学会主办、院校联办、出版社协办"的运作机制，于2013年启动编写工作。通过广泛调研、全国范围遴选主编，组建了一支由全国60余所中高等中医药院校及相关医院、医药企业等单位组成的联合编写队伍，先后经过主编会议、编委会议、定稿会议等多轮研究论证，在400余位编者的共同努力下，历时一年半时间，完成了36种规划教材的编写。本套教材由中国中医药出版社出版，供全国中等职业教育学校中医、护理、中医护理、中医康复保健、中药和中药制药等6个专业使用。

本套教材具有以下特色：

1. 注重把握培养方向，坚持以就业为导向、以能力为本位、以岗位需求为标准的原则，紧扣培养高素质劳动者和技能型人才的目标进行编写，体现"工学结合"的人才培养模式。

2. 注重中医药职业教育的特点，以教育部新的教学指导意见为纲领，贴近学生、贴近岗位、贴近社会，体现教材针对性、适用性及实用性，符合中医药中等职业教育教学实际。

3. 注重强化精品意识，从教材内容结构、知识点、规范化、标准化、编写技巧、语言文字等方面加以改革，具备"精品教材"特质。

4. 注重教材内容与教学大纲的统一，涵盖资格考试全部内容及所有考试要求的知识点，满足学生获得"双证书"及相关工作岗位需求，有利于促进学生就业。

5. 注重创新教材呈现形式，版式设计新颖、活泼，图文并茂，配有网络教学大纲指导教与学（相关内容可在中国中医药出版社网站www.cptcm.com下载），符合中等职业学校学生认知规律及特点，有利于增强学生的学习兴趣。

本版教材的组织编写得到了国家中医药管理局的精心指导、全国中医药中等职业教育学校的大力支持、相关专家和教材编写团队的辛勤付出，保证了教材质量，提升了教材水平，在此表示诚挚的谢意！

我们衷心希望本版规划教材能在相关课程的教学中发挥积极的作用，通过教学实践的检验不断改进和完善。敬请各教学单位、教学人员及广大学生多提宝贵意见，以便再版时予以修正，提升教材质量。

国家中医药管理局教材办公室
全国中医药职业教育教学指导委员会
中国中医药出版社
2015 年 4 月

编写说明

中医骨伤科学是一门研究骨与关节及周围软组织损伤与疾病的学科，是中医学的重要组成部分，是中医专业的主要临床课程。本教材是依据习近平总书记关于加快发展现代职业教育的重要指示和《国家中长期教育改革和发展规划纲要（2010—2020年）》精神，为适应中医药中等职业教育的教学发展需求，突出中医药中等职业教育的特色，由全国中医药职业教育教学指导委员会、国家中医药管理局教材办公室统一规划、宏观指导，中国中医药出版社具体组织，全国中医药中等职业教育学校联合编写，供中医药中等职业教育教学使用的教材。

本教材是"全国中医药行业中等职业教育'十二五'规划教材"之一，力求职业教育专业设置与产业需求、课程内容与职业标准、教学过程与生产过程"三对接"，"崇尚一技之长"，提升人才培养质量，做到学以致用。教材编写强化质量意识、精品意识，以学生为中心，以"三对接"为宗旨，突出思想性、科学性、实用性、启发性、教学适用性，在教材内容结构、知识点、规范化、标准化、编写技巧、语言文字等方面加以改革，从整体上提高教材质量，力求编写出"精品教材"。

本书共八章，分总论和各论两大部分。总论包括中医骨伤科学发展简史、损伤的分类与病因病机、诊断、治疗方法，各论包括骨折、脱位、筋伤、骨病等常见骨伤科疾病，后附方剂名录。编写分工：第一章、第二章由张文信执笔；第三章由贺晓云执笔；第四章由赵学军执笔；第五章由王孝成、杨进、孔咏霞执笔；第六章由郭宇森执笔；第七章由李立国、杨伟毅、尹海秋执笔；第八章由杨伟毅执笔；方剂组成由郭宇森执笔。

本教材供中医等专业学生使用，对于突出职业教育特点，本教材虽然作了初步探索，但难免有疏漏或不足之处，希望各院校师生在使用过程中提出宝贵意见，以便再版时修订提高。

《中医骨伤科学》编委会

2015年6月

目 录

总　论

第一章　中医骨伤科学发展简史

中医骨伤科学是一门研究骨与关节及其周围软组织损伤与疾病的学科，是人类长期与伤科疾患斗争的经验总结，具有丰富的学术内容和突出的医疗成就，已形成一门独立的学科，是中医学的重要组成部分，对于中华民族的繁衍昌盛和世界医学的发展产生了深远的影响。

一、中医骨伤科学的起源（远古～前 476 年）

远古时期，中华民族的祖先在与自然界斗争的过程中，逐步积累了原始的医药知识。受伤后，人们在伤处抚摸、按压以减轻症状，经过长期实践，摸索出一些简易的理伤按摩手法。如对伤口用树叶、草茎及矿石粉等裹敷，逐渐发现具有止血、止痛、消肿、排脓生肌、敛疮作用的外用药物；在烤火取暖中，发明了熨法和灸法。这些便是外治法的起源。远古时期的生活环境恶劣，易患痹证和痿证，人们采用舞蹈祛邪解郁、舒展筋骨，由此逐渐产生了导引法。

原始氏族社会时期，人们生产用的工具比以前精细了，在医疗实践中，也发现了一些治病的工具，如砭石、骨针等。这个时期已有砭镰，这是最早的外科手术器械，外形似近代的镰刀，可以用来砭刺、切割（图 1–1），并出现了外伤科名医俞跗。

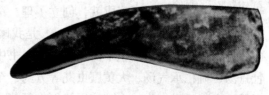

图 1–1　砭镰

进入奴隶社会（夏、商、西周、东周之春秋时期）后，生产力、文化等方面都有了发展，医药水平也有所提高。夏代已有了人工酿酒，酒可以通血脉行药势，也可以止痛、消毒，这对治疗创伤疾病很有意义。商代青铜器的广泛使用，使医疗工具也有了改进和提高，砭石逐渐被金属的刀针所代替。在甲骨文卜辞和器物铭文的文字中，记载的疾病有几十种，其中属于骨伤科的有疾手、疾肘、疾胫、疾止、疾骨等。周代有了医政的设置，并将医师分为"食医""疾医""疡医"和"兽医"。疡医就是外伤科医师。《礼记·月令孟秋》对损伤采取"伤""创""折""断"4种不同的分类方法，同时采用"瞻""察""视""审"4种诊断方法。

二、中医骨伤科学基础理论的形成（前476~220年）

战国、秦汉时期，我国从奴隶社会进入封建社会，政治、经济、文化都有显著的进步，学术思想非常活跃，促进了医学的发展，骨伤科基础理论也初步形成。

1973年，湖南长沙马王堆三号汉墓出土的《足臂十一脉灸经》《阴阳十一脉灸经》《阴阳脉死候》《五十二病方》和《帛画导引图》等医学帛书，为战国时代的医学著作。《足臂十一脉灸经》记载了"折骨绝筋"（即闭合性骨折）；《阴阳脉死候》记载了"折骨裂肤"（即开放性骨折）。《五十二病方》载有52种病，共103个病名，涉及内、外、伤、妇、儿、五官诸科，记载了金伤、刃伤、外伤出血等多种外伤疾病，其中水银膏治疗外伤感染，是世界上将水银应用于外伤科的最早记载，并且最早记载了创伤后严重并发症——破伤风。《帛画导引图》已经有动作形象和文字注明应用导引练功疗法治疗骨关节疾病（图1-2）。

《黄帝内经》是我国现存较早的一部医学典籍，较全面、系统地阐述了人体解剖、生理、病因、病机、诊断、治疗等基础理论，奠定了中医理论体系。《黄帝内经》对人体的骨、脉、筋、肉及气血的生理功能的论述精辟，阐发的肝主筋、肾主骨、肺主皮毛、脾主肌肉、气伤痛、形伤肿等基础理论，以及痹证、痿证、骨痛疽等骨病的病因病机和治疗，一直指导着骨伤科的临床实践。

秦汉时期，骨伤科临床医学得到发展。西汉初期，名医淳于意留下的"诊籍"中记载了两例完整的骨伤科病案，一则是堕马致伤，一则是举重致伤。成书于东汉时期的《神农本草经》载有中药365种，其中应用于骨伤科的药物约100种。东汉著名外伤科医家华佗精通方药、针灸、养生，更擅长外科手术。他发明了麻沸散，并用于剖腹术、刮骨术、骨伤手术等；还创立了五禽戏，用于骨伤科疾病的康复。东汉末年杰出医学家张仲景总结了前人的医疗成就，创立了理、法、方、药结合的辨证论治方法，并结合自己的临床经验编著成《伤寒杂病论》，是我国第一部临床医学巨著，对临床各学科包括中医骨伤科学的发展产生了深远的影响。书中记载的攻下逐瘀方药，如大承气汤、大黄牡丹汤、桃仁承气汤、大黄䗪虫丸等方药，至今仍被骨伤科医家所推崇。书中还记载了牵臂法人工呼吸、胸外心脏按压等创伤复苏术。

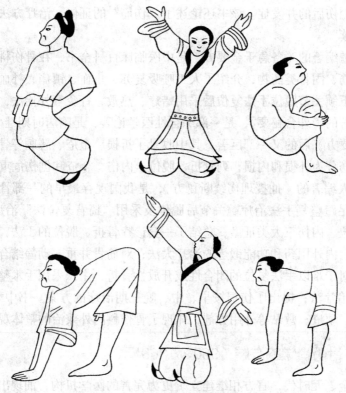

图1-2　马王堆三号墓帛画导引图（部分图像）摹本

三、中医骨伤科学诊疗技术的进步（220～960年）

三国、两晋至隋唐、五代，随着经济文化的不断发展，医疗经验的丰富，医学理论的提高，医学发展趋向专科化。伤科在诊断和治疗技术方面也不断进步，并成为一门独立的学科。

晋朝葛洪编著的《肘后救卒方》，在世界上最早记载了下颌关节脱位手法整复方法；首先记载用竹片夹板固定骨折；阐述了开放性创口早期处理的重要性，并用桑白皮线对肠断裂进行肠缝合术；还记载了烧灼止血法，首创以口对口吹气法抢救猝死患者的复苏术。

南北朝时期龚庆宣整理的《刘涓子鬼遗方》，是我国现存最早的一部外科专著，对创口感染、骨关节化脓性疾病采用外消、内托、排脓、生肌、灭瘢等治法；运用虫类活血药治疗金疮，提出骨肿瘤的诊断和预后，记述了"阴疽"（似髋关节结核）、"筋疽"（似脊柱结核）的证候。

隋朝巢元方等编著的《诸病源候论》，是我国第一部中医病理专著。书中将骨伤科疾病列为专章，对骨折创伤及其并发症的病源和证候有较深入的论述，对骨折的处理提出了很多合理的治疗方法。如提出清创疗法四要点，即清创要早、要彻底、要正确地分层缝合、要正确包扎，为后世清创手术奠定了理论基础。对破伤风的症状描写得非常详细，提出它是创伤后的并发症。该书还论述了"伤筋"的证候、治疗方法及其预后，指出筋断"可连续"。

唐朝孙思邈编著的《备急千金要方》是中医临床百科全书，在骨伤科方面总结了补髓、生肌、坚筋、固骨类药物，介绍了人工呼吸复苏、止血、镇痛、补血、活血化瘀等疗法；载录了下颌关节脱位手法复位后采用蜡疗、热敷、针灸等外治法，丰富了伤科辨治法。王焘编著的《外台秘要》，是一部综合性医学论著，是隋唐时期继《诸病源候论》和《备急千金要方》后的又一部巨著，其中收录了折损、金疮、恶刺等骨伤科疾病的治疗方药，把损伤分为外损和内损，列骨折、脱位、内伤、金疮和创伤危重症等五大类。

唐朝蔺道人编著的《仙授理伤续断秘方》，是我国现存最早的一部骨伤科专著，首次记载了手牵足蹬整复手法治疗髋关节后脱位及采用"椅背复位法"治疗肩关节脱位；分述骨折、脱位、内伤三大类证型；总结了一套诊疗骨折、脱位的手法，提出了正确复位、夹板固定、内外用药和功能锻炼的治疗大法；对筋骨并重、动静结合的理论也作了进一步阐发；对于难以手法复位的闭合性或开放性骨折，主张采用手术整复；对内伤证采用"七步"治疗法；提出了伤损按早、中、晚三期治疗的方案。书中载方50首，包括内服及煎洗、填疮、敷贴等外用方剂，体现了骨伤科内外兼治的整体观。

四、中医骨伤科学的发展（960～1368年）

宋、辽、金、元时代，官方相继建立了更为完善的医学机构，涌现出不少著名医学家，他们从各自角度总结和论述了自己的临证经验，出现了学术上争鸣的局面，促进了中医骨伤科学的发展。

宋代"太医局"设立九科，骨伤科属于"疮肿兼折疡科"。太医局编辑的《圣济总录》内容丰富，其中折伤门总结了宋代以前的骨伤科医疗经验，强调骨折、脱位复位的重要性。张杲编著的《医说》记载了随军医生"凿出败骨"治疗开放性胫腓骨骨折成功的病案，并介绍了采用脚踏转轴及竹管搓滚舒筋的练功疗法。法医宋慈编著的《洗冤集录》是我国现存最早的法医学专著，对全身骨骼、关节结构描述较详细，同时还记载了人体各部位损伤的致伤原因、症状及检查方法。

金元时期，张元素编著的《医学启源》总结了治疗内伤的引经药，促进了骨伤科理气活血疗法的发展。张从正主张采用攻下逐瘀法治伤。李杲创制了疏肝活血逐瘀的复元活血汤。刘完素在骨伤科临证治疗时主张用甘凉、活血、润燥、生津的药物。朱震亨认为，人体"阳常有余，阴常不足"，提倡滋阴疗法，强调补肝肾以治本的原则。

元代"太医院"设十三科，骨伤科属于"正骨科"和"金镞兼疮肿科"。李仲南首创过伸牵引加手法复位治疗脊柱屈曲型骨折；此外，还创制了手术缝合针——"曲针"用于缝合伤口；提出以"有无黏膝"体征鉴别髋关节前后脱位。危亦林编著的《世医得效方》，按元代十三科分类，其中"金镞正骨科"不仅继承了前人治伤病的经验，而且对骨折、脱位的整复手法和固定技术有所创新。他在世界上最早施用"悬吊复位法"治疗脊柱骨折，对开放性骨折主张扩创复位加外固定治疗；创制了"草乌散"（又名麻药方），对其组成、功用、剂量及注意事项都有详细记载。

五、中医骨伤科学的兴盛和危机（1368～1949年）

明清时代，骨伤科出现了许多学术上相当有成就的医学家，撰写了大量的骨伤科专著，不断提出新的理论和观点，形成不同学派，标志着中医骨伤科学的兴盛。

明初，太医院设有十三科，其中属骨伤科范畴的有"接骨""金镞"两科。隆庆五年（1571年）改名为外科和正骨科（又名正体科）。清朝，太医院设九科，其中设有"疮疡科"和"正骨科"，后者又名"伤科"。

明代朱橚等编著《普济方》，共收录骨伤科方药1256首，是15世纪以前治伤方药的总汇，介绍了12种骨折脱位的复位固定方法。薛己编著的《正体类要》重视整体疗法，如序曰"肢体损于外，则气血伤于内，营卫有所不贯，脏腑由之不和"，强调突出八纲、脏腑、气血辨证论治，用药主张以补气血、补肝肾为主，行气活血次之。著名医药学家李时珍编著的《本草纲目》载药1892味，其中骨伤科药物170余种。王肯堂编著的《证治准绳》对骨折有较精辟的论述，同时对骨伤科的方药还进行了归纳整理。《金疮秘传禁方》记载了用骨擦音检查骨折的方法。

清代吴谦等编著《医宗金鉴》，其中《正骨心法要旨》较系统地总结了清代以前的骨伤科经验，记录周详。该书将正骨手法归纳为摸、接、端、提、推、拿、按、摩八法，并介绍了腰腿痛等疾患的手法治疗。书中运用攀索叠砖法（图1-3）、腰部垫枕法整复腰椎骨折脱位等，改进了多种固定器具。沈金鳌编著的《沈氏尊生书·杂病源流犀烛》，发展了骨伤科气血病机学说，对内伤的病因病机、辨证论治有所阐发。胡廷光编著的《伤科汇纂》，收集了清代以前有关骨伤科的文献，结合其临床经验系统地阐述了各种损伤的证治，骨折、脱位、筋伤的检查、复位法，并介绍了大量骨伤科处方及用药方法。钱秀昌编著的《伤科补要》，较详细地论述了骨折、脱位的临床表现及诊治方法，还载有医疗器具固定图说、周身各部骨度解释、伤科脉诊及大量方剂。

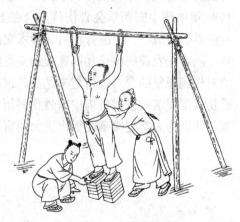

图1-3　攀索叠砖法

鸦片战争后，随着西方文化的入侵，中医受到歧视，骨伤科面临危机。在此期间，骨伤科著作甚少。中华人民共和国成立前，中医骨伤科的延续以祖传或师承为主，医疗活动只能以规模极其有限的私人诊所形式开展。这种私人诊所在当时不仅是医疗单位，而且是教徒授业的教学单位。借此，中医骨伤科学许多宝贵的学术思想与医疗经验才得以流传下来。

六、中医骨伤科学的新生（1949年后）

中华人民共和国成立后，为中医药事业的发展提供了前所未有的良机。中医骨伤科也从初期的个体开业形式向集中的医院形式过渡。全国各地相继成立了设有伤科、正骨科或骨伤科的中医院，不少地区还建立了专门的骨伤科医院。上海市首先成立了"伤骨科研究所"，随后其他不少省市也纷纷成立骨伤科研究机构。全国逐步建立了中医学院与中医学校，不少中医院校除了招收本科生外，还培养中医骨伤专业硕士与博士研究生，有些院校建立了博士后流动站，在科学研究和培养人才方面发挥了重要作用。

在发展中医政策的正确指引下，一批著名老中医的正骨经验得到了整理和继承，出现了很多伤科专著，其中具代表性的有《正骨疗法》（石筱山）、《平乐郭氏正骨法》、《魏指薪治伤手法与导引》、《伤科疗法》（郑怀贤）、《中医正骨经验概述》（杜自明）、《正骨学》（梁铁民）、《刘寿山正骨经验》、《林如高正骨经验》等。

中西医结合进一步促进了中医骨伤科学的发展。1958 年，我国著名骨伤科专家尚天裕等编著的《中西医结合治疗骨折》一书，提出"动静结合""筋骨并重""内外兼治""医患合作"治疗骨折的四项原则，一直指导着临床实践。20 世纪 70 年代后，中西医结合治疗开放性感染骨折、脊椎骨折、关节内骨折及陈旧性骨折脱位等方面的成功经验得到总结，慢性骨髓炎、关节炎的治疗也取得了一定的效果。传统的中医骨伤科经验得到进一步发掘、整理与提高，逐步形成了一套有中医特色的治疗骨折、骨病与软组织损伤的新疗法。一些治疗骨延迟愈合、骨质疏松、颈椎病、腰椎病、骨缺血性坏死、骨髓炎及骨性关节炎的中药新药不断被研制出来，产生了良好的社会效益与经济效益。1986 年中华中医药学会骨伤科分会在上海成立。2005 年世界中医药学会联合会骨伤科专业委员会成立，中医骨伤科学学术交流日趋广泛。

随着工农业机械化和高速交通工具的发展，各类损伤的发生也出现一些新问题，人类对伤病康复的要求也将越来越高，这就向中医骨伤科学提出了新的要求。今后，中医骨伤科学要继续发掘整理中医骨伤科历代文献和传统经验，还要不断吸收现代科学的成就，从而为人类健康事业做出更大的贡献。

第二章　损伤的分类与病因病机

第一节　损伤的分类

损伤是指人体受到各种创伤性因素引起的皮肉、筋骨、脏腑等组织结构的损害，及其带来的局部和全身性反应。主要有下列分类方法：

1. 根据损伤部位　可分为外伤和内伤。外伤是指皮、肉、筋、骨损伤，根据受伤的具体部位分为骨折、脱位与伤筋；内伤是指脏腑损伤及损伤所引起的气血、脏腑、经络功能紊乱而出现的各种损伤内证。

2. 根据损伤性质　根据外力作用的性质，损伤可分为急性损伤与慢性劳损。急性损伤是急骤暴力引起的损伤；慢性劳损是劳逸失度或体位不正确，导致外力长期累积作用于人体，从而产生各种临床表现。

3. 根据损伤后就诊时间　分为新伤和陈伤。一般认为在 2～3 周以内的损伤或发病后立即就诊者是新伤；新伤失治，日久不愈，或愈后又因某些诱因在原受伤部位复发者是陈伤。

4. 根据损伤部位情况　根据受伤部位的皮肤或黏膜是否完整可分为闭合性损伤与开放性损伤。闭合性损伤外部无创口，开放性损伤皮肤、黏膜或深层组织破损有创口。

5. 根据受伤程度　根据致伤因素的性质、强度，作用时间的长短，受伤的部位及面积的大小等，可分为轻度伤与重度伤。

6. 根据职业特点　分为生活损伤、工业损伤、农业损伤、交通损伤和运动损伤等。

7. 根据理化性质　可分为物理损伤、化学损伤和生物损伤等。

第二节　损伤的病因

损伤的病因是指引起人体损伤发病的原因。

一、外因

引起损伤的外在因素称为外因。

1. 外力伤害　根据外力性质的不同，可分为直接暴力、间接暴力和持续劳损等 3 种。

（1）**直接暴力**　损伤发生在外力直接作用的部位，如创伤、挫伤、骨折、脱位等（图2-1）。

（2）**间接暴力**　损伤发生在远离外力作用的部位。如跌倒时，患者用手撑地，可造成桡骨远端骨折；股四头肌强烈收缩可引起髌骨骨折（图2-2）。

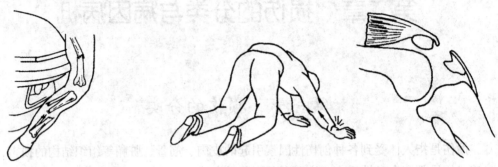

图 2-1　直接暴力造成的损伤　　　　　图 2-2　间接暴力造成的损伤

（3）**持续劳损**　长期、反复、轻微的直接或间接外力可使肢体某一部位发生损伤。如单一姿势的长期弯腰负重可造成慢性腰肌劳损，长时间的步行可能引起第2、3跖骨疲劳性骨折等。

2. 外感六淫　风、寒、暑、湿、燥、火6种不同的气候变化，若太过或不及，引起人体发病者，称之为"六淫"。外感六淫可直接引起筋骨、关节疾患，也可以在损伤之后乘虚侵袭，阻塞经络，气机不得宣通，进一步加重肢体功能障碍。

3. 邪毒感染　外伤后又感受毒邪，则可引起局部和全身感染。如开放性骨折处理不当可引起骨髓炎等。

二、内因

引起损伤的内在因素称为内因。

1. 年龄　年龄与伤病的好发部位及发生率有关。如小儿骨骼柔嫩，容易发生骨折，但小儿的骨膜较厚而富有韧性，多为不完全性骨折。骨骺损伤多发生在幼儿或少年。跌倒时臀部受到同样外力，老年人易引起股骨颈骨折或股骨粗隆间骨折，青少年却很少发生。

2. 体质　体质的强弱与损伤的发生有密切的关系。年轻体壮，气血旺盛，筋骨坚固，不易发生损伤；年老体弱，气血虚弱、骨质疏松，则容易发生损伤。

3. 解剖结构　损伤与其局部解剖结构也有一定的关系。如桡骨远端骨折、肱骨外科颈都是发生在松质骨和密质骨的交界处，这是应力上的薄弱点。

4. 病理因素　损伤的发生还与组织本身的病变关系密切。内分泌代谢障碍可影响骨结构的成分，骨肿瘤、骨结核、骨髓炎等会造成骨组织破坏，易发生骨折。

5. 先天因素　损伤的发生与先天禀赋不足也有密切关系。如第1骶椎隐性脊柱裂，因棘突缺如，棘上与棘间韧带失去了依附，导致腰骶关节不稳定，容易发生劳损。先天性脆骨病骨组织脆弱，容易发生骨折。

6.职业工种　损伤的发生与职业工种有一定的关系，运动员及舞蹈、杂技、武打演员容易发生各种运动损伤，经常低头工作者容易患颈椎病等。

7.七情内伤　在骨伤科疾病中，内伤与七情变化的关系密切。如果情志郁结，则内耗气血，可加重病情；如果性格开朗，意志坚强，则有利于创伤修复和疾病好转。

第三节　损伤的病机

人体是由皮肉、筋骨、脏腑、气血、经络等共同组成的有机整体，人体生命活动主要是脏腑功能的反映，脏腑功能的物质基础是气血、津液，经络是气血运行的通道，联系全身的皮肉筋骨等组织，构成复杂的生命活动。它们之间保持相对的平衡，互相联系，互相依存，互相制约，无论在生理活动还是病理变化方面都有着不可分割的联系。因此，损伤的发生和发展与气血筋骨、脏腑都有着密切的联系。

皮肉筋骨遭受损伤后，可引起体内气血、营卫、脏腑等功能紊乱。因此，在骨伤科的辨证论治过程中，均应从整体观念加以分析，既要辨治局部的外伤，又要注意调整外伤引起的气血、营卫、脏腑、经络功能的变化。这种局部与整体的统一观，是中医骨伤科认识及治疗损伤疾患的重要特点之一。

一、皮肉筋骨

（一）皮肉筋骨的生理功能

皮肉为人之外壁，内充卫气。筋是筋膜、肌腱、韧带、肌肉、关节囊、关节软骨等组织的总称。筋的主要功能是连属关节，络缀形体，主司关节运动。骨属于奇恒之腑，它不但为立身之主干，还内藏精髓，与肾气有密切关系。肢体的运动有赖于筋骨，而筋骨离不开气血的温煦濡养，气血化生，濡养充足，筋骨功能才可强劲。筋骨又是肝肾的外合，肝血充盈，肾精充足，则筋劲骨强。

（二）损伤与皮肉筋骨的关系

皮肉筋骨的损伤，在骨伤科疾患中最为多见，一般分为"伤皮肉""伤筋""伤骨"，但又互有联系。

1.伤皮肉　伤病的发生，或破其皮肉，易使外邪侵入，或气血瘀滞于肉理，郁而化热，以致瘀热为毒。局部皮肉组织受邪毒感染，营卫运行功能受阻，气血凝滞，则郁热化火，酿而成脓，出现局部红、肿、热、痛等症状。

2.伤筋　凡跌打损伤，筋常常首当其冲。在临床上，凡扭伤、挫伤后局部肿痛、青紫，关节屈伸不利者，统称为"伤筋"。即使在"伤骨"的病证中，由于筋附着于骨的表面，筋亦往往首先受伤。所以，在治疗骨折、脱位时都应考虑伤筋的因素。

3.伤骨　在骨伤科疾患中所见的"伤骨"病证，多因直接暴力或间接暴力引起。凡伤后出现肿胀、疼痛、青紫、功能障碍，并有畸形、骨擦音、异常活动或弹性固定等，称"伤骨"，包括骨折和脱位。

二、气血

（一）气血的生理功能

气血运行于全身，周流不息，无处不到，在外充养皮肉筋骨，在内灌溉五脏六腑，维持着人体正常生命活动。全身的皮肉、筋骨、脏腑，都需要得到血液的营养才能行使各自的生理活动。"气"和"血"两者相互依附、相互制约。血的流行靠气的推动，气行则血行；反之，血溢于外，成为瘀血，气亦随之而滞。

（二）损伤与气血的关系

损伤与气血的关系十分密切，当人体受到外力伤害后，常导致气血运行紊乱而产生一系列的病理改变。

1. 伤气　因用力过度、跌仆闪挫或撞击胸部等因素，导致人体气机运行失常，皮肉筋骨乃至脏腑发生病变，即可出现"气"的功能失常及相应的病理现象。一般表现为气滞与气虚，严重者可出现气闭、气脱、气逆的表现。

（1）气滞　正常时气应流通舒畅，当人体某一部位或脏腑受伤或发生病变，都可使气的流通发生障碍，出现气滞的病理现象。胀、痛是其主要证候：如气滞发生于胸胁则胸胁胀痛，呼吸、咳嗽时均可牵掣作痛等；气滞发生于胃肠，则脘腹胀痛。其特点为外无肿形，痛无定处，范围较广，体表无明显压痛点。

（2）气虚　气虚是全身或某一脏腑、部位出现功能不足和衰退的病理现象。在某些慢性损伤、严重损伤后期、体质虚弱和老年患者等均可出现。它的主要证候是疲倦乏力、语声低微、气短、自汗、脉细软无力等，其中以疲倦乏力和脉细软无力为基本特点。

（3）气闭　气滞严重者可导致气闭，其主要证候为出现一时性的晕厥、窒息、烦躁妄动、四肢抽搐等危急之症。

（4）气脱　严重损伤可造成本元不固而出现气脱，是气虚最严重的表现。其证候为突然昏迷或醒后又昏迷、呼吸浅促、面色苍白、四肢厥冷、二便失禁、脉微弱等。

（5）气逆　损伤而致内伤肝胃，可造成肝胃气机不降而上逆，出现嗳气频频、作呕欲吐或呕吐等症。

2. 伤血　因跌打、挤压、挫撞及各种机械冲击等伤及血脉，导致出血或瘀血停积。主要有血瘀、血虚、血脱和血热。

（1）血瘀　血瘀多由于局部损伤出血所致。瘀血阻络，经脉不通，不通则痛，故疼痛是血瘀最突出的一个症状。特点是局部肿胀青紫、痛如针刺刀割、痛点固定不移。气滞血瘀常常同时并见，临床上多见气血两伤，肿痛并见，或伤气偏重，或伤血偏重，出现先痛后肿或先肿后痛等表现。

（2）血虚　由失血过多或生血不足所致。在骨伤科疾患中，血虚往往由于失血过多，新血一时未及补充；或瘀血不去，新血不生；或筋骨严重损伤，累及肝肾，肝血肾精不充导致血虚。其主要证候表现为面色不华、头晕、目眩、爪甲色淡、唇舌淡白、脉细无力，心悸、手足发麻等也常可见到。

（3）血脱　在创伤严重失血时，还可出现气随血脱、血脱气散的虚脱证候，如四肢厥冷、大汗淋漓、烦躁不安，甚至晕厥等。

（4）血热　损伤后积瘀化热或肝火炽盛均可引起血热。临床可见高热、口渴、心烦、舌红、脉数等证候，严重者可出现昏迷。若血热妄行，则可见出血不止等。

三、津液

（一）津液的生理功能

津液是人体内一切正常水液的总称，主要是指体液而言。清而稀薄者称为"津"，浊而浓稠者称为"液"。"津"布散于肌表、筋骨之间，有温养充润的作用；"液"流注、浸润于关节、脑髓之间，以滑利关节、濡养脑髓和骨髓，同时也有润泽肌肤的功能。津和液都是体内正常水液，两者之间可互相转化，故并称津液。

（二）损伤与津液的关系

损伤而致血瘀时，由于积瘀生热，热邪灼伤津液，可使津液出现一时性消耗过多，见口渴、咽燥、大便干结、小便短少、舌苔黄而干燥等症。重伤久病，常能严重耗伤阴液，除了出现较重的伤津证候外，还可见全身情况差、舌色红绛而干燥、舌体瘦瘪、舌苔光剥、口干而不欲饮等症。

津液与气关系密切，津液亏损时，气亦随之受损。津液大量丢失，可导致"气随液脱"。损伤后如果有关脏腑的气机失调，必然会影响"三焦气化"。

人体水液代谢的调节虽然是肺、脾、肾、三焦等脏器共同的职能，但起主要作用的是肾。这是因为三焦气化生于肾气，脾阳根源于肾阳，膀胱的功能依赖于肾的气化作用之故。

精、气、神三者，前人称为三宝，气的化生源于精，精的化生赖于气，精气生而津液成则表现为神。若精气伤，津液损，则神失所藏，出现危候。如机体因创伤、失血引起休克时，便会出现反应迟钝、表情淡漠、精神恍惚、烦躁不安或不省人事等神志异常症状。

四、脏腑

（一）脏腑的生理功能

脏腑是化生气血、通调经络、营养皮肉筋骨、维持人体生命活动的主要器官。脏与腑的功能各有不同：脏的功能是化生和贮藏精气；腑的功能是腐熟水谷、传化糟粕、排泄水液。

（二）损伤与脏腑的关系

脏腑病机是探讨疾病发生发展过程中脏腑功能活动失调的病理变化机制。外伤后往往造成脏腑生理功能紊乱，进而出现脏腑病理变化。

1.肝、肾 肝主筋，肝血充盈才能养筋，筋得其所养，才能运动有力而灵活；肝血不足，血不养筋，则出现手足拘挛、肢体麻木、屈伸不利等症。肝藏血，指肝脏具有贮藏血液和调节血量的功能。凡跌打损伤之证有恶血留内时，从其所属，必归于肝。肾主骨生髓，骨的生长、发育、修复，均依赖肾精所提供的营养和推动。肾精不足可导致小儿的骨软无力、囟门迟闭及某些骨骼的发育畸形；肾精不足，骨髓空虚，可致腿足痿弱而行动不便，或骨质脆弱，易于骨折。"肾主腰脚"，肾虚者易患腰部扭闪和劳损等，出现腰背酸痛、腰脊活动受限等症状。

2.脾、胃 脾主运化、胃主受纳，对于气血的生成和维持正常活动起着重要的作用，故称为气血生化之源。此外，脾还具有统摄血液防止溢出脉外的功能，对损伤后的修复起着重要的作用。脾主肌肉四肢，全身的肌肉都要依靠脾胃所运化的水谷精微营养。脾胃运化功能正常，水谷精微得以生气化血，气血充足，损伤也容易恢复。如果脾胃运化失常，则化源不足，无以滋养脏腑筋骨，必然影响损伤的修复，所以损伤后要注意调理脾胃的功能。

3.心、肺 心主血，肺主气。气血周流不息，输布全身，有赖于心肺功能的健全，心肺调和则气血得以正常循环输布，发挥濡煦作用，筋骨损伤才能得到修复。肺主一身之气，如果肺的功能受损，不但会影响呼吸功能，而且也会影响宗气的生成，从而导致全身性的气虚，出现体倦无力、气短、自汗等症状。血液的正常运行，不仅需要心气的推动，而且有赖于血液的充盈，气为血之帅，而又依附于血，因此损伤后出血过多，血液不足而心血虚损时，心气也会随之不足，出现心悸、胸闷、眩晕等症。

五、经络

（一）经络的生理功能

经络是运行全身气血、联络脏腑肢节、沟通上下内外、调节体内各部分功能活动的通路，包括十二经脉、奇经八脉、十五别络，以及经别、经筋等。每一经脉都连接着内在的脏或腑，同时脏腑又通过经络存在互为表里的关系。

（二）损伤与经络的关系

经脉内联脏腑，外络肢节，布满全身，是营卫气血循行的通路，所以经络一旦受伤就会使营卫气血的通路受到阻滞。经络病证主要有两方面：一是脏腑的损伤病变可以累及经络，经络损伤病变又可内传脏腑而出现症状；二是经络运行阻滞，会影响其循行所过组织器官的功能，出现相应部位的症状。

第三章 诊 断

第一节 四 诊

中医骨伤科学的诊断是以中医基础理论为指导，通过传统的望、闻、问、切四诊，再进行局部摸诊、运动和测量的专科检查，同时结合现代实验室和影像学等检查方法，全面系统地了解病情，作出正确的诊断。

一、望诊

骨伤科的望诊，在中医常规的望全身、舌象、分泌物的基础上，还必须对损伤局部及其邻近部位认真察看，从而初步确定损伤的部位、性质和程度。

（一）望全身

1.望神色 人体损伤后，通过观察神态色泽的变化可以判断病情的轻重缓急。若患者精力充沛，神志清晰，目光精彩，面色红润，表情自然，则表示神气健旺，正气未伤，说明伤势较轻；若患者精神萎靡，神思恍惚，目光暗淡，面色晦滞，表情淡漠，则表示神气虚衰，正气败散，说明伤势较重。若患者神昏谵语、神志昏迷，目暗睛迷，瞳仁散大或缩小，面色苍白，四肢厥冷，呼吸微弱，喘息异常等，则属危候。

2.望形态 人体骨折、脱位及严重筋伤，可导致形态发生改变，通过望形态可初步了解损伤部位和轻重。如下肢骨折者，大多不能直立行走；颞下颌关节脱位者，大多用手托住下颌；腰部急性扭伤者，身体多向患侧倾斜，并且用手扶腰慢步行走。

（二）望局部

1.望畸形 人体骨折或脱位后可出现畸形，如突起、凹陷、成角、倾斜、旋转、变长或缩短等。畸形是骨折和脱位的重要标志。如桡骨远端伸直型骨折可有"餐叉"样畸形、股骨颈骨折大多具有患肢缩短和外旋畸形、肩关节前脱位可出现方肩畸形等。

2.望肿胀与瘀斑 人体损伤后可出现肿胀与瘀斑，通过观察其程度及色泽变化，可以判断病变的轻重和性质。肿胀较轻，略带青紫，多为轻伤；严重肿胀，瘀斑青紫明显，多为重伤。肿胀较重，肤色青紫，多属新伤；肿胀较轻，肤色青紫带黄，多属陈伤。有时由于肢体的重力作用，瘀血沿着肌间隙下移，瘀斑可出现在远离损伤的部位。

3. 望创口 人体损伤后出现开放性损伤者，要注意观察创口的大小、深浅，创缘是否整齐，创面的污染情况，是否有异物，以及出血多少等。对已感染的创口，还应注意流脓是否通畅，脓液的颜色、气味、稀稠及肉芽等情况。

4. 望肢体功能 人体损伤后可出现肢体功能障碍，主要观察肢体整体功能和关节的活动是否正常，上肢是否能上举，下肢是否能站立行走。如肩关节的正常活动有 6 种，即外展、内收、前屈、后伸、内旋和外旋。如患者上肢外展不足 90°，提示肩关节外展功能障碍；如患者梳头动作受限，提示肩关节外旋功能障碍。为了准确掌握肢体功能障碍的情况，除嘱患者主动活动以外，往往还要与摸法、量诊和运动检查结合进行，通过与健侧肢体对比观察测定其主动与被动运动的活动度。

（三）望舌

望舌，又称舌诊。通过观察舌质和舌苔的形态、色泽、润燥等方面的变化，可了解人体气血的盛衰、津液的盈亏、病邪的性质、病位的深浅、病势的进退、病情的预后等，为临床诊断治疗提供重要依据，是中医骨伤科辨证诊断的重要组成部分。

舌诊主要观察舌质和舌苔两个方面。望舌质主要是观察舌体色泽、形态的变化，有助于诊察气血盛衰、判断疾病预后转归；望舌苔主要是观察苔色和苔质，舌苔的变化可以反映病位深浅、病邪性质、病情进退和胃气有无等。两者既有密切的联系，又各有侧重，应注意将舌质与舌苔的变化结合起来分析。

二、闻诊

闻诊，包括听声音和嗅气味两方面。前者凭听觉以诊察患者的语言、呻吟、呼吸、咳嗽等声音；后者凭嗅觉以诊察患者、病室的气味，以及患者的排泄物等来获得临床资料。骨伤科闻诊还需注意听声音和嗅气味。

（一）听声音

1. 听骨擦音 骨擦音是骨折的主要体征之一。无嵌插的完全骨折，当摆动或触摸骨折的肢体时，两断端之间互相摩擦可发生声响或摩擦感，这种声音称骨擦音。骨折类型不同，其骨擦音的性质也稍有不同。如斜型骨折骨擦音低长、横断骨折骨擦音沉重而短、粉碎性骨折骨擦音较杂乱。但在临床上不应主动去寻找骨擦音，以免增加患者的痛苦和造成新的损伤。

2. 听骨传导音 某些不易发现的四肢长骨骨折，如股骨颈骨折、股骨转子间骨折，可以通过听骨传导音发现。检查时，用叩诊锤或手指叩击肢体一端，用听诊器置于肢体另一端，可听到骨传导音。正常的骨传导音为略清脆的共鸣音，骨折后，因骨连续性破坏，传导音减弱或消失。要注意患侧与健侧的对比，检查时患肢不能附有外固定物，两侧位置要对称，叩诊时用力大小要相等。

3. 听入臼声　当关节脱位手法复位成功时，常听到"咯噔"一声的关节入臼声。此时应立即停止拔伸的牵引力，以免软组织被牵拉太过而增加损伤。

4. 听筋的响声　部分伤筋或关节病在检查时可发出特殊的摩擦音或弹响声，最常见的有以下几种：

（1）**关节摩擦音**　检查者一手放在关节上，另一手活动关节远端的肢体，可听到关节摩擦音或有摩擦感。摩擦音柔和者多为关节慢性劳损，声音粗糙者多为骨性关节炎。

（2）**肌腱周围摩擦音**　肌腱周围炎可出现"捻发音"或"握雪音"。

（3）**弹响声**　如膝关节半月板损伤或盘状半月板时，做膝关节屈伸旋转活动，可发出清脆的弹响声。如屈指肌腱腱鞘炎形成"扳机指"时，患指做伸屈活动可发出弹响声或弹跳声。

5. 听啼哭声　主要用于检查小儿患者。当触及某一部位时，小儿啼哭或啼哭加剧，提示该处可能是损伤或病变的部位。如小儿牵拉肘及小儿锁骨骨折时，抬高、牵拉其患肢会闻及啼哭声。

6. 听捻发音　骨折伴发皮下气肿时，创口局部甚至全身会肿胀，触摸皮肤会听到捻发音（在耳边用两根手指捻搓头发的声音），手下有握雪感。

（二）嗅气味

嗅气味主要是闻局部分泌物的气味。如绿脓杆菌感染时分泌物有恶臭味。

三、问诊

问诊是询问患者及其家属，了解疾病的发生、发展情况和症状、治疗经过等，为辨证提供依据的一种方法。

（一）一般情况

询问患者的一般情况，包括姓名、性别、年龄、婚姻、民族、职业、籍贯、住址、联系方式、就诊日期等，建立完整的病案记录，以便于查阅、联系和随访。

（二）发病情况

1. 主诉　即患者感受最主要的痛苦，就诊时最主要的症状、体征及持续时间。骨伤科患者的主诉多与疼痛、肿胀、功能障碍、畸形等有关。主诉尽可能用患者自己描述的症状，而不用诊断用语，并且尽量简明扼要。

2. 发病过程　首先应询问受伤或发病的原因、时间、部位，所受暴力的性质、强度、方向、作用点及受伤时的体位；其次要详细询问患者的发病过程、变化的急缓，有无昏厥，昏厥持续的时间，醒后有无再昏迷，有无出血，经过何种治疗，目前症状情况如何，是减轻还是加重。如从高处坠下或平地猝倒时，应尽可能问清楚着地姿势，肢体是屈曲位或伸直位，何处先着地；如受重物压砸或打击时，须具体询问重物的种类、形状、重量、着力点在何处，以估计暴力的大小、方向、性质等。

3. 问受伤的部位和各种症状

（1）疼痛 要详细询问疼痛的部位、性质、时间、程度及影响疼痛的因素。如腰部椎间盘突出症，疼痛自腰部沿股部后侧放射到小腿至足部；骨折及韧带急性损伤则有锐痛；化脓性感染则有跳痛；劳损性疾病的疼痛，在休息时减轻，活动时加重；增生性关节炎则与此相反；受过损伤的肢体外感风寒湿邪，多在冬春季节或天气变化时疼痛。只有详细地了解疼痛的特点，再结合各项检查结果，对诊断才有比较正确的判断。

（2）肿胀 须询问肿胀出现的时间、部位、范围和程度。一般感染性疾病是先有肿后有痛，而外伤性疾病则是先有疼痛后有肿胀。如是增生的肿物，更须询问是先有肿物，或先有疼痛，以及肿物增长速度如何等。

（3）肢体、躯干功能 要详细询问活动障碍的具体情况，是伤后立即发生还是受伤后一段时间才出现的。一般来说，骨折或脱位后肢体功能障碍立即发生，骨病往往经过一段时间才逐渐影响肢体功能。但有些病例如股骨颈嵌入性骨折，患者仍能跛行；单纯轻度腰椎压缩性骨折，患者仍能坐立或行走。应特别注意询问其受伤的现场情况，从而了解其受伤机制，并认真地检查，才不致漏诊。

（4）畸形 畸形多由骨或关节的破坏、移位、增生或筋肉组织的瘫痪、挛缩所致，应详细询问畸形发生的时间及过程。无外伤史者，要考虑为先天性畸形或是发育畸形。

（5）创口 询问创口形成的原因、时间、污染情况、处理过程、出血情况，以及是否使用过破伤风抗毒素等。

（三）全身情况

1. 问寒热 应询问恶寒、发热的程度和时间。如感染性疾病，则恶寒与发热并见；颅脑损伤，可引起高热；外伤性疾病，起初由于瘀阻经络而化热，出现几天的低热，而后积瘀蕴生热毒而成痈，可出现高热寒战；骨关节结核，可出现午后潮热；恶性骨肿瘤，晚期可有持续性发热。

2. 问汗 询问汗液，可了解脏腑气血、津液的情况。严重损伤或严重感染的患者，可出现四肢厥冷、汗出如油的危急现象；结核性感染可出现潮热、盗汗；化脓性感染则可出现大热、大汗。

3. 问饮食 应详细询问进食的时间、食量、饮水情况及味觉等情况。对腹部损伤患者，应询问其发生于饱食后或空腹时，以便估计胃肠破裂后腹腔污染的程度。还应询问其是否口渴、是否饮食及喜冷或热饮，用以估计津液消耗的情况。

4. 问二便 对脊柱、骨盆、腹部损伤患者，应询问其大小便的次数、量、颜色等。对尾骨骨折移位患者，应询问其大便是否困难、形状有无改变等。

5. 问睡眠 严重创伤后，久不能睡或彻夜不眠；颅脑损伤后，昏迷不醒或醒后再度昏迷，不省人事。

（四）其他情况

1. 过去史 既往的健康状况与现在的疾病常有密切的联系，故应从出生起详加询问，按发病的年月顺序记录主要的病情经过、当时的诊疗情况、有无合并症或后遗症。尤其是外伤和骨关节疾病的病史，更要详细询问。如对骨关节结核患者，须了解有无肺结核史；对先天性斜颈、新生儿臂丛神经损伤患者，须了解有无难产或产伤史。

2. 个人史　应询问患者所从事过的职业或工种的年限，劳动的性质、条件，劳动时常处的体位及个人嗜好等。对妇女要注意询问其月经、妊娠、哺乳等情况。

3. 家族史　主要询问患者家族内成员的健康情况。对于死亡者，则应追问其死亡原因、年龄，以及有无可能影响后代的疾病。尤其对骨肿瘤、先天性畸形的诊断，具有参考价值。

四、切诊

伤科切诊包括脉诊和摸法两个内容。

（一）脉诊

损伤常见的脉象有浮脉、沉脉、迟脉、数脉、滑脉、涩脉、弦脉、濡脉、洪脉、细脉、芤脉、结代脉。伤科脉诊的纲要，主要归纳为以下几点：

1. 瘀血停积者多属实证，故脉宜坚强而实，不宜虚细而涩；洪大者顺，沉细者恶。

2. 失血过多者多属虚证，故脉宜虚细而涩，不宜坚强而实；沉小者顺，洪大者恶。

3. 六脉（左右寸关尺）模糊者，预后难测，证虽轻而预后必恶。外证虽重，而脉来缓和有神者，预后良好。

4. 沉脉、伏脉属气滞或寒邪凝滞；沉滑而紧者属痰瘀凝滞。

5. 在严重损伤痛极时，脉多弦紧；偶尔出现结代脉，系疼痛或情绪紧张而引起的暂时脉象，并非恶候。

（二）摸法

摸法又称摸诊、触诊，是骨伤科重要的诊断方法之一，它可帮助了解损伤的性质、有无骨折脱位及其移位方向等，这在无 X 线设备的情况下尤为重要。要求做到"手摸心会"，"以手摸之，自悉其情"。

1. 摸法的主要用途

（1）摸压痛处　根据压痛的部位、范围、程度，可以鉴别损伤的性质和种类。直接压痛可能是局部骨折或伤筋，间接压痛常提示骨折的存在。

（2）摸畸形　触摸损伤处有无骨性标志的改变，高凸或凹陷变形时常可判断骨折的位置类型和移位方向及关节脱位时的方向和筋伤的程度。如肘关节脱位时，肘后三角关系改变；而肱骨髁上骨折时，肘后三角关系无改变。

（3）摸肤温　一般用手背测试肤温，注意与健侧比较。如伤肢远端冰凉麻木，动脉搏动减弱或消失，则表示患肢血运障碍。

（4）摸异常活动　在非关节的部位出现类似关节的活动称之为异常活动，多见于骨折。治疗后异常活动消失说明骨折已经连接，陈旧性骨折仍有异常活动者提示延迟愈合。

（5）摸弹性固定　脱位的关节被固定在特殊的畸形位置，对关节进行被动活动时，有弹性阻力感。它是关节脱位的主要特征之一。

（6）摸肿块　摸诊可以确定肿块的位置、大小、光滑度、坚硬度、有无波动感和移动性，以及与周围组织有无粘连等。

2.摸诊的常用手法　摸诊的常用手法有触摸法、挤压法、叩击法、旋转法、屈伸法、摇晃法。在临床中运用摸法时，应善于将患侧与健侧进行对比，在辨证时亦要求用"对比"的方法来帮助诊断，进行治疗前后的对比。

（1）触摸法　检查者以拇指或拇、食、中三指置于患处，稍加按压，仔细触摸。范围由病变远端开始，逐渐移向患处，用力大小视部位和患者的反应而定。通过触摸可以明确损伤或病变的部位，病变处有无畸形、摩擦感，皮肤温度、软硬度有无变化，以及有无波动感等。

（2）挤压法　检查者用手掌或手指挤压病变处上下、左右、前后，根据力的传导作用来判断是否有骨折、脱位。如肋骨骨折时，检查常用胸廓挤压试验；骨盆骨折时，检查常用骨盆挤压试验；下尺桡关节分离时，检查常用手指或手掌挤压手腕的内外侧。检查时用力不宜过猛或过重，尤其在检查骨肿瘤或感染患者时，不宜在局部过多或过于用力挤压。

（3）叩击法　检查者用掌根或拳头对肢体远端纵向叩击，来检查有无骨折及骨折愈合情况的一种方法。如股骨、胫腓骨骨折，检查时采用叩击足跟的方法；脊柱损伤时，检查可采用叩击头顶的方法；四肢骨折经治疗无纵向叩击痛，表示骨折已愈合。

（4）旋转法　检查者用手握住患者伤肢远端，向不同方向轻轻旋转，用以观察损伤处有无疼痛、活动障碍及特殊的响声。常和屈伸法配合使用。

（5）屈伸法　检查者用一手握患者关节部，另一手握伤肢远端，做缓慢的屈伸活动。如关节部出现剧痛，说明骨与关节有损伤或病变。屈伸法亦可用来检查骨折部有无异常活动。

（6）摇晃法　检查者用一手握于伤处，另一手握住伤肢远端，做轻轻摇摆晃动，观察患处有无疼痛、异常活动、摩擦音，以诊断是否有骨与关节损伤或疾病。

在临床中运用摸法时要注重对比，并注意望、闻、问、切四诊相互印证、综合运用，只有这样才能对骨伤科疾病作出正确的诊断。

第二节　骨与关节检查法

骨伤科检查是为了发现病变的客观体征，以诊断有无骨折、脱位、筋伤等病变，并明确病变的部位、性质、程度、缓急及有无合并症的一种诊断方法。值得注意的是，骨伤科检查要有整体观念，不可只重视局部或一个肢体，除病情简单的疾病外，都应在全身检查的基础上，根据骨与关节的病变情况，结合诊断和治疗的需要，再选择不同的检查方法。

一、检查方法和次序

1. 骨与关节检查方法　骨与关节属运动系统，在不同的体位之下其表现不一，同时因肌张力的改变，邻近关节可产生代偿性体位的变化。所以，在检查某关节时，要注意伤者身体的姿势、关节的体位，并且常需在关节的不同体位下进行检查。骨伤科检查应遵循"对比"原则，注意患侧与健侧的对比；若两侧都有伤病时，则可与健康人对比；对不能肯定的体征需反复进行检查；对待急性疾患、损伤、肿瘤患者，检查时手法要轻巧，以减轻患者的痛苦和防止病变的扩散。

2. 骨与关节检查次序　骨与关节局部检查的次序一般如下：望诊→触诊→叩诊→听诊→测定肌力→肢体测量→特殊检查（特殊试验）→神经、血管检查等。检查时应按照自上而下、自左而右，以及先健侧再患侧、先静止再运动的顺序。

二、肢体测量

测量是用软尺和量角器测量肢体的周径、长短和关节活动度数，应注意患侧与健侧对比检查，准确测量可了解肢体的长短、肿胀、萎缩的程度，以及关节活动幅度，对确定治疗方案和检查治疗效果具有重要意义。

（一）肢体长度测量法

测量时先将两侧肢体放在对称位置上，在骨凸标志处做好记号，用带尺测量两点标志间的距离。如果患者肢体挛缩不能伸直，可分段测量。测量中出现肢体长于或者短于健侧，均属异常。四肢长度测量方法如下（图3-1）：

1. 上肢长度　肩峰至桡骨茎突（或中指尖）。

2. 上臂长度　肩峰至肱骨外上髁处。

3. 前臂长度　肱骨外上髁至桡骨茎突，或尺骨鹰嘴至尺骨茎突。

4. 下肢长度　髂前上棘至足内踝下缘，或脐至足内踝下缘（骨盆骨折或髋部病变时使用）。

5. 大腿长度　髂前上棘至膝关节内缘。

6. 小腿长度　膝关节内缘至内踝，或腓骨头至外踝下缘。

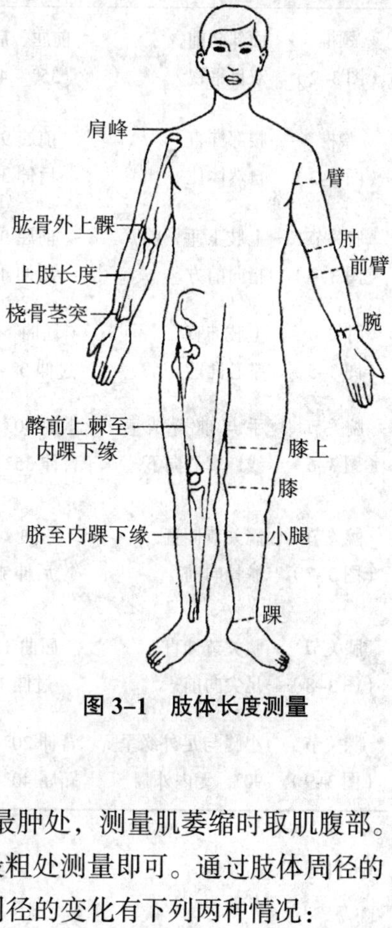

图3-1　肢体长度测量

图中标注：肩峰、肱骨外上髁、上肢长度、桡骨茎突、髂前上棘至内踝下缘、脐至内踝下缘、臂、肘、前臂、腕、膝上、膝、小腿、踝

（二）肢体周径测量法

取两肢体相对应的同一水平测量，测量肿胀时取最肿处，测量肌萎缩时取肌腹部。大腿周径常在髌骨上10~15cm处测量，小腿周径在最粗处测量即可。通过肢体周径的测量，可了解肢体肿胀程度或有无肌肉萎缩等。肢体周径的变化有下列两种情况：

1.粗于健侧 较健侧显著增粗并有畸形者，多系骨折、关节脱位。如较健侧增粗无畸形者，多为筋伤肿胀、肿瘤等。

2.细于健侧 多系陈伤失治、神经疾患或失用所致的肌肉萎缩。

（三）关节活动范围测量法

关节活动范围可用量角器测定，先将量角器的轴对准关节中心，量角器的两臂紧贴肢体并对准肢体的轴线，然后记载量角器所示的角度，注意与健侧的相应关节比较。常用方法有中立位 0°法和邻肢夹角法两种。

1.中立位 0° 法 先确定每一个关节的中立位为 0°，中立位一般相当于休息位，例如肘关节完全伸直时中立位为 0°，完全屈曲时则可成为 140°，则记录肘关节的活动范围为 140°。此方法为国际通用的方法。

2.邻肢夹角法 以两个相邻肢段所构成的夹角计算，例如肘关节伸直时为 180°，屈曲时可为 40°，则该关节活动范围为 180°减去 40°等于 140°（表 3–1）。

表 3–1　人体各关节正常活动范围（中立位 0° 法）

关节	中立位	前后	左右	旋转	内收、外展	上下
颈椎 （图 3–2）	面部向前， 双目平视	前屈、后伸 35°～45°	侧屈 45°	旋转 60°～80°		
腰椎 （图 3–3）	腰部伸直 自然体位	前屈 90° 后伸 30°	侧屈 20°～30°	旋转 30°		
肩关节 （图 3–4）	上肢下垂，前臂 指向前方	前屈 90° 后伸 45°		内旋 80° 外旋 30°	内收 20°～40° 外展 90°	上举 90°
肘关节 （图 3–5）	上肢伸直， 掌心向前	屈曲 140° 过伸 0°～10°		旋前、旋后均 80°～90°		
腕关节 （图 3–6）	手与前臂成直 线，掌心向下	掌曲 50°～60° 背伸 35°～60°	桡偏 25°～30° 尺偏 30°～40°	旋前、旋后均 80°～90°		
髋关节 （图 3–7）	髋关节伸直， 髌骨向前	屈曲 145° 后伸 40°		内旋外旋均 40°～50° （屈膝 90°）	内收 20°～30° 外展 30°～45°	
膝关节 （图 3–8）	膝关节伸直， 足尖向前	屈曲 145° 过伸 15°		内旋 10° 外旋 20°		
踝关节 （图 3–9）	小腿与足外缘呈 90°，无内外翻	背伸 20°～30° 跖屈 40°～50°				

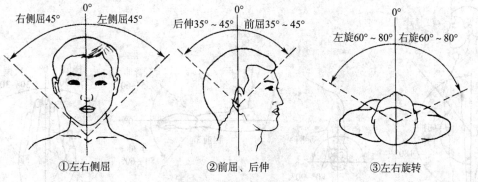

①左右侧屈　　　　②前屈、后伸　　　　③左右旋转

图 3-2　颈椎活动范围

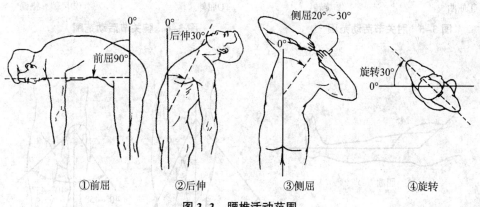

①前屈　　　②后伸　　　③侧屈　　　④旋转

图 3-3　腰椎活动范围

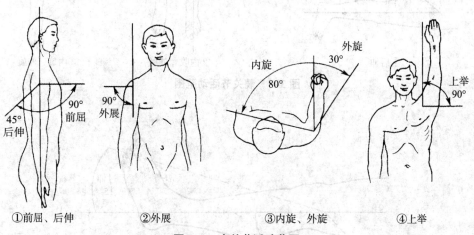

①前屈、后伸　　②外展　　③内旋、外旋　　④上举

图 3-4　肩关节活动范围

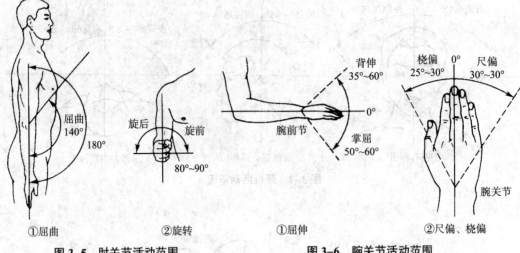

①屈曲　　　　　　②旋转

图 3-5　肘关节活动范围

①屈伸　　　　　　②尺偏、桡偏

图 3-6　腕关节活动范围

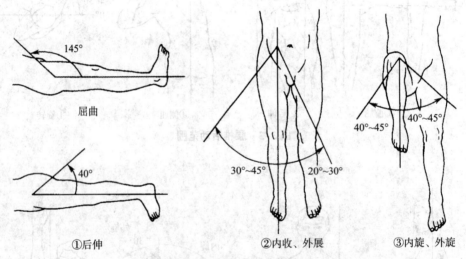

①后伸　　　　　②内收、外展　　　　③内旋、外旋

图 3-7　髋关节活动范围

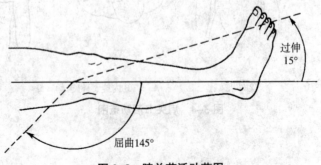

图 3-8　膝关节活动范围

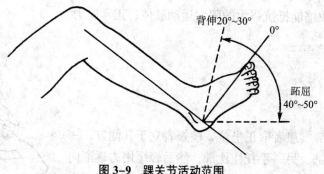

背伸20°~30°

0°

跖屈
40°~50°

图 3-9 踝关节活动范围

（四）测量注意事项

1. 肢体测量前应注意有无先天、后天畸形，并与损伤、骨病鉴别。

2. 患肢与健肢必须放在完全对称的体位上，如患肢在外展位，同样健肢也必须放在相同角度的外展位。

3. 定点要准确，可以在起点和止点做好标记，带尺要拉紧。

4. 在测量病变关节的活动范围时，应先测其主动活动范围，后测其被动活动的范围。

三、肌力检查

1. 肌容量　观察肢体有无肌肉萎缩、挛缩、畸形等，测量其周径。根据患者的情况，选定测量的部位。测量肿胀时取最肿处，测量肌萎缩时取肌腹部。

2. 肌张力　在静止状态时肌肉保持一定程度的紧张度，称为肌张力。肌张力检查方法：触摸肌肉测试其硬度，并测试完全放松的肢体被动活动时的阻力大小，注意两侧对比。肌张力减低表现为患者肌肉松软，被动活动时阻力减弱或消失、关节松弛而活动范围扩大；肌张力增高表现为肌肉紧张，硬度增加，被动活动时阻力很大。肌张力减低常见于下运动神经元损伤，肌张力增高常见于上运动神经元损伤。

3. 肌力　指肌肉主动运动的力量、幅度和速度，检查及测量方法如下：

（1）肌力检查　肌力检查可以测定肌肉的发育情况和用于神经损伤时的定位，对神经、肌肉疾患的治疗和预后也有一定的价值。肌力测定一般可用关节主动运动及在此基础上加以阻力的方法来判断肌力是否正常、稍弱、弱、甚弱或完全丧失。检查时应两侧对比，观察和触摸肌肉、肌腱，以了解其收缩情况。

（2）肌力测定标准　可分为以下 6 级：

0 级　肌肉完全无收缩。

1 级　肌肉有微弱收缩，但不能移动关节。

2 级　肌肉收缩可带动关节在水平方向运动，但不能对抗地心引力。

3 级　肌肉收缩能对抗地心引力移动关节，但不能抵抗阻力。

4 级　肌肉收缩能对抗地心引力运动肢体，且能抵抗一定强度的阻力。

5级　肌肉收缩能抵抗强大的阻力运动肢体，正常肌力。

四、临床检查法

（一）特殊检查法

1. 颈部

（1）分离试验　患者取正坐位，检查者立于其侧方，一手托住患者颏下部，另一手托住枕部，然后轻缓用力逐渐向上牵引其头部，若此时患者感到颈部和上肢的疼痛减轻，则为阳性（图3-10）。多见于椎间孔狭窄的颈椎病。

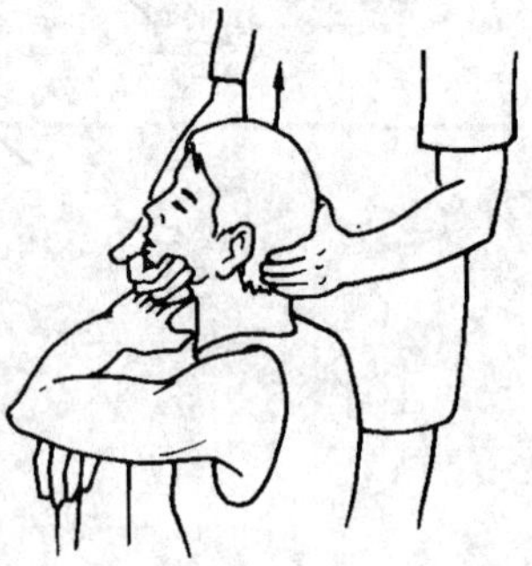

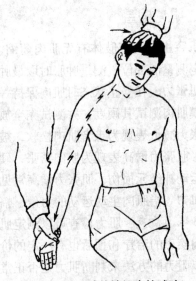

图3-10　分离试验

（2）椎间孔挤压试验　患者取正坐位，检查者立于其后方，双手手指互相交叉相扣，用手掌面置于患者头顶部，稍加压力，同时向患侧或健侧屈曲颈椎，也可前屈后伸，如出现颈部或上肢放射痛加重，则为阳性（图3-11）。多见于神经根型颈椎病或颈椎间盘突出症。

（3）臂丛神经牵拉试验　患者取正坐位，头微屈，检查者立于患者身后被检查侧，一手推头部向对侧，另一手握该侧腕部使上肢略外展，做相对牵引，如患肢出现放射痛、麻木，即为阳性（图3-12）。多见于神经根型颈椎病。

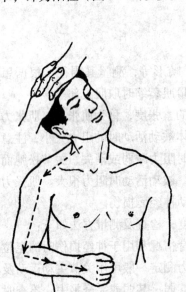

图3-11　椎间孔挤压试验

图3-12　臂丛神经牵拉试验

2. 胸腰背部

（1）胸廓挤压试验　先进行胸廓前后挤压，检查者一手扶住患者后背，另一手从前面挤压胸骨，使之产生前后挤压力；再行胸廓侧方挤压，检查者用两手分别放置胸廓两侧，向中间用力挤压。若肋骨骨折或胸肋关节脱位，则损伤部出现疼痛反应。此法常用于诊断肋骨骨折和胸肋关节脱位。

（2）直腿抬高试验　患者取仰卧位，双下肢伸直并拢，被动抬高其患肢，正常人下肢抬高到 70°～90°而无任何不适感觉；若抬高在 60°以内即出现下肢传导性疼痛或麻木者，则为阳性（图 3-13）。在做直腿抬高试验阳性时，缓慢降低患肢高度，待放射痛消失，此时再被动背伸患者踝关节，若又出现放射性痛称为直腿抬高加强试验阳性。多见于腰椎间盘突出症。

（3）拾物试验　嘱小儿站立并拾起地上物品，正常小儿两髋膝微屈，弯腰拾物；如见小儿以腰部挺直、双髋膝屈曲下蹲的姿势去拾地上的物品，用另一手撑于膝部，即为阳性（图 3-14）。此法用于检查脊柱有无前屈功能障碍，多见于小儿腰椎结核或其他腰椎疾病。

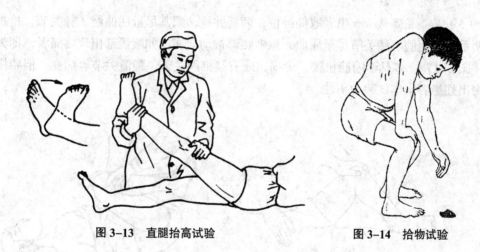

图 3-13　直腿抬高试验　　　　　　　　图 3-14　拾物试验

3. 骨盆部

（1）骨盆挤压试验　患者取仰卧位，检查者双手分别置于其髂骨翼两侧并同时向中线轻轻挤压骨盆；或患者侧卧位，检查者双手在其上方的髂嵴部向下轻轻按压。若局部出现疼痛，即为阳性（图 3-15）。多提示有骨盆骨折或骶髂关节的病变。

（2）骨盆分离试验　患者取仰卧位，检查者双手分别放置于两侧髂前上棘部，同时向外下方轻缓推压，如局部出现疼痛，即为阳性（图 3-15）。多提示有骨盆骨折或骶髂关节病变。

（3）梨状肌紧张试验　患者取仰卧位，伸直患肢，嘱其做内收内旋动作，如出现坐骨神经放射痛，随即迅速外展、外旋患肢，如疼痛立刻缓解者即为阳性。多见于梨状肌综合征的患者。

（4）"4"字试验　患者取仰卧位，检查者立于一侧，嘱患者被检查侧屈膝、屈髋，并且将足踝置于对侧膝上，使其髋关节呈屈曲、外展、外旋位，双下肢呈"4"字形。检查者一手放在对侧髂前上棘，另一手自屈曲的膝关节内侧向外下方轻缓下压。如被检查侧骶髂关节处出现疼痛，即为阳性（图 3-16）。多见于骶髂关节或髋关节有病变的患者。

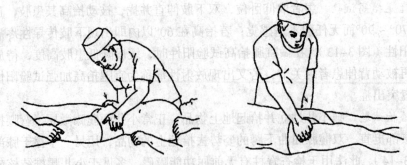

图 3-15　骨盆挤压及分离试验

（5）屈膝屈髋试验　患者取仰卧位，两腿并拢，嘱其尽量屈曲髋、膝关节，检查者用两手推膝使髋、膝关节尽量屈曲，患者腰部被动前屈。如腰骶部出现疼痛者，即为阳性（图 3-17）。多见于闪筋扭腰、劳损，或有腰椎间关节、腰骶关节等病变。但腰椎间盘突出症患者，本试验为阴性。

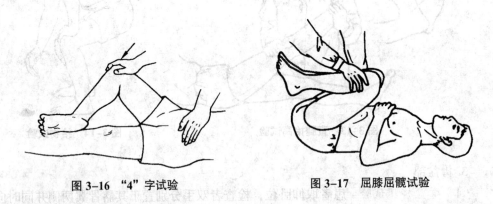

图 3-16　"4"字试验　　　　　　图 3-17　屈膝屈髋试验

4. 肩部

（1）搭肩试验　亦称为杜加征。患者取坐位或站立位，嘱其将患侧手搭向对侧肩部，如手能够搭于对侧肩部，且肘部能贴近胸壁则为正常；如手能搭于对侧肩部，但肘部不能够贴近胸壁，或肘部能贴近胸壁，但手不能搭于对侧肩部，均为阳性（图3-18）。提示可能为肩关节脱位。

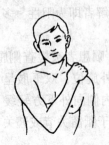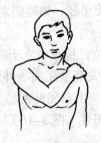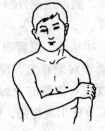

图 3-18　搭肩试验

（2）直尺试验　检查者以直尺一端贴于肱骨外上髁，另一端贴于肱骨大结节，正常者直尺不能触及肩峰，如直尺能触及肩峰即为阳性（图3-19）。常提示肩关节脱位，或是其他原因导致的方肩畸形，如三角肌萎缩等。

（3）疼痛弧试验　患者取坐位或站立位，嘱其做肩外展或被动外展，当外展到60°～120°范围时，如肩部出现疼痛，则为阳性（图3-20）。这一特定区域的肩外展痛称疼痛弧，是由冈上肌肌腱在肩峰下面摩擦、撞击所致，常见于冈上肌肌腱炎。

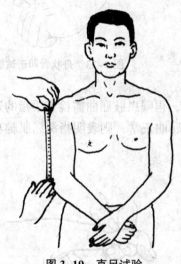

图3-19　直尺试验

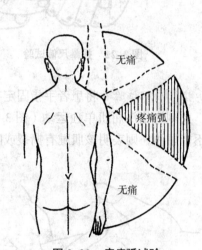

图3-20　疼痛弧试验

5. 肘部

腕伸肌紧张试验　嘱患者前臂旋前、掌心向下屈腕屈指，检查者一手握其肘部，另一手握其手背部，屈曲腕关节，再嘱患者抗阻力伸指伸腕，若出现肱骨外上髁疼痛者为阳性（图3-21）。多见于肱骨外上髁炎。

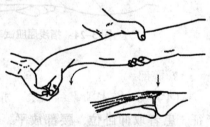

图3-21　腕伸肌紧张试验

6. 腕和手部

（1）握拳试验　亦称尺偏试验。嘱患者拇指内收屈曲握拳，并将拇指握于掌心内，检查者使其腕关节被动尺偏，如桡骨茎突出处出现疼痛，或部分患者在拇指内收时即出现疼痛，尺偏时则疼痛加重，均为阳性（图3-22）。多见于桡骨茎突部狭窄性腱鞘炎患者。

（2）舟状骨叩击试验　患者患手握拳并偏向桡侧，叩击第3掌骨头部，如舟状骨骨折时，可产生剧烈的叩击痛，有时叩击第2掌骨头也可出现疼痛，均为阳性。在叩击第4～5掌骨头时则无疼痛出现（图3-23）。用于诊断舟状骨骨折。

（3）指浅屈肌试验　将患者手指固定于伸直位，再嘱患者屈曲需检查手指的近端指间关节，此刻为指浅屈肌单独运动（图3-24）。若关节屈曲正常，则表明指浅屈肌腱功能正常；如不能屈曲，则表明该肌腱有撕裂或断裂。

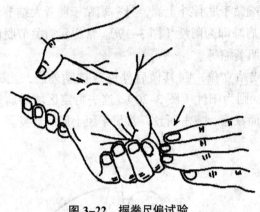

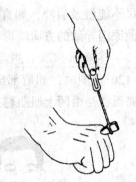

图 3-22　握拳尺偏试验　　　　　　　　图 3-23　舟状骨叩击试验

（4）指深屈肌试验　将患者手指固定在伸直位，再嘱患肢屈曲需检查手指的远端指间关节，此刻为指深屈肌单独运动（图 3-25）。若屈曲正常，则表明指深屈肌腱功能正常；如不能屈曲，则表明该肌腱有撕裂或断裂。

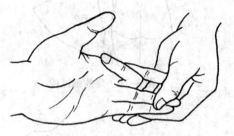

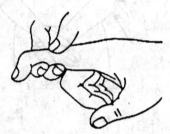

图 3-24　指浅屈肌试验　　　　　　　　图 3-25　指深屈肌试验

7. 髋部

（1）髋关节屈曲挛缩试验　亦称托马斯征。患者取仰卧位，腰部放平，双腿屈髋屈膝，嘱其将两腿分别伸直，当一侧腿伸直时，腰部挺起，则此侧为阳性。或患侧腿完全伸直，健侧腿屈膝、屈髋，使大腿贴近腹壁，腰部下降贴近床面，此时伸直的患腿自动离开床面而向上抬起，也为阳性（图3-26）。该试验常用于检查髋关节结核、类风湿性关节炎等疾病引起的髋关节屈曲挛缩畸形。

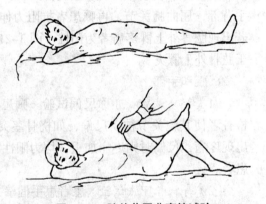

图 3-26　髋关节屈曲挛缩试验

（2）蛙式试验　患者取仰卧位，检查者扶其小腿或膝部，使双侧膝、髋关节屈曲90°，然后做双髋外展、外旋动作至蛙式位。如双下肢外侧接触到床面为正常；若一侧或两侧下肢的外侧不能接触到床面，则为阳性（图3-27）。常见于先天性髋关节脱位患者。

（3）下肢短缩试验　亦称艾利斯征。患者取仰卧位，两腿屈髋、屈膝靠拢，两足并齐，放于床面，观察两膝高度。两膝等高者为正常，如一侧膝部比另一侧低，则为阳性，低侧为患侧（图3-28）。多见于髋关节后脱位、先天性髋关节脱位和股骨、胫骨短缩等患者。

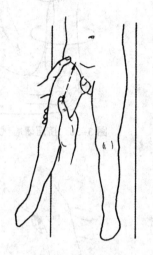
图 3-27　蛙式试验

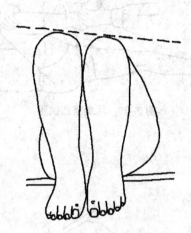
图 3-28　下肢短缩试验

8. 膝部

（1）回旋挤压试验　亦称麦氏征。患者取仰卧位，检查者一手扶膝，另一手握其踝部，屈髋、屈膝，用力使膝关节屈曲，尽量使足跟碰触臀部。检查内侧半月板时，使膝外旋、小腿内收，并逐渐伸直膝关节，在伸直过程中，如听到弹响或感觉疼痛则为阳性（图3-29），提示内侧半月板有损伤。在检查外侧半月板时，则在膝内旋、小腿外展位伸直膝关节，如听到弹响或感觉疼痛则为阳性，提示膝关节外侧半月板有损伤。

（2）挤压研磨试验　患者取俯卧位，膝关节屈曲90°，检查者以双手握住患者踝部用力下压，再进行小腿旋转动作。若有疼痛，说明有半月板破裂或关节软骨损伤（图3-30）。

（3）抽屉试验　患者取坐位或仰卧位，患膝屈曲90°，检查者用大腿固定住患侧足部防止移动，双手握住小腿上段前后推拉。若能自解剖位明显拉向前方约1cm，即为前抽屉试验阳性，提示前交叉韧带损伤；如能自解剖位推向后约1cm，则为后抽屉试验阳性，提示后交叉韧带损伤；如前后均能推拉约1cm，则为前后抽屉试验阳性，提示前后交叉韧带均有损伤（图3-31）。

（4）侧方应力试验　患者取仰卧位，膝关节伸直。检查内侧副韧带时，检查者一手扶膝外侧向内推膝，另一手握其踝部拉小腿外展，如有松动感和膝内侧疼痛，即为阳性，提示内侧副韧带损伤；检查外侧副韧带时，检查者一手扶膝内侧向外推膝，另一手拉小腿内收，如出现松动感和膝外侧疼痛，则为阳性，提示外侧副韧带损伤（图 3-32）。

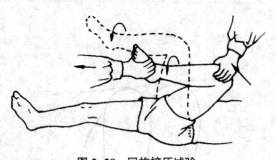

图 3-29 回旋挤压试验

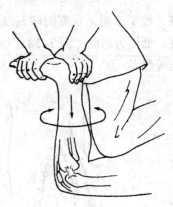

图 3-30 挤压研磨试验

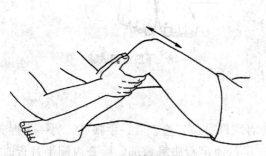

图 3-31 抽屉试验

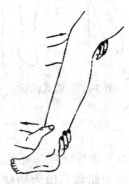

图 3-32 侧方应力试验

（5）浮髌试验 患者取仰卧位，下肢伸直，检查者一手压住在髌上囊部，向下挤压，使积液局限于关节腔内，然后用另一手拇、中指固定住髌骨内、外缘，以食指按压髌骨。如感髌骨有漂浮感，重压时下沉，松指时浮起，则为阳性（图 3-33）。提示关节腔内有积液。

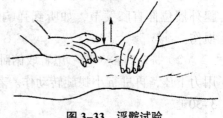

图 3-33 浮髌试验

9. 踝部

踝关节背伸试验 本试验是鉴别腓肠肌与比目鱼肌挛缩的特殊方法。如患者屈曲膝关节时踝关节能背伸，而膝关节伸直时踝关节不能背伸，提示为腓肠肌挛缩；如伸膝或屈膝时，踝关节均不能背伸，则提示为比目鱼肌挛缩。

（二）四肢主要神经的检查

四肢主要神经的检查见表 3-2。

表 3-2 四肢主要神经的检查

四肢神经	分布	损伤后主要表现	感觉障碍区
桡神经 （图 3-34）	来自臂丛神经后束，在腋窝分出肱三头肌支，向下绕过肱骨桡神经沟，在三角肌粗隆下穿过肌间隔至肘部，在肘上部又分为肱桡肌支、桡侧腕长伸肌支、桡侧腕短伸肌支和旋后肌支	前臂伸肌群萎缩，腕下垂，拇指不能外展和背伸	上臂后侧，前臂后侧，手背桡侧两个半手指
正中神经 （图 3-35）	来自臂丛神经前束，在上臂伴随肱动脉下行，没有分支，至肘部分出旋前圆肌支、桡侧腕屈肌支、拇短展肌支、拇指对掌肌支等	大鱼际肌萎缩、对掌肌麻痹、掌心凹陷消失，称"猿手"，第1、2指不能屈曲，第3指屈曲不全，拇指不能对掌和向掌侧运动	手掌桡侧3个半手指和手背桡侧3个手指的末节
尺神经 （图 3-36）	来自臂丛神经的内侧束，在腋下随肱动脉下行，在上臂无任何分支，经肱骨下端尺神经沟行至前臂，分出尺侧腕屈肌支，然后向下行至豌豆骨桡侧转入掌心	肌萎缩而出现"爪形手"畸形，第4、5指屈曲不全，第4、5指不能外展和内收	手掌尺侧一个半手指和手背尺侧两个半手指
股神经	自腰丛神经分出，在腰大肌和髂腰肌之间下行并向此两肌发出分支，再经腹股沟韧带穿过肌裂孔到达大腿前部，并向股四头肌、缝匠肌、耻骨肌等发出运动分支和支配小腿内侧皮肤的感觉支	膝关节不能伸直，股四头肌萎缩，膝腱反射减弱或丧失	大腿前侧和小腿内侧
坐骨神经	自骶丛神经发出，在坐骨大孔穿出骨盆，下行至臀大肌下，在大腿后方被股二头肌和半膜肌、半腱肌所覆盖，走行中又发出运动支，再向下行延续为腓总神经和胫神经	股后部肌肉及小腿和足部所有肌肉全部瘫痪，导致膝关节不能屈、踝关节与足趾运动功能完全丧失，呈足下垂	小腿后外侧和足部
腓总神经 （图 3-37）	坐骨神经在大腿中部下方的一支终末支，至腘窝向外走行，绕过腓骨头到小腿外前方又分为深浅两支	小腿前外侧伸肌麻痹，足背屈、外翻功能障碍，呈足下垂畸形；及伸踇、伸趾功能丧失，呈屈曲状态	小腿前外侧和足背前、内侧
胫神经	是坐骨神经的主要延续部分，在大腿后侧中下部与腓总神经分来，自腘窝向下穿过比目鱼肌腱弓，沿肌层内伸延到足跟部，再进入足底	小腿后侧屈肌群及足底内在肌麻痹，以及足跖屈、内收、内翻，足趾跖屈、外展和内收障碍	小腿后侧、足背外侧、跟外侧和足底

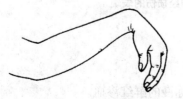

①腕下垂、拇指不能外展和背伸

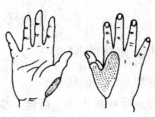

②感觉障碍区

图 3-34 桡神经损伤的表现

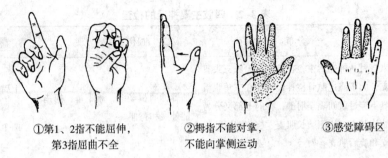

①第1、2指不能屈伸，　②拇指不能对掌，　③感觉障碍区
　第3指屈曲不全　　　　　不能向掌侧运动

图 3-35　正中神经损伤的表现

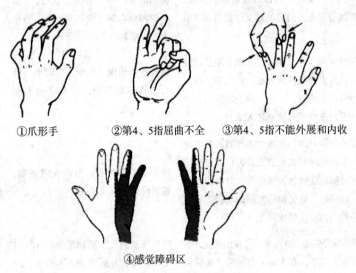

①爪形手　②第4、5指屈曲不全　③第4、5指不能外展和内收

④感觉障碍区

图 3-36　尺神经损伤的表现

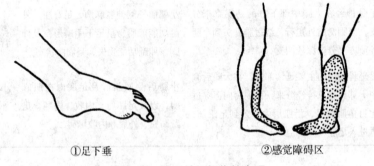

①足下垂　　　　　　　　②感觉障碍区

图 3-37　腓总神经损伤的表现

（三）四肢血管的检查

1. 血管破裂与出血的检查

（1）毛细血管破裂出血　缓慢、少量、弥漫的鲜红渗血。

（2）静脉破裂出血　持续而且均匀淌血、量多、色暗红。

（3）颈静脉破裂出血　血中带泡沫，或随呼吸可闻及创口有吸吮样声音。

（4）动脉破裂出血　似喷泉或泉涌，可呈波动性或持续性喷射，颜色鲜红。

2. 动脉的检查

（1）动脉的搏动情况　动脉的搏动情况分为正常、减弱、消失、可疑、增强。检查动脉搏动的常用部位有面动脉、颞浅动脉、颈总动脉、肱动脉、尺动脉、桡动脉、指动脉、腹主动脉、股动脉、腘动脉、胫后动脉、足背动脉等。

（2）动脉功能的检查　患肢局部固定或牵引治疗，或肢体闭合性骨折时，要仔细观察患肢的血供情况，防止其出现骨筋膜间室综合征。常用的有动脉阻塞后侧支循环检查、微循环再充盈试验、肢体皮肤温度检查等。

3. 静脉的检查

（1）静脉的视诊　检查有无萎缩、扩张或怒张。如下肢出现疼痛、肿胀等情况，应检查是否有下肢静脉血栓形成。

（2）静脉的触诊　检查有无硬化条索或曲张团块内有无硬化的结节，沿深层静脉走行有无压痛及阻塞所致肿胀，使软组织张力增高。

第三节　影像学检查

一、X 线检查

X 线检查是骨伤科疾病很有价值的诊断方法之一，临床常用的 X 线检查如下。

1. 正位片　正位片分前后正位和后前正位。X 线球管从患者前方投照，底片在体后是前后正位；如 X 线球管在患者后方，底片在前的是后前正位。

2. 侧位片　X 线球管在患者侧方投照，底片放置在另一侧，是侧位片。应与正位片结合观察，可获得被检查部位的二维影像资料。

3. 斜位片　当侧位片重叠的阴影太多时，可加拍斜位片。根据不同的检查目的，分为左斜位或右斜位。检查脊柱时，为了显示椎间孔或椎板病变，也可拍摄斜位 X 线照片。此外，骶髂关节是偏斜的，只能通过斜位片看清骶髂关节间隙。

4. 开口位片　第 1、2 颈椎（寰枢关节）或齿突病变时，因其拍摄正位照片与门齿和下颌重叠，须拍摄正位张口照片。

5. 脊柱运动检查　检查颈椎和腰椎，在常规的 X 线检查基础上，为了解椎间盘退行性病变、椎体之间稳定情况等，可令患者过度屈曲和伸展颈椎或腰椎，从其侧方投照拍摄 X 线侧位照片；或患者过度侧方倾斜腰部，拍摄 X 线正位照片。

二、CT 检查

1. CT 图像形成的原理　CT 即电子计算机 X 线横断体层扫描。通过 X 线束对人体检查部位一定厚度的层面进行扫描，由探测器接收透过该层面的 X 线，转变为可见光后，由光电转换器转变为电信号，再经模拟 / 数字转换器转为数字信号，输入计算机进行处理。图像形成的处理有如将选定层面分成若干个体积相同的长方体，即称为体素。

扫描所得信息经计算而获得每个体素的 X 线衰减系数或吸收系数，再排列成矩阵，即数字矩阵。数字矩阵可存储于磁盘或光盘中，经数字 / 模拟转换器把数字矩阵中的每个数字转为由黑到白不等灰度的小方块，即为像素，并按矩阵排列，最后构成 CT 图像。

2. CT 检查在骨伤科中的应用　CT 对于骨伤科疾病的诊断有很重要的价值。CT 为横断体层扫描，能清楚地观察病变部位的组织结构和变化，尤其对颈椎、腰椎的检查应用广泛，主要对椎骨、椎管、椎间盘的病变进行观察和诊断；对四肢骨关节检查主要是在常规 X 线平片基础上进一步检查，揭示病变细微结构，有利于定性及鉴别诊断。另外，CT 检查对于准确观察椎管的形状、大小及其周围小关节的异常有独到之处，对于观察损伤部位周围的软组织和椎管内疾病明显优于 X 片。

三、磁共振成像（MRI）检查

1. 磁共振成像的应用原理　磁共振是利用收集磁共振现象所产生的信号而重建图像的成像技术，质子从外加的射频脉冲中获得能量，受激发产生"共振效应"，将能量放射到周围环境，这种能量被检测出来即为磁共振信号。与 CT 相比，MRI 具有无放射线损害，无骨性伪影，能多方面、多参数成像，有高度的软组织分辨能力，不需使用对比剂即可显示血管结构等独特的优点。它还有高于 CT 数倍的软组织分辨能力，敏感地检出组织成分中水含量的变化，所以常比 CT 更有效和更早地发现病变。

2. 磁共振成像在骨伤科中的应用　磁共振主要适用于软组织病变的检查，特别是对恶性肿瘤和韧带、肌肉、筋膜、脂肪等病变，具有非常重要的诊断价值。它几乎适用于全身各系统的不同疾病，如肿瘤、炎症、创伤、退行性病变及各种先天性疾病的检查，尤其对颅脑、脊椎和脊髓病的显示优于 CT。

四、放射性核素显像检查

1. 放射性核素检查的应用原理　放射性核素显像是一种影像学诊断技术，骨科检查中，将可以被骨与关节浓聚的放射性核素或标记化合物注射引入人体内，再通过扫描仪或 γ 照相仪探测，使骨与关节在体外显影成像，从而获得诊断依据。

2. 放射性核素显像在骨伤科中的应用　对于诊断恶性骨肿瘤或判断有无早期骨肿瘤扩散，阳性率比较高。也可明确是新鲜性骨折或陈旧性骨折，以及了解移植骨的血液供应和存活情况。

第四章 治疗方法

第一节 保守治疗

保守治疗是指相对于有创操作（如手术）的疗法，包括手法治疗、药物治疗及牵引、针灸等治疗方法。

一、手法治疗

手法是术者用手或肢体其他部位，或借助器械，使用各种特定技巧动作，直接加在患者体表特定的部位，用来治疗疾病的一种操作技术。在伤科治疗中占有重要地位，是伤科四大治疗方法（手法、固定、药物、练功）之一。骨伤科手法可分为正骨手法、理筋手法两大类。

（一）正骨手法

1. 正骨手法操作

（1）拔伸 是正骨手法中的重要步骤，主要用于矫正患肢的重叠移位，恢复肢体的长度。开始拔伸时，肢体先保持在原来的位置，沿肢体的纵轴，由远近骨折段做对抗牵引（图4-1）。然后，再按照整复步骤改变肢体的方向，持续牵引。牵引力的大小以患者肌肉强度为依据，要轻重适宜，持续稳妥。

（2）旋转 主要矫正骨折断端的旋转畸形。单轴关节（只能屈伸的关节）肢体有旋转畸形时，可由术者手握其远段，在拔伸下围绕肢体纵轴向左或向右旋转，以恢复肢体的正常生

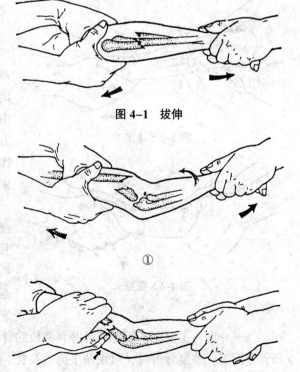

图4-1 拔伸

①

②

图4-2 旋转

理轴线（图4-2）。

（3）屈伸　术者一手固定关节的近段，另一手握住远段，沿关节的冠轴摆动肢体，以整复骨折脱位。如伸直型的肱骨髁上骨折，须在牵引下屈曲肘关节，屈曲型则须伸直肘关节（图4-3）。若同时存在骨折端4种移位（重叠、旋转、成角、侧方移位），在拔伸牵引下，一般首先矫正旋转及成角移位，远近骨折端才能轴线相对，重叠移位能较省力地矫正。

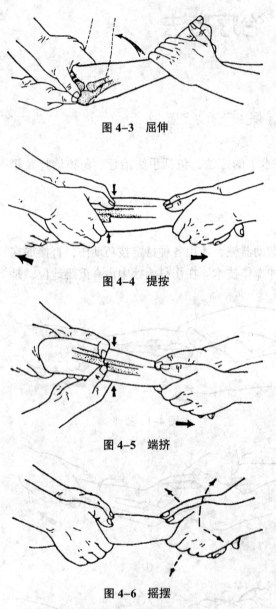

图4-3　屈伸

图4-4　提按

图4-5　端挤

图4-6　摇摆

（4）提按　主要由于矫正骨折断端的前后侧移位。操作时，术者两手拇指按突出的骨折一端向下，两手其余四指提下陷的骨折另一端向上，使之复位（图4-4）。

（5）端挤　主要用于矫正内外侧移位。操作时，术者一手固定骨折近端，另一手握住骨折远端，用四指向术者方向用力谓之端；用拇指反向用力谓之挤，将向外突出的骨折端向内挤压。在操作时手指用力要适当，方向要正确，部位要对准，着力点要稳固（图4-5）。

（6）摇摆　主要用于横断型、锯齿型骨折。经过上述整骨手法，一般骨折基本可以复位，为了使骨折端紧密接触，增加稳定性，术者可用两手固定骨折部，由助手在维持牵引下轻轻地左右或前后方向摆动骨折的远段，待骨折断端的骨擦音逐渐变小或消失，则骨折断端已紧密吻合（图4-6）。

（7）触碰　主要用于需使骨折部紧密嵌插者。横形骨折发生于干骺端时，骨折整复夹板固定后，可用一手固定骨折部的夹板，另一手轻轻叩击骨折的远端，使骨折断端紧密嵌插，复位更加稳定（图4-7）。

（8）分骨　主要用于矫正两骨并列部位的骨折，如尺桡骨双骨折及胫腓骨、掌骨与跖骨骨折等。整复骨折时，可用两手拇指及食、中、无名三指由骨折部的掌背侧对向夹挤两骨间隙，使骨间膜紧张，靠拢的骨折端分开，远近骨折段相对稳定，并列双骨折就像单骨折一样一起复位（图4-8）。

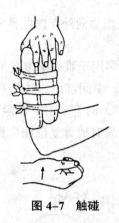

图 4-7 触碰

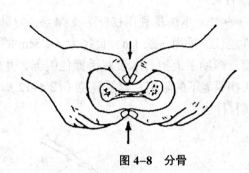

图 4-8 分骨

（9）折顶　主要用于横断或锯齿形骨折。如患者肌肉发达，单靠牵引力量不能完全矫正重叠移位时，可用折顶法。术者两手拇指抵于突出的骨折一端，其余四指重叠环抱于下陷的骨折另一端，在牵引下两拇指用力向下挤压突出的骨折端，加大成角，依靠拇指的感觉，估计骨折的远近端骨皮质已经相顶时，骤然反折。反折时环抱于骨折另一端的四指将下陷的骨折端猛力向上提起，而拇指仍然用力将突出的骨折端继续下压，这样较容易矫正重叠移位畸形（图 4-9）。

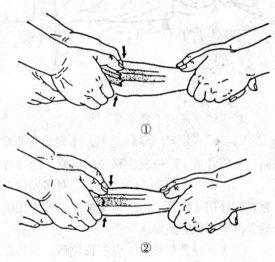

图 4-9 折顶

（10）回旋　主要用于矫正背向移位的斜形、螺旋形骨折，或有软组织嵌入的骨折。有软组织嵌入的横断骨折，须加重牵引，使两骨折段分离，解脱嵌入骨折断端的软组织，而后放松牵引，术者分别握远近骨折段，按原来骨折移位方向逆向回转，使断端相对，通过断端的骨擦音来判断嵌入的软组织是否完全解脱（图 4-10）。

（11）蹬顶　常用在肩、肘关节脱位及髋关节前脱位。通常一个人操作，以肩关节为例。患者仰卧床上，术者立于患侧，双手握住伤肢腕部，将患肢伸直并外展；术者脱去鞋子，用足底（与患者患肢同侧足）蹬于患者腋下，足蹬手拉，缓慢用力拔伸牵引，

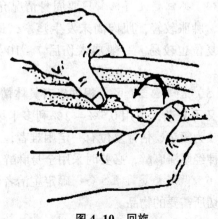

图 4-10 回旋

然后在牵引的基础上，使患肢外旋、内收，同时足跟轻轻用力向外支撑肱骨头，即可复位（图4-11）。

（12）杠杆　本法是利用杠杆为支撑点，力量较大，多用于难以整复的肩关节脱位或陈旧性脱位。采用一长1m、直径为4～5cm的圆木棒，中间部位以棉垫裹好，置于患侧腋窝，两助手上抬，术者双手握住腕部，并外展40°，向下牵引，解除肌肉痉挛，使肱骨头摆脱盂下的阻挡，容易复位（图4-12）。此外，尚有椅背复位法、梯子复位法等，均属杠杆法。

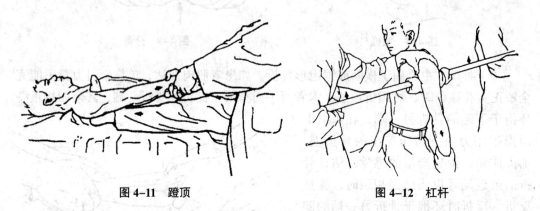

图4-11　蹬顶　　　　　　　　　　　图4-12　杠杆

2. 正骨手法的注意事项

（1）明确诊断　复位之前，术者应根据病史、受伤机制和检查结果作出明确诊断，同时分析骨折、脱位发生移位的机制，选择有效的整复手法。

（2）密切注意全身情况变化　对多发性骨折气血虚弱、严重骨盆骨折发生出血性休克及脑外伤重症等，均需暂缓整复，可采用临时固定或持续牵引等法，待危重病情好转后，再考虑骨折整复。

（3）掌握复位标准　骨折移位后，应争取达到解剖复位或接近解剖复位。若某些达不到解剖复位，也应根据职业、年龄及骨折部位的不同，达到功能复位。

（4）抓住整复时机　只要周身情况允许，整复越早越好。骨折后半小时内，局部疼痛、肿胀较轻，肌肉尚未发生痉挛，最易复位。伤后4～6小时内局部瘀血尚未凝结，复位也较易。一般成人伤后7～10天内可考虑手法复位，但时间越久复位困难越大。

（5）选择适当麻醉　根据患者具体情况，选择有效的止痛或麻醉。伤后时间不长，骨折又不复杂，可用0.5%～2%利多卡因局部麻醉；如果伤后时间较长，局部肿硬，骨折较为复杂，估计复位有一定困难者，上肢采用臂丛神经阻滞麻醉，下肢采用腰麻或坐骨神经阻滞麻醉，必要时采用全身麻醉。

（6）做好整复前的准备　确定主治者与助手，并做好分工。根据骨折的需要，准备好一切所需要的物品。

（7）参加整复人员精力要集中，尽可能一次复位成功　整复时着力部位要准确，用力大小、方向应视病情而定。同时注意患者的反应，切忌使用暴力，不得因整复而增加新的损伤。

（8）减少 X 线伤害　为减少 X 线对患者和术者的损害，整复、固定尽量避免在 X 线直视下进行，在整复前后可常规拍摄 X 线照片，以了解情况。

（二）理筋手法

理筋手法是由推拿按摩手法所组成。理筋手法临床上应用广泛，骨折、脱位及筋伤等疾病多应用理筋手法治疗。

1. 理筋手法的操作顺序　理筋手法操作时可分为 3 个阶段来进行：第一阶段为准备阶段，主要是运用常用的基本手法，行气活血，放松肌肉，使手法能在局部筋肉较舒松的情况下得以顺利进行，创建一个"松则不痛"的良好条件，也使患者有一个适应过程；第二阶段为理伤阶段，是应用手法理顺筋络，活动关节，解决主要矛盾；第三阶段为结束阶段，在使用较重手法后，往往有一个刺激反应的过程，临床多用一定的手法整理收功，使肢体充分放松。

2. 基本手法　常用的手法有推法、摩法、揉法、按法、擦法、搓法、拿捏法、弹筋法、拨络法、拍击法、点压法、抖法和搓法等基本手法。详见《针灸推拿学》。

二、固定

为了维持损伤整复后的良好位置，防止骨折、脱位再移位，保证损伤组织正常愈合，在复位后必须予以固定。常用的固定方法有外固定与内固定两大类。本节主要介绍外固定。

（一）夹板固定

夹板固定是从肢体的生理功能出发，通过扎带对夹板的约束力，固定垫对骨折断端防止或矫正成角畸形和侧方移位的效应力，充分利用肢体肌肉收缩活动时所产生的内在动力，使肢体内部动力因骨折所致的不平衡重新恢复到平衡。

1. 夹板固定的适应证

（1）四肢闭合性骨折。股骨骨折因大腿肌肉有较大的收缩力，常需结合持续皮牵引或骨牵引。

（2）四肢开放性骨折，创面小或经处理后创口已愈合者。

（3）陈旧性四肢骨折适合于手法复位者。

2. 夹板等材料的选用　夹板的材料应具备一定的弹性、韧性和可塑性，并有能被 X 线穿透的性能，一般以就地取材为宜。常用的有杉树皮、柳木板、竹片、金属铝板和塑料板等。夹板宽度应按肢体周径而定，绑扎后要求每两夹板之间留一定的空隙。除夹板外还要选择合适的衬垫外套、固定垫（图 4-13、图 4-14）及扎带等材料。

3. 操作步骤　根据骨折的部位、类型及患者肢体情况，选择合适的夹板（经过塑形后），并将所需要的材料准备齐全。整复完毕后，在助手牵引下，如需外敷药者将药膏摊平敷好，再将所需的压垫安放于适当的位置，用胶布贴牢。将棉垫或棉纸包裹于伤处，勿使皱褶，将夹板置于外层，排列均匀，板间距以 1～1.5cm 为宜。板的两端勿超过棉垫，骨折线最好位于中央，有助手扶持板，术者依次捆扎系带（中间、远端、近端），两端扎带距板端 1～1.5cm，松紧度以包扎后能在夹板面上下移动 1cm 为为宜。如需附长板加固者，可置于小夹板的外层，以绷带包缠。

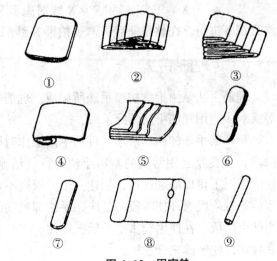

4. 小夹板固定的优缺点

（1）优点　①能有效地防止再发生成角、旋转和侧方移位；②由于横带和固定垫的压力可使残余的骨折端侧方或成角移位能进一步矫正；③便于及早进行功能锻炼，防止关节僵硬。小夹板固定具有固定可靠、骨折愈合快、功能恢复好、治疗费用低、并发症少等优点。

（2）缺点　必须掌握正确的原则和方法，绑扎太松或固定垫应用不当，易导致骨折再移位；绑扎太紧可产生压迫性溃疡、缺血性肌挛缩，甚至肢体坏疽等严重后果，常导致严重的残废，应注意预防。

图 4-13　固定垫
①平垫；②塔形垫；③梯形垫；④高低垫；⑤抱骨垫；⑥葫芦垫；⑦横垫；⑧合骨垫；⑨分骨垫

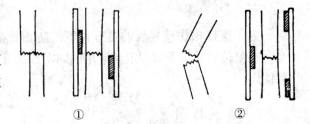

图 4-14　固定垫的使用
①二垫固定法；②三垫固定法

（二）石膏绷带

石膏绷带固定是将熟石膏制成的石膏绷带，用温水浸泡后，包在患者需要固定的肢体上，利用其良好的塑性，对患肢起有效的固定作用。近年来采用树脂绷带代替石膏绷带的日渐增多。

1. 石膏绷带固定的适应证

（1）开放性骨折清创缝合术后；小夹板难以固定者。

（2）骨折切开复位内固定术后辅助性外固定。

（3）畸形矫正后，矫形位置的维持和骨关节手术后的固定。

（4）化脓性关节炎和骨髓炎患肢的固定。

2. 石膏绷带固定的优缺点

（1）优点　可根据肢体的形状塑形，固定作用确实可靠，可维持较长时间。

（2）缺点　无弹性，不能调节松紧度，固定范围较大，一般须超过骨折部的上、下关节，无法进行关节活动功能锻炼，易引起关节僵硬。

3. 石膏绷带内的衬垫　为了保护骨隆突部的皮肤和其他软组织不受压致伤，包扎石膏前必须先放好衬垫。常用的衬垫有棉纸、棉垫、棉花等。根据衬垫的多少，可分为有

衬垫石膏和无衬垫石膏。

4. 石膏绷带操作步骤

（1）体位　将患肢置于功能位（或特殊要求体位）。如患者无法持久维持这一体位，则需有相应的器具，如牵引架、石膏床等，或有专人扶持。

（2）保护骨隆突部位　放上棉花或棉纸。

（3）制作石膏条　在包扎石膏绷带时，先做石膏条，放在肢体一定的部位，加强石膏绷带某些部分的强度。其方法是在桌面上或平板上，按所需要的长度和宽度，往返折叠6~8层（图4-15），每层石膏绷带间必须抹平，切勿形成皱褶。也可不用石膏条，在包扎过程中，可在石膏容易折断处或需加强部，按肢体的纵轴方向，往返折叠数层，以加强石膏的坚固性。

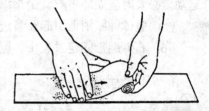

图4-15　制作石膏条

（4）石膏托的应用　将石膏托置于需要固定的部位，关节部为避免石膏皱褶，可将其横向剪开一半或1/3，呈重叠状，而后迅速用手掌将石膏托抹平，使其紧贴皮肤。对单纯石膏托固定者，按体形加以塑形。此时，内层先用石膏绷带包扎，外层则用干纱布绷带包扎。包扎时一般先在肢体近端缠绕两层，然后再一圈压一圈地依序达肢体的远端。关节弯曲部注意勿包扎过紧，必要时应横向将绷带剪开适当宽度，以防边缘处的条索状绷带造成压迫。对需双石膏托固定者，依前法再做一石膏托，置于前者相对的部位，然后用纱布绷带缠绕于二者之外。

（5）管型石膏的操作方法　将石膏绷带环绕包缠肢体，一般由肢体的近端向远端缠绕，且以滚动方式进行，切不可拉紧绷带，以免造成肢体血液循环障碍。在缠绕的过程中，必须保持石膏绷带的平整，切勿形成皱褶，尤其在第1、2层更应注意。由于肢体的上下粗细不等，当需向上或向下移动绷带时，要提起绷带的松弛部并向肢体的后方折叠（图4-16），不可翻转绷带（图4-17）。操作要迅速、敏捷、准确，两手互相配合，即一手缠绕石膏绷带，另一手朝相反方向抹平，使每层石膏紧密贴合，勿留空隙。对髋"人"字石膏、蛙式石膏，应在会阴部留有较大空隙。最后用色笔在石膏显著位置标记诊断及日期。有创面者应将创面的位置标明，以备开窗。

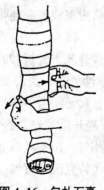

图4-16　包扎石膏

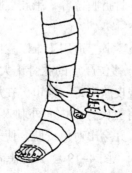

图4-17　错误的包扎法

5. 石膏绷带固定的注意事项

（1）包扎石膏绷带过程中，需将肢体保持在某一特殊位置时，助手可用手掌托扶肢体，不可用手指顶压石膏，以免内部产生凸起压迫局部而发生溃疡。

（2）石膏绷带未凝结坚固前，不应搬动患者，或改变肢体位置，特别是关节部位，以免石膏折断。

（3）石膏绷带包扎完毕，应在石膏上注明骨折情况和日期。

（4）抬高患肢，观察肢体远端指（趾）的血运、皮肤的颜色、温度、感觉和肢体的运动。必要时应立即将石膏全长纵向切开减压。

（5）肢体肿胀消退引起石膏过松，失去固定作用，应及时更换。

（6）石膏绷带固定过程中，应做肌肉主动舒缩锻炼，未被固定的关节应早期活动。

（三）牵引疗法

牵引疗法是通过牵引装置，利用悬垂重量为牵引力，身体重量为反牵引力，达到缓解肌肉紧张和强烈收缩，整复骨折、脱位，预防和矫正组织挛缩，以及对某些疾病术前组织松解和术后制动的一种治疗方法。牵引疗法有皮牵引、骨牵引及布托牵引等分类。

1. 皮肤牵引　通过对皮肤的牵拉使作用力达到患处，使其复位、固定的方法。此法简单易行，对于肢体损伤较小，且无骨骼穿针孔发生感染的危险。多用于下肢骨关节损伤和疾患，如 12 岁以下的儿童股骨骨折、不适合手术的老人股骨转子间骨折，肱骨外科颈骨折有时亦可用上肢悬吊皮肤牵引（图 4-18）。

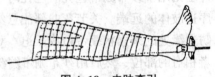

图 4-18　皮肤牵引

牵引重量以 5kg 为宜。皮肤创伤、静脉曲张、慢性溃疡、皮炎或对黏胶过敏者不适用。皮肤牵引时间一般不超过 4 ~ 6 周。牵引中胶布如有滑脱，应及时更换。

2. 骨牵引　系利用钢针或牵引钳穿过骨质进行牵引，牵引力直接通过骨骼抵达损伤部位，起到复位固定的作用。骨牵引可以承担较大重量，阻力较小，可缓解肌肉紧张，纠正骨折重叠或关节脱位所造成的畸形，牵引后便于检查患肢，牵引力可以适当加大，比皮肤牵引便于照顾。适用于需要较大力量才能整复的成人骨折、不稳定性骨折、开放性骨折及颈椎骨折脱位等，患肢皮肤有裂伤、溃疡、皮炎或静脉曲张不适宜做皮牵引者。

（1）尺骨鹰嘴牵引　适用于难以复位或肿胀严重的肱骨髁上骨折和髁间骨折、粉碎型肱骨下端骨折、移位严重的肱骨干大斜形骨折或开放性骨折。患者仰卧，屈肘 90°，前臂中立位，常规皮肤消毒、铺巾，在尺骨鹰嘴下 2cm、尺骨嵴旁一横指处，即为穿针部位，局麻后，将克氏针自内向外刺入直达骨骼，注意避开尺神经，然后转动手摇钻，将克氏针垂直钻入并穿出对侧皮肤，使外露克氏针两侧相等，以酒精纱布覆盖针眼，安装牵引弓进行牵引（图 4-19）。儿童患者可用大号巾钳代替克氏针直接牵引。牵引重量一般为 2 ~ 4kg。

（2）股骨髁上牵引 适用于股骨干骨折、粗隆间骨折、髋关节脱位、骶髂关节脱位、骨盆骨折向上移位、髋关节手术前需要松解粘连者。患者仰卧，伤肢置于牵引架上，膝关节屈曲40°，常规消毒铺巾，局部麻醉后，在内收肌结节上2cm处标记穿针部位，此点在股骨下端前后之中点。向上拉紧皮肤，以克氏针穿入皮肤，直达骨质，掌握骨钻进针方向，徐徐转动手摇钻，当穿

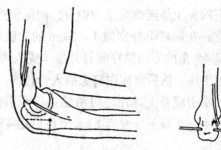

图4-19 尺骨鹰嘴牵引

过对侧骨皮质时，同样向上拉紧皮肤，以手指压迫针眼处周围皮肤，穿出钢针，使两侧钢针相等，酒精纱布覆盖针孔，安装牵引弓进行牵引（图4-20）。穿针时一定要从内向外进针，以免损伤神经和血管。穿针的方向应与股骨纵轴成直角，否则钢针两侧负重不平衡，易造成骨折断端成角畸形。牵引重量一般为体重的1/6～1/8，维持量为3～5kg。

（3）胫骨结节牵引 适用于股骨干骨折、伸直型股骨髁上骨折等。将患肢置于牵引架上，在胫骨结节向后1.25cm，此点平面稍向远侧部位即为进针点，标记后消毒铺巾，局部浸润麻醉后，由外侧向内侧进针，以免伤及腓总神经，钢针穿出皮肤后，使两针距相等，酒精纱布保护针孔，安置牵引弓进行牵引（图4-21）。如用骨圆针做牵引时，必须用手摇钻穿针，禁用锤击，以免骨质劈裂。牵引重量为7～8kg，维持量3～5kg。

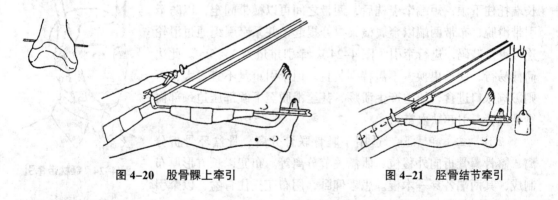

图4-20 股骨髁上牵引   图4-21 胫骨结节牵引

（4）跟骨骨牵引 在小腿下方垫一沙袋使足跟抬高，消毒足跟周围皮肤，铺无菌巾，助手执患肢前足部，维持踝关节于中立位，内踝与足跟顶连线中点作为穿针点。局部麻醉后，用手摇钻将骨圆针自内侧旋转穿入，直达骨骼。骨圆针贯穿跟骨至对侧皮外，套上牵引弓即可。穿针时应注意穿针方向，胫腓骨骨干骨折时，针与踝关节面略呈15°，即针的内侧进入处低、外侧出口处高，有利于恢复胫骨的正常生理弧度。骨圆针比细钢针固定稳妥。适用于胫腓骨骨折（图4-22）。牵引重量3～5kg。

（5）颅骨牵引 患者仰卧，头枕沙袋，剃光头发，常规头皮消毒，以颅骨中线和两

乳突的头顶部连线交点为中点，向两侧旁开 3.5cm，定为冰钳（颅骨牵引弓）钉尖插入部位，在局麻下分别做 1 ~ 2 cm 的皮肤切口，用拴上安全螺丝帽的骨钻钻头，按与颅骨呈 45°角的方向钻穿颅骨外板（成人约 4mm，儿童约 3mm），注意防止穿过颅骨而伤及脑组织。然后将冰钳钉尖插入骨孔内，旋紧并固定之，以酒精纱布覆盖伤口，抬高床头，牵引绳系上冰钳通过滑轮进行牵引。适用于颈椎骨折脱位（图 4-23）。第 1、2 颈椎用 4 kg，每下一椎增 1 kg，复位后用 4 kg 维持。

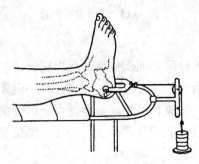 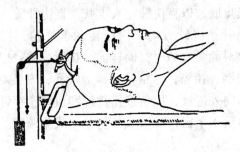

图 4-22　跟骨骨牵引　　　　　　　　　　图 4-23　颅骨牵引

3. 布托牵引　利用厚布按局部体形制成各种布托，兜住患部，再用牵引绳通过滑轮连接布托和重量进行重力牵引。常用的有以下三种：

（1）颌枕带牵引　适用于无截瘫的颈椎骨折脱位、颈椎间盘突出症及颈椎病等。目前使用的颌枕带一般为工厂加工成品，分为大、中、小号。也可自制，将两条布带按适当角度缝在一起，长端托住下颌，短端牵引枕后，两带之间再以横带固定，以防牵引带滑脱，布带两端以金属横梁撑开提起，并系牵引绳通过滑轮连接重量砝码，进行牵引（图 4-24）。牵引重量为 3 ~ 5kg。此法简便易行，便于更换，不需特别装置。但牵引重量不宜过大，否则影响张口进食，压迫产生溃疡，甚至滑脱至下颌部压迫颈部血管及气管，引起缺血窒息。

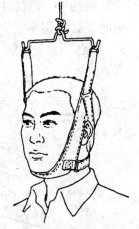

图 4-24　颌枕带牵引

（2）骨盆悬吊牵引　适用于耻骨联合分离、骨盆环骨折分离、髂骨翼骨折向外移位、骶髂关节分离等。布兜以长方形厚布制成，其两端各穿一木棍。患者仰卧，用布兜托住骨盆，以牵引绳分别系住横棍之两端，通过滑轮进行牵引（图 4-25）。牵引重量以能使臀部稍离开床面即可。一侧牵引重量为 3 ~ 5kg。

（3）骨盆牵引带牵引　适用于腰椎间盘突出症、神经根受压、腰椎小关节紊乱症。用两条牵引带，一条固定胸部，并系缚在床头上，一条骨盆带固定骨盆，以两根牵引绳分别系于骨盆牵引带两侧扣眼，通过床尾滑轮进行牵引（图 4-26）。一侧牵引重量为 5 ~ 15kg。

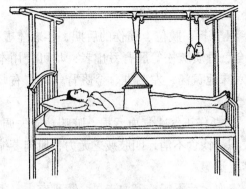

图 4-25 骨盆悬吊牵引

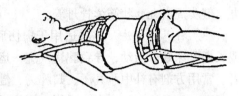

图 4-26 骨盆牵引带牵引

三、药物治疗

药物治疗是在对骨伤作出正确诊疗以后，运用中医药学理论选择方药，内、外应用，治疗伤科疾病的一种重要方法。

（一）内治法

根据骨伤的发展过程，按照损伤的初、中、后三期辨证论治，以调和疏通气血、生新虚损、强筋壮骨为主要目的。

1. 初期

（1）攻下逐瘀法 本法适用于损伤早期蓄瘀，见大便不通、腹胀拒按、苔黄、脉洪大而数的体实患者。临床多应用于胸、腰、腹部损伤蓄瘀而致阳明腑实证，常用方剂有大成汤、桃核承气汤、鸡鸣散加减等。

（2）行气消瘀法 为伤科内治法中最常用的一种治疗方法。适用于损伤后有气滞血瘀，局部肿痛，无里实热证，或有某种禁忌而不能猛攻急下者。常用方剂有以消瘀活血为主的桃红四物汤、活血四物汤、复元活血汤或活血止痛汤。

（3）清热凉血法 本法包括清热解毒与凉血止血两法。适用于跌仆损伤后热毒蕴结于内，引起血液错经妄行，或创伤感染，邪毒侵袭，火毒内攻等证。常用的清热解毒方剂有五味消毒饮、普济消毒饮；凉血止血方剂有四生丸、小蓟饮子、十灰散等。

2. 中期

（1）和营止痛法 适用于损伤后，虽经消下等治疗，但仍气滞瘀凝，肿痛尚未尽除，而继续运用攻下之法又恐伤正气。常用方剂有和营止痛汤、定痛和血汤等。

（2）接骨续筋 适用于损伤中期，筋骨已有连接但未坚实者。本法主要使用接骨续筋药，佐活血祛瘀之药，以活血化瘀、接骨续筋。常用方剂有续骨活血汤、接骨紫金丹等。

3. 后期

（1）补气养血法 是使用补养气血药物，使气血旺盛以濡养筋骨的治疗方法。凡外伤筋骨、内伤气血及长期卧床，出现气血亏损、筋骨萎弱等证候，均可应用本法。常用方剂有四君子汤、四物汤、八珍汤、十全大补汤、当归补血汤等。

（2）补益肝肾法　本法又称强壮筋骨法，凡骨折、脱位、筋伤的后期，年老体虚、筋骨萎弱、肢体关节屈伸不利、骨折迟缓愈合、骨质疏松等肝肾亏虚者，均可使用本法。常用方剂有壮筋养血汤、生血补髓汤、六味地黄汤、左归丸、金匮肾气丸、右归丸、健步虎潜丸、壮筋续骨丹等。

（3）补养脾胃法　本法适用于损伤后期，因耗伤正气，气血亏损，脏腑功能失调，或长期卧床缺少活动，导致脾胃气虚，运化失职，饮食不消，四肢疲乏无力，肌肉萎缩者。常用方剂有补中益气汤、归脾汤、健脾养胃汤等。

（4）舒筋活络法　本法适用于损伤后期，气血运行不畅，瘀血未尽，腠理空虚，复感外邪，以致风寒湿邪入络，遇气候变化则局部症状加重的陈伤旧疾的治疗。常用方剂有小活络丹、大活络丹、麻桂温经汤、独活寄生汤、三痹汤等。

（二）外治法

1. 敷贴药　将药物制剂直接敷贴在损伤局部，使药力发挥作用，常用的有药膏、膏药和药散3种。

（1）药膏（敷药、软膏）　将药碾成细末，然后选加饴糖、蜜、油、水、鲜草药汁、酒、醋或医用凡士林等，调匀如厚糊状，涂敷伤处。如消瘀止痛药膏、定痛膏、双柏膏、接骨续筋药膏、金黄膏、四黄膏、生肌玉红膏等。

应用时，摊涂的敷料四周留边，以防药膏烊化沾污衣服；换药的时间，根据伤情的变化、肿胀的消退程度及天气的冷热来决定，一般2～4天换1次；少数患者对敷药及膏药过敏而产生接触性皮炎，应注意及时停药，严重者给予抗过敏治疗。

（2）膏药　古称薄贴，是中医学外用药物中的特有剂型。将药物碾成细末配以香油、黄丹或蜂蜡等基质炼制而成，然后摊在皮子或布上备用。临床上应用时将膏药烘热后贴患处，如狗皮膏、万灵膏、化坚膏、九一丹、生肌散等。

（3）药散　又称药粉、掺药。其配制是将药物碾成极细的粉末，收贮瓶内备用。使用时可将药散直接掺于伤口处，或置于膏药上，将膏药烘热后贴患处。如云南白药、丁桂散、桂麝散、红升丹、生肌散等。

2. 搽擦药　直接涂搽于患处或在施行理筋手法时配合做推拿介质应用的制剂。

（1）酒剂　又称为外用药酒或外用伤药水，是药与白酒、醋浸制而成，一般酒醋之比为8∶2，也有单用酒浸者。常用的有活血酒、伤筋药水、正骨水等。

（2）油膏与油剂　用香油把药物熬煎去渣后制成油剂，或加黄蜡或白蜡收膏炼制而成油膏。适用于关节筋络寒湿冷痛等证，也可配合手法及练功前后做局部搽擦，常用的有跌打万花油、活络油膏、伤油膏等。

3. 熏洗湿敷药

（1）热敷熏洗　将药物置于锅或盆中，加水煮沸后熏洗患处的一种方法。先用热气熏蒸患处，待水温稍减后用药水浸洗患处。常用方：①新伤瘀血积聚者，用散瘀和伤汤、海桐皮汤、舒筋活血洗方。②陈伤风湿冷痛，瘀血已初步消散者，用八仙逍遥汤、上肢损伤洗方、下肢损伤洗方。

（2）湿敷洗涤 古称"溻渍""洗伤"等，多用于创伤，使用时将药物制成水溶液，供创口或感染伤口湿敷洗涤用。常用的有野菊花煎水、蒲公英鲜药煎汁等。

4. 热熨药

（1）坎离砂 又称风寒砂。用铁砂加热后与醋水煎成药汁搅拌制成，临用时加醋少许拌匀置布袋中，数分钟内会自然发热，热熨患处，适用于陈伤兼有风湿者。

（2）熨药 俗称"腾药"。将药置于布袋中，扎好袋口放在蒸锅中蒸气加热后熨患处，适用于各种风寒湿肿痛证，能舒筋活络、消瘀退肿。常用的有正骨熨药等。

（3）其他 如用粗盐、黄砂、米糠、麸皮、吴茱萸等炒热后装入布袋中热熨患处。民间还采用葱姜豉盐炒热，布包罨脐上治风寒。这些方法简便有效，适用于各种风寒湿型筋骨痹痛、腹胀痛及尿潴留等症。

四、其他疗法

1. 针灸疗法 详见《针灸推拿学》。

2. 封闭疗法 是在损伤或病变部位，将治疗药物注射于某一特定的部位或压痛点的一种方法，是治疗软组织损伤的有效方法。

（1）适应证和禁忌证 身体各部位的肌肉、韧带、筋膜、腱鞘、滑膜的急慢性损伤或退行性病变所引起的局部疼痛性疾病，都适合用封闭疗法。有时也可用于某些疼痛性疾病的诊断和鉴别诊断。封闭疗法对于骨关节结核、化脓性关节炎及骨髓炎、骨肿瘤禁止使用。对于全身状况不佳、心血管系统有严重病变者慎用。

（2）常用药物

① 0.5% ~ 1% 利多卡因 2 ~ 5mL 加醋酸强的松龙 12.5mg、地塞米松 5 ~ 10mg、曲安奈德 40mg，每周 1 次。

②中药制剂常单独使用。复方当归注射液、复方丹参注射液、威灵仙注射液 2 ~ 6mL，隔日 1 次，10 次为 1 个疗程。

（3）封闭方法

①压痛点封闭：在肢体压痛点最明显的部位注射。

②腱鞘内封闭：将药物注入腱鞘内，有消除肿胀、松解粘连、缓解疼痛的作用，常用于手指屈肌腱鞘炎、腱鞘囊肿等病症。

③椎管内硬膜外封闭：将药物注入椎管内硬膜外，可消肿、减轻炎症反应，解除由于脊神经根受压引起的腰腿痛。

④神经根封闭：将药物注入神经根部，以缓解疼痛。

（4）注意事项

①诊断必须明确，掌握适应证和禁忌证。

②严格无菌操作，防止发生感染。对于有高血压、溃疡病、活动性肺结核的患者禁用类固醇类药物，以防止病情加重。

③封闭部位应准确，用药合理。

④封闭后注意观察。

3. 小针刀疗法　小针刀疗法是在中医针刺疗法和西医外科手术疗法的基础上发展形成的。将针刺疗法的针和手术疗法的刀融为一体，是一种介于手术方法和非手术疗法之间的闭合性松解术。主要适用于软组织粘连、挛缩、瘢痕而引起的顽固性疼痛，骨关节炎，腱鞘炎，肌肉、韧带钙化，某些手术或创伤引起的顽固性后遗症。

4. 物理疗法　应用自然界和人工的各种物理因子，如电、光、声、磁、热、冷、矿物质和机械等作用于人体以防治疾病的方法，称为物理疗法，简称理疗。常用的物理疗法有电疗法、光疗法、磁疗法、超声疗法、水疗法、传导热疗法、冷冻疗法、加压疗法、生物反馈疗法等。其主要作用有消炎、镇痛、减少瘢痕和粘连的形成，避免或减轻并发症和后遗症的发生。

第二节　手术治疗

手术的发展历程，可分为两个时期：一是人类早期外科手术医疗方式到 1867 年英国外科医生约瑟夫·利斯特发明消毒剂之前；二是此后在沃尔克曼等医生倡导下，创立无菌手术示范室和无菌手术观念，使手术疗法迅速发展。

一、手术的基本原则

骨折手术应达到解剖复位，有效固定，促进骨折愈合，还要符合生物力学和医学原理。器材上选择合理的刚度和强度，摒弃片面的内固定越坚强越好的原则，避免过大的应力遮挡效应。总之，其原则是能维持骨折的稳定性，达到合理的应力重分配；能保持重建中的血液循环，使新骨能跨越骨折间隙，促使骨折愈合。

二、手术的适应证

骨科手术必须严格掌握适应证，因手术本身就是一次大的创伤，操作过程中不同程度地破坏了骨本身的血运，影响骨折愈合。若掌握不当，则可发生手术并发症，甚至导致手术失败。手术适应证有：

1. 有移位的关节内骨折，估计以后影响关节功能者。
2. 骨折端有肌肉、肌腱、骨膜或神经血管等软组织嵌入，手法复位失败者。
3. 骨折合并血管、神经、肌腱损伤者，须探查修复，并同时内固定骨折。
4. 开放骨折在 6 ~ 8 小时内需要清创者。
5. 多发骨折和多段骨折。为预防严重并发症和便于早期活动，采用手术疗法。
6. 伴有间室综合征需行筋膜切开术的骨折。
7. 非手术治疗或手术治疗失败后的畸形愈合、不愈合者。
8. 骨折断端剪式伤力大，血液供应差，断端需要严格固定才能愈合者，如股骨颈囊内骨折。

三、切开复位内固定术

内固定是在骨折复位后，采用金属内固定物，如接骨板、螺丝钉、可吸收螺丝钉、髓内钉或带锁髓内钉等维持骨折复位的方法。临床有两种置入法：一种是切开复位后置入内固定物；另一种是在 X 线监视下，手法复位或针拨复位后，闭合将钢针插入内固定物。

第三节 练功疗法

练功疗法古称"导引"，是利用特殊方式和适当的身体运动来防治某些伤病、增进健康、促进肢体功能恢复的一种疗法。

一、练功疗法的分类

（一）按照锻炼的部位分类

1.局部锻炼 指导患者进行伤肢主动活动，使功能尽快恢复，防止组织粘连、关节僵硬、肌肉萎缩。如肩关节受伤，练习耸肩、上肢前后摆动、握拳等；下肢损伤，练习踝关节背伸、跖屈，以及股四头肌舒缩活动、膝关节伸屈活动等。

2.全身锻炼 指导患者进行全身锻炼，可使气血运行，脏腑功能尽快恢复。全身功能锻炼不但可以防病治病，而且还能弥补方药之不及，促使患者迅速恢复劳动能力。

（二）按有无辅助器械分类

1.有器械锻炼 采用器械进行锻炼，主要是加强伤肢力量，弥补徒手之不足，或利用其杠杆作用，或用健侧带动患侧。如用大竹管搓滚舒筋及蹬车活动锻炼下肢各关节功能、搓转胡桃或小铁球等进行手指关节锻炼、肩关节练功可用滑车拉绳等。

2.无器械锻炼 不应用任何器械，依靠自身机体做练功活动，这种方法锻炼方便，随时可用，简单有效，通常用太极拳、八段锦等。

二、练功疗法的作用

1.活血化瘀、消肿定痛 损伤后瘀血凝滞，络道阻塞不通而致疼痛肿胀。功能锻炼能推动气血运行，达到活血化瘀、消肿定痛的目的。

2.濡养患肢关节筋络 损伤后期，局部气血亏虚，筋失所养，酸痛麻木。功能锻炼后血行通畅，化瘀生新，舒筋活络，从而使关节筋脉得到濡养，关节滑利、屈伸自如。

3.促进骨折愈合 功能锻炼既能活血化瘀，又能生新，气血运行的改善有利于筋骨修复。确切固定下的功能锻炼，既能保持良好的骨折对位，还可使骨折的轻度残余移位逐渐得到矫正，使骨折愈合与功能恢复同时并进，缩短疗程。

4.防止肌肉萎缩 伤科疾病卧床日久，必然导致某种程度的肌肉萎缩。积极的功能锻炼可以减轻或防止肌肉萎缩。

5.防止关节粘连和骨质疏松 关节粘连和骨质疏松的原因是多方面的，但患肢长期的固定和缺乏活动锻炼是其主要原因之一，通过功能锻炼，可使气血通畅，防止关节粘连和骨质疏松。

6.扶正祛邪利于功能的康复 损伤可致全身气血虚损、脏腑不和，易致风寒湿外邪乘虚侵袭。功能锻炼能调节整个机体，促使气血充盈，肝血肾精旺盛，筋骨劲强，扶正祛邪，有利于损伤的康复。

三、练功的注意事项

1.内容和运动强度 应辨明病情，估计预后，练功内容和运动强度应因人而异、因病而异，根据伤病的病理特点，在医护人员指导下选择适宜各个时期的练功方法，尤其对骨折患者更应分期、分部位对待。

2.动作要领 主要将练功的目的、意义及必要性对患者进行解释，使患者乐于接受，充分发挥其主观能动性，加强其练功的信心和耐心，从而自觉地进行积极锻炼。

（1）上肢 上肢练功的主要目的是恢复手的功能。凡上肢各部位损伤，均应注意手部各指间关节、指掌关节的早期练功活动，特别要保护各关节的灵活性，以防关节发生功能障碍。

（2）下肢 下肢练功的主要目的是恢复负重和行走功能，保持各关节的稳定性。在机体的活动中，尤其需要依靠强大而有力的臀大肌、股四头肌和小腿三头肌，才能保持正常的行走。

3.循序渐进 严格掌握循序渐进的原则，是防止加重损伤和出现偏差的重要措施。练功时动作应逐渐增加，次数由少到多，动作幅度由小到大，锻炼时间由短到长。

4.随访 定期复查不仅可以了解患者病情和功能恢复的快慢，还可随时调整练功内容和运动量，修订锻炼计划。

5.其他注意事项

（1）练功时应思想集中，全神贯注，动作缓而慢。

（2）练功次数，一般每日 2~3 次。

（3）练功过程中，对骨折、筋伤患者，可配合热敷、熏洗、搽擦外用药水、理疗等方法。

（4）练功过程中，要顺应四时气候的变化，注意保暖。

四、全身各部练功法

（一）颈项部练功法

患者可取坐位或站立位，站时双足分开与肩同宽，双手叉腰进行深呼吸并做以下动作：

1.前屈后伸 吸气时颈部尽量前屈，使下颌接近胸骨柄上缘；呼气时颈部后伸至最大限度，反复6~8次（图4-27）。

2.左右侧屈 吸气时头向左屈，呼气时头部还原正中位；吸气时头向右屈，呼气时头还原。左右交替，反复6~8次（图4-28）。

3.左右旋转 深吸气时头向左转，呼气时头部还原正中位；深吸气时头向右转，呼气时头部还原正中位。左右交替，反复6~8次（图4-29）。

4.前伸后缩 吸气时头部保持正中位，呼气时头部尽量向前伸，还原时深吸气，且头部稍用劲后缩。注意身体保持端正，不得前后晃动，反复伸缩6~8次（图4-30）。

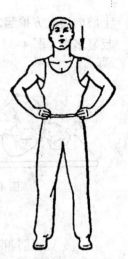

图4-27 前屈后伸

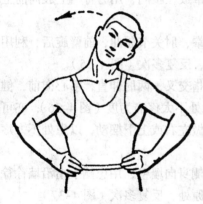

图4-28 左右侧屈

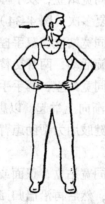

图4-29 左右旋转

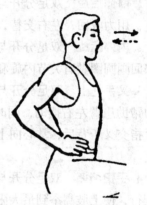

图4-30 前伸后缩

（二）腰背部练功法

1.前屈后伸 双足分开与肩同宽站立，双下肢保持伸直，双手叉腰，腰部做前屈、后伸活动，反复6~8次，活动时应尽量放松腰肌。

2.左右侧屈 双足分开与肩同宽站立，双上肢下垂伸直，腰部做左侧屈，左手顺左下肢外侧尽量往下，还原。然后以同样姿势做右侧屈，反复6~8次。

3.左右回旋 双足分开与肩同宽站立，双手叉腰，腰部做顺时针及逆时针方向旋转各1次，然后由慢到快、由小到大地顺逆交替回旋6~8次（图4-31）。

4.五点支撑 仰卧，双侧屈肘、屈膝，以头、双足、双肘五点作为支撑，双掌托腰用力把腰拱起，反复多次（图4-32）。

5.飞燕点水 俯卧，双上肢靠身旁伸直，把头、肩并带动双

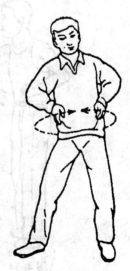

图4-31 左右回旋

上肢向后上方抬起，或双下肢直腿向后上抬高，进而两个动作合并同时进行成飞燕状，反复多次（图4-33）。

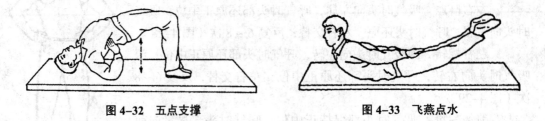

图4-32　五点支撑　　　　　　　　　　　　图4-33　飞燕点水

（三）肩肘部练功法

1. 前伸后屈　双足分开与肩同宽站立，双手握拳放在腰间，用力将一上肢向前上方伸直，用力收回，左右交替，反复多次（图4-34）。

2. 内外运旋　双足分开与肩同宽站立，双手握拳，肘关节屈曲，前臂旋后，利用前臂来回画圆圈做肩关节内旋和外旋活动，两臂交替，反复多次（图4-35）。

3. 叉手托上　双足分开与肩同宽站立，两手手指交叉，两肘伸直，掌心向前，健肢用力帮助患臂左右摆动，同时逐渐向上举起，以患处不太疼痛为度（图4-36）；亦可双手手指交叉于背后，掌心向上，健肢用力帮助患臂做左右或上下摆动，以患处不太疼痛为度。

4. 手指爬墙　双足分开与肩同宽站立，正面或侧身向墙壁，用患侧手指沿墙徐徐向上爬行，使上肢高举到最大限度，然后再沿墙归回原处，反复多次（图4-37）。

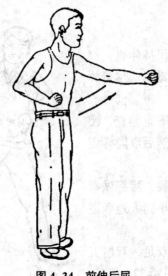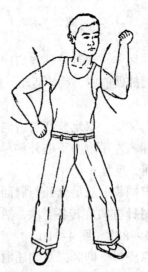

图4-34　前伸后屈　　　　　　　　　　　　图4-35　内外运旋

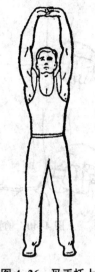

图 4-36 叉手托上

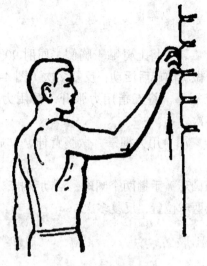

图 4-37 手指爬墙

5. 弓步云手 双下肢前后分开，成弓步站立，用健手托扶患肢前臂使身体重心先后移，双上肢屈肘，前臂靠在胸前（图 4-38 ①），再使身体重心移向前，同时把患肢前臂在同水平片做顺时针或逆时针方向弧形伸出（图 4-38 ②），前后交替，反复多次（图 4-38）。

6. 肘部伸屈 坐位，患肘放在桌面的枕头上，手握拳，用力徐徐屈肘、伸肘，反复多次。

7. 手拉滑车 安装滑车装置，患者在滑车下，坐位或站立，两手持绳之两端，以健肢带动患肢，徐徐来回拉动绳子，反复多次（图 4-39）。

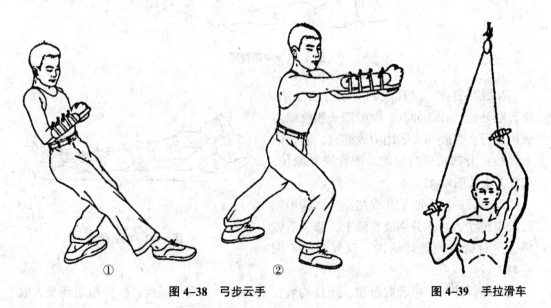

①   ②

图 4-38 弓步云手   图 4-39 手拉滑车

（四）前臂腕手部练功法

1. 前臂旋转　将上臂贴于胸侧，屈肘90°，手握棒，使前臂做旋前旋后活动，反复多次（图4-40）。

2. 抓空握拳　将五指用力张开，再用力抓紧握拳，反复多次。

3. 背伸掌屈　用力握拳，做腕背伸、掌屈活动，反复多次。

4. 手滚圆球　手握两个圆球，活动手指，使圆球滚动或变换两球位置，反复多次。

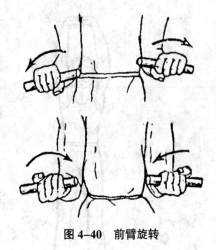

图4-40　前臂旋转

（五）下肢练功法

1. 举屈蹬腿　仰卧，下肢直腿徐徐举起，然后尽量屈髋、屈膝、背伸踝，再向前上方伸腿蹬出，如是反复多次（图4-41）。

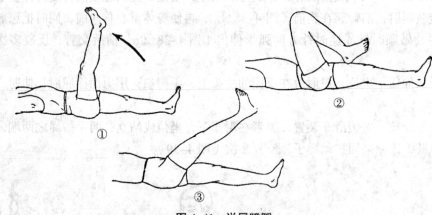

图4-41　举屈蹬腿

2. 股肌舒缩　又称股四头肌舒缩活动。患者取卧位，膝部伸直，做股四头肌收缩与放松练习。当股四头肌用力收缩时，髌骨向上提拉；股四头肌放松时，髌骨恢复原位，反复多次（图4-42）。

3. 旋转摇膝　两足并拢站立，两膝稍屈曲成半蹲状，两手分别放在膝上，膝关节做顺、逆时针方向旋转活动，反复多次（图4-43）。

4. 踝部伸屈　患者取卧位、坐位均可，足部背伸至最大限度，然后跖屈到最大限度，反复多次。

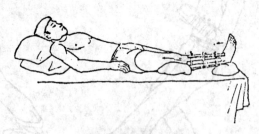

图4-42　股肌舒缩

5. 足踝旋转　患者取卧位、坐位均可，足按顺、逆时针方向旋转，互相交替，反复多次。

6. 搓滚舒筋　患者取坐位，患足蹬踏圆棒，做前后滚动，使膝及踝关节做伸屈活动，反复多次（图4-44）。

7. 蹬车活动　患者坐在一特制的练功车上，用足练习踏车，使下肢肌肉及各个关节均得到锻炼，反复多次（图4-45）。

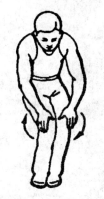

图4-43　旋转摇膝

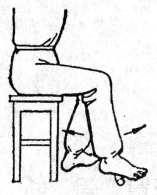

图4-44　搓滚舒筋

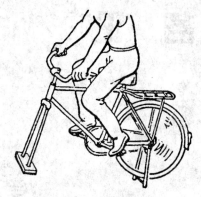

图4-45　蹬车活动

各 论

第五章 骨 折

第一节 概 述

骨折，即骨的完整性或连续性中断。中医在防治骨折方面积累了丰富的临床经验，骨折的治疗在中医骨伤科治疗中占有重要的地位。

【病因病理】

1. 暴力形式和受伤机理

（1）直接暴力 暴力直接作用使受伤部位发生骨折，常伴有不同程度的软组织损伤。

（2）间接暴力 暴力通过传导、杠杆、旋转和肌收缩使肢体远处发生骨折。

（3）累积性劳损 长期、反复、轻微的直接或间接损伤，使肢体某一特定部位骨折，也称为疲劳性骨折。

2. 骨折的移位 骨折移位的程度和方向，一方面与暴力的大小、作用方向及搬运情况等外在因素有关，另一方面还与肢体远侧段的重量、肌肉附着点及其收缩牵拉力等内在因素有关。骨折移位方式有下列 5 种（图 5-1），临床上常合并存在。

（1）成角移位 两骨折段之轴线交叉成角，以角顶的方向称为向前、向后、向内或向外成角。

（2）侧方移位 两骨折端移向侧方。四肢按骨折远段、脊柱按上段的移位方向称为向前、向后、向内或向外侧方移位。

（3）短缩移位　骨折段互相重叠或嵌插，骨的长度因而缩短。

（4）分离移位　两骨折端互相分离，且骨的长度增加。

（5）旋转移位　骨折段围绕骨的纵轴旋转造成的移位。

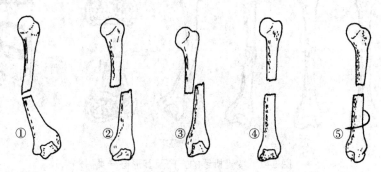

图 5-1　骨折的移位

①成角移位；②侧方移位；③缩短移位；④分离移位；⑤旋转移位

【骨折分类】

1. 根据骨折处皮肤、黏膜的完整性分类

（1）闭合性骨折　骨折处皮肤或黏膜完整，骨折端不与外界相通。

（2）开放性骨折　骨折处皮肤或黏膜破裂，骨折端与外界相通。

2. 根据骨折线的方向及其形态分类

（1）横形骨折　骨折线与骨干纵轴接近垂直。

（2）斜形骨折　骨折线与骨干纵轴呈一定角度。

（3）螺旋形骨折　骨折线呈螺旋状。

（4）粉碎性骨折　骨质碎裂成 3 块以上。骨折线呈 T 形或 Y 形者，又称为 T 形或 Y 形骨折。

（5）青枝骨折　多发生于儿童。仅有部分骨质和骨膜被拉长、皱褶或破裂，骨折处有成角、弯曲等畸形，与青嫩树枝被折弯的情况相似。

（6）嵌插骨折　骨折片相互嵌插，多见于干髓端骨折。即骨干的坚质骨嵌插入髓端的松质骨内。

（7）凹陷性骨折　骨折片局部下陷，多见于颅骨。

（8）骨骺分离　经过骨骺的骨折，骨骺的断面可带有数量不等的骨组织。

（9）压缩性骨折　骨质因压缩而变形，多见于松质骨，如脊椎骨和跟骨（图 5-2）。

3. 根据骨折的程度分类

（1）不完全骨折　骨的完整性和连续性部分中断，如裂缝骨折、青枝骨折。

（2）完全骨折　骨的完整性和连续性全部中断。一般骨折多为完全骨折。

4. 根据骨折端稳定程度分类

（1）稳定性骨折　骨折端不易移位或复位后不易再发生移位者，如裂缝骨折、青枝骨折、横形骨折、压缩性骨折、嵌插骨折等。

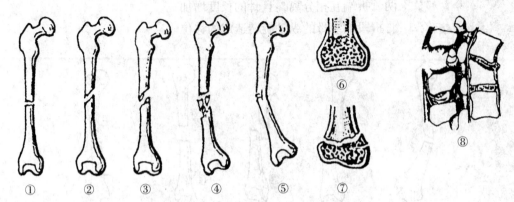

图 5-2　按骨折线的方向及其形态分类

①横断骨折；②斜形骨折；③螺旋形骨折；④粉碎骨折；⑤青枝骨折；⑥嵌插骨折；⑦骨骺分离；⑧压缩骨折

（2）**不稳定性骨折**　骨折端易移位或复位后易再移位者，如斜形骨折、螺旋形骨折、粉碎性骨折等。

5. 根据骨折后就诊时间分类

（1）**新鲜骨折**　伤后 2~3 周以内就诊者。

（2）**陈旧骨折**　伤后 2~3 周以后就诊者。

6. 根据受伤前骨质是否正常分类

（1）**创伤性骨折**　骨折前，骨质结构正常，纯属外力作用而产生骨折者。

（2）**病理性骨折**　骨折前骨质原已有骨髓炎、骨结核、骨肿瘤等病变，受到轻微外力即可发生骨折者。

本章重点是讨论创伤性骨折。

【**临床表现及诊断**】

大多数骨折一般只引起局部症状，严重骨折和多发性骨折可导致全身反应，在骨折辨证诊断过程中要注意局部与整体的关系，仔细检查，防止多发伤误诊、漏诊等，通过询问病史，详细体格检查，必要时做相应影像学检查，以及综合分析所得资料，即可得出正确诊断。

1. 受伤史　应了解暴力的大小、方向、性质和形式及其作用的部位，打击物的性质、形状，受伤现场情况，受伤姿势状态等，充分地估计伤情。

2. 临床表现

（1）**全身表现**

①休克：骨折所致的休克主要原因是出血导致血容量不足，特别是骨盆骨折、股骨骨折和多发性骨折，其出血量大者可达 2000mL 以上。

②发热：骨折后一般体温正常，出血后血肿吸收时可出现低热，但一般不超过38℃。开放性骨折出现高热时，应考虑感染的可能。

（2）局部表现

①骨折的一般表现：局部疼痛、肿胀和功能障碍。骨折时，骨髓、骨膜及周围组织血管破裂出血，在骨折处形成血肿，以及软组织损伤所致水肿，使患肢严重肿胀，甚至出现张力性水疱和皮下瘀斑。骨折局部出现剧烈疼痛，特别是移动患肢时加剧，伴明显压痛。局部肿胀和疼痛使患肢活动受限，如为完全性骨折，可使受伤肢体活动功能完全丧失。

②骨折的特有特征：

畸形：骨折段移位可使患肢外形发生改变，主要表现为短缩、成角或旋转畸形。

异常活动：正常情况下肢体不能活动的部位，骨折后出现不正常的活动。

骨擦音或骨擦感：骨折后，两骨折端相互摩擦时，可产生骨擦音或骨擦感。

具有以上三个骨折特有体征之一者，即可诊断为骨折。但对于骨折的异常活动和骨擦音或骨擦感，不可故意反复多次检查，以免加重周围组织损伤，特别是重要的血管、神经损伤。有些骨折如裂缝骨折和嵌插骨折，可不出现上述三个典型的骨折特有体征，应常规进行 X 线、CT 摄片检查，以免漏诊、误诊。

3. 影像学检查　X 线检查对骨折的诊断和治疗具有重要价值。凡疑为骨折者应常规进行 X 线拍片检查，一般应拍摄包括邻近一个关节在内的正、侧位照片，必要时应拍摄特殊位置的 X 线照片，如掌骨和跖骨拍正位及斜位照片。有时不易确定损伤情况时，尚需拍对侧肢体相应部位的 X 线照片，以便进行对比。

值得注意的是，有些裂缝骨折，急诊拍片未见明显骨折线，如临床症状体征较明显者，应于伤后两周拍片复查。此时，骨折端的吸收常可出现骨折线，部分特殊部位骨折可能需要在 X 检查基础上加照 CT 或 MRI 检查，以免漏诊。

【并发症】

在一些复杂的损伤中，有时骨折本身并不是最重要的，重要的是骨折伴有或所致重要组织或重要器官损伤，常引起严重的全身反应，甚至危及患者的生命。

1. 早期并发症

（1）休克　严重创伤，骨折引起大出血或重要器官损伤可以导致休克。

（2）脂肪栓塞综合征　发生于成人，由于病理性骨折处髓腔内血肿张力过大，骨髓被破坏，脂肪滴进入破裂的静脉窦内，可引起肺、脑脂肪栓塞。

（3）重要内脏器官损伤

①肝、脾破裂：严重的下胸壁损伤，除可致肋骨骨折外，还可能引起左侧的脾和右侧的肝破裂出血，导致休克。

②肺损伤：肋骨骨折时，骨折端可使肋间血管及肺组织损伤，而出现气胸、血胸或血气胸，引起严重的呼吸困难。

③膀胱和尿道损伤：由骨盆骨折所致，引起尿外渗所致的下腹部、会阴疼痛、肿胀及血尿、排尿困难。

④直肠损伤：可由骶尾骨骨折所致，而出现下腹部疼痛和直肠内出血。

（4）重要周围组织损伤

①重要血管损伤：如股骨髁上骨折，远侧骨折端可致腘动脉损伤；伸直型肱骨髁上骨折，骨折端易压迫或刺破肱动脉造成损伤（图5-3）。

②周围神经损伤：特别是在神经与其骨紧密相邻的部位，如肱骨中、下1/3交界处骨折极易损伤紧贴肱骨行走的桡神经（图5-4）；腓骨颈骨折易致腓总神经损伤。

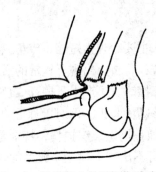 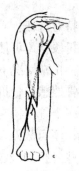

图5-3 肱骨髁上骨折损伤肱动脉　　　　图5-4 肱骨干骨折损伤桡神经

③脊髓损伤：为脊柱骨折和脱位的严重并发症，多见于脊柱颈段和胸腰段，出现损伤平面以下的截瘫（图5-5）。

（5）骨筋膜室综合征　即由骨、骨间膜、肌间隔和深筋膜形成的骨筋膜室内肌肉和神经因急性缺血、缺氧而产生的一系列早期的症状和体征。最多见于前臂掌侧和小腿。

（6）感染　开放性骨折，特别是污染较重或伴有较严重的软组织损伤者，若清创不彻底，可能发生感染。处理不当可致化脓性骨髓炎。

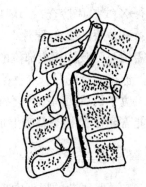

图5-5 脊柱骨折脱位损伤脊髓

2. 晚期并发症

（1）坠积性肺炎　因骨折长期卧床不起的患者，特别是老年、体弱和伴有慢性病的患者，肺内分泌物排出不畅，导致肺内感染。应鼓励患者积极进行功能锻炼，尽早下床活动。

（2）压疮　又称褥疮。因长期卧床不起，身体骨突起处受压，局部血循环障碍，易形成压疮。常见部位有髋部、骶部、足跟部。特别是截瘫患者，由于失神经支配，缺乏感觉和局部血循环更差，不仅更易发生压疮，而且发生后难以治愈，常成为全身感染的来源。

（3）下肢深静脉血栓形成　多见于长期卧床患者，下肢长时间制动，静脉血回流缓慢，加之创伤所致血液高凝状态，易致血栓形成。应加强活动锻炼，预防其发生，一旦发生下肢深静脉血栓，应严格制动。

（4）损伤性骨化　又称骨化性肌炎。由于骨折等外伤导致骨膜剥离并形成骨膜下血肿，处理不当使血肿扩大，激活骨膜成骨机制在关节附近软组织内引起广泛骨化。特别多见于肘关节，如肱骨髁上骨折，多由反复暴力复位或骨折后肘关节伸屈活动受限而进行的强力反复牵拉所致。

（5）创伤性关节炎　关节内骨折，关节面遭到破坏，未能及时解剖复位，骨愈合后使关节面不平整，长期磨损易引起创伤性关节炎。

（6）关节僵硬　因患肢长时间固定，发生纤维粘连，并伴有关节囊和周围肌挛缩，致使关节活动障碍。这是骨折和关节损伤最为常见的并发症。

（7）急性骨萎缩　即损伤所致关节附近的痛性骨质疏松。好发于手、足骨折后，典型症状是疼痛和血管舒缩紊乱。血管舒缩紊乱可使早期皮温升高，水肿及汗毛、指甲生长加快，随之皮温低、多汗、皮肤光滑、汗毛脱落，致手或足肿胀、僵硬、寒冷、略呈青紫达数月之久。及时合理的功能练习是避免骨萎缩的有效方法。

（8）缺血性骨坏死　骨折使某一骨折段的血液供应被破坏，而发生该骨折段缺血性坏死。常见的有腕舟状骨骨折后近侧骨折段缺血性坏死、股骨颈骨折后股骨头缺血性坏死。

（9）缺血性肌挛缩　是骨折严重的并发症之一，是骨筋膜室综合征处理不当的严重后果。提高对骨筋膜室综合征的认识并及时予以正确处理是防止缺血性肌挛缩发生的关键。一旦发生则难以治疗，效果极差，常致严重残废。典型的畸形是爪形手和爪形足（图5-6）。

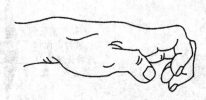

图5-6　缺血性肌挛缩典型畸形

【骨折的愈合】

1.骨折愈合过程　骨折愈合的过程是持续的和渐进的，一般可分为血肿机化期、原始骨痂期和骨痂改造期。

（1）血肿机化期　骨折导致骨髓腔、骨膜下和周围组织血管破裂出血，在骨折断端及其周围形成血肿。伤后6～8小时，由于内、外凝血系统的激活，骨折断端的血肿凝结成血块，而且严重的损伤和血管断裂使骨折端缺血，可致其部分软组织和骨组织坏死，在骨折处引起无菌性炎症反应。缺血和坏死的细胞所释放的产物，引起局部毛细血管增生扩张、血浆渗出、水肿和炎性细胞浸润。中性粒细胞、淋巴细胞、单核细胞和巨噬细

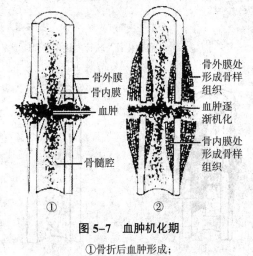

图5-7　血肿机化期

①骨折后血肿形成；

②血肿逐渐机化，骨内、外膜处开始形成骨样组织

胞侵入血肿的骨坏死区，逐渐清除血凝块、坏死软组织和死骨，而使血肿机化形成肉芽组织。肉芽组织内成纤维细胞合成和分泌大量胶原纤维，转化为纤维结缔组织，使骨折两端连接起来，称为纤维连结。这一过程约在骨折后2周完成。同时，骨折端附近骨外膜的成骨细胞伤后不久即活跃增生，1周后即开始形成与骨干平行的骨样组织，并逐渐延伸增厚。骨内膜在稍晚时也发生同样改变（图5-7）。

（2）原始骨痂形成期 骨内膜和骨外膜的成骨细胞增生，在骨折端内、外形成的骨组织逐渐骨化，形成新骨，称为膜内化骨。随新骨的不断增多，紧贴骨皮质内、外面逐渐向骨折端生长，彼此会合形成梭形，称为内骨痂和外骨痂。骨折断端及髓腔内的纤维组织亦逐渐转化为软骨组织，并随软骨细胞的增生、钙化而骨化，称为软骨内化骨，而在骨折处形成环状骨痂和髓腔内骨痂。两部分骨痂会合后，这些原始骨痂不断钙化而逐渐加强，当其达到足以抵抗肌收缩及成角、剪力和旋转力时，则骨折已达到临床愈合，一般需 4～8 周。此时 X 线片上可见骨折处四周有梭形骨痂阴影，但骨折线仍隐约可见（图 5-8）。

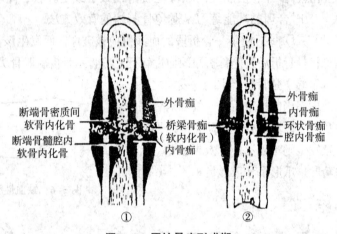

图 5-8　原始骨痂形成期

①膜内化骨及软骨内化骨过程逐渐完成；②膜内化骨及软骨内化骨过程基本完成

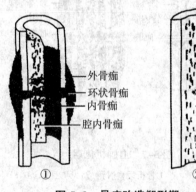

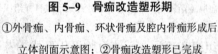

图 5-9　骨痂改造塑形期

①外骨痂、内骨痂、环状骨痂及腔内骨痂形成后立体剖面示意图；②骨痂改造塑形已完成

（3）骨痂改造塑形期 原始骨痂中新生骨小梁逐渐增粗，排列逐渐规则和致密。骨折端的坏死骨经破骨和成骨细胞的侵入，完成死骨清除和新骨形成的爬行替代过程。原始骨痂被板层骨所替代，使骨折部位形成坚强的骨性连接，这一过程需 8～12 周。随着肢体活动和负重，成熟骨板经成骨细胞和破骨细胞相互作用，在应力轴线上成骨细胞相对活跃，有更多的新骨使之形成坚强的板层骨；而在应力轴线以外，破骨细胞相对活跃，使多余的骨痂逐渐被吸收而清除。髓腔重新沟通，骨折处恢复正常骨结构，在组织学和放射学上不留痕迹（图 5-9）。

骨折愈合过程有一期愈合（直接愈合）和二期愈合（间接愈合），以上过程即为二期愈合的主要生物学过程。一期愈合是指骨折复位和坚强内固定后，骨折断端可通过哈佛系统重建直接发生连接，X 线片上无明显外骨痂形成，而骨折线逐渐消失。其特征为愈合过程中无骨皮质区吸收，坏死骨在被吸收的同时由新的板层骨取代，而达到皮质骨间的直接愈合。临床上骨折愈合过程多为二期愈合。

2.骨折的临床愈合标准和骨性愈合标准 掌握骨折的临床愈合和骨性愈合的标准，有利于确定外固定的时间、练功计划和辨证用药。

（1）骨折的临床愈合标准 ①局部无压痛，无纵向叩击痛。②局部无异常活动。③X线摄片显示骨折线模糊，有连续性骨痂通过骨折线。④功能测定：在解除外固定情况下，上肢能平举1kg达1分钟，下肢能连续徒手步行3分钟，并不少于30步。⑤连续观察2周骨折处不变形，则观察的第一天即为临床愈合日期。

②④两项的测定必须慎重，以不发生变形或再骨折为原则。

（2）骨折的骨性愈合标准 ①具备临床愈合标准的条件。②X线摄片显示骨小梁通过骨折线。

3.影响骨折愈合的因素 认识影响骨折愈合的因素，以便利用对愈合有利的因素和避免对愈合不利的因素。

（1）全身因素

①年龄：骨折愈合速度与年龄关系密切。小儿的组织再生和塑形能力强，骨折愈合速度较快，如股骨干骨折的临床愈合时间，小儿需要1个月，成人往往需要3个月左右，老年人则更慢。

②健康情况：骨折后，身体会动员体内一切力量促进骨折愈合。身体强壮，气血旺盛，对骨折愈合有利；反之，慢性消耗性疾病，气血虚弱，如糖尿病、重度营养不良、钙代谢障碍、骨软化症、恶性肿瘤或骨折后有严重并发症者，则骨折愈合迟缓。

（2）局部因素

①断面的接触：断面接触大则愈合较易，断面接触小则愈合较难，故整复后对位良好者愈合快，对位不良者愈合慢，螺旋形、斜形骨折往往也较横断骨折愈合快。若有肌肉、肌腱、筋膜等软组织嵌入骨折断端间，或因过度牵引而断端分离，则妨碍了骨折断面的接触，愈合就更困难。

②断端的血供：组织的再生，需要足够的血液供给，血供良好的松质骨部骨折愈合较快，而血供不良的部位骨折则愈合速度缓慢，甚至发生延迟连接、不连接或缺血性骨坏死。例如，胫骨干下1/3的血供主要依靠上1/3进入髓腔的营养血管，故下1/3部骨折后，远端血供较差，愈合迟缓。股骨头的血供主要来自关节囊和圆韧带的血管，故股骨头下部骨折后，血供较差，就有缺血性骨坏死的可能。腕舟骨的营养血管由掌侧结节处和背侧中央部进入，腰部骨折后，近段的血供就较差，愈合迟缓（图5-10）。

③损伤的程度：有大块骨缺损的骨折或软组织损伤严重、断端形成巨大血肿者，骨折的愈合速度就较慢。骨痂的形成，主要来自外骨膜和内骨膜，故骨膜的完整性对骨折愈合有较大的影响，骨膜损伤严重者，愈合也较困难。

④感染的影响：感染引起局部长期充血、组织破坏、脓液和代谢产物的堆积，均不利于骨折的修复，迟缓愈合和不愈合率大大增加。

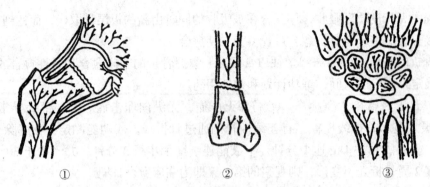

图 5-10　因血液供应差而影响骨折愈合的常见部位
①股骨颈头下型骨折；②胫骨下 1/3 骨折；③舟状骨骨折

⑤固定和运动：固定可以维持骨折端整复后的位置，防止软组织再受伤和血肿再扩大，保证修复作用顺利进行。但固定太过使局部血运不佳，骨代谢减退，骨质疏松，肌肉萎缩，对愈合不利。如果能在保证骨折不再移位的条件下，进行上下关节练功，从而使患肢肌肉有一定的舒张及收缩运动，局部循环改善，则骨折可以加速愈合。

【骨折的急救】

骨折急救的目的，在于用简单而有效的方法抢救生命，保护患肢，使能安全而迅速地运送至附近医院，以便获得妥善的治疗。"抢救生命，保护患肢，妥善固定，迅速转运"，是骨折急救的十六字原则。

1.抢救生命　根据受伤过程，通过简单观察和重点检查，即可迅速了解病情。一切动作要谨慎、轻柔、稳妥。首先抢救生命，如患者处于休克状态中，则应以抗休克为首要任务，注意保温，有条件时应即输血、输液。对有颅脑复合伤而处于昏迷的患者，应注意保证呼吸道畅通。

2.创口包扎　及时而妥善地包扎，能达到压迫止血、减少感染、保护伤口的目的。包扎动作要轻巧、迅速、准确，要严密牢固、松紧适宜地包住伤口。大血管出血，可采用止血带，应记录开始用止血带的时间。若骨折端已戳出伤口但未压迫血管、神经时，不应立即复位，以免将污物带进创口深处，可待清创术将骨折端清理后，再行复位。若在包扎创口时骨折端已自行滑回创口内，则到医院后务必向负责医生说明。

3.现场固定　骨折急救处理时，将骨折的肢体妥善地固定起来，这是最重要的一项。目的是防止骨折断端活动而造成新的损伤，减轻疼痛，预防休克，这对骨折的治疗有重要作用。凡有可疑骨折者，均应按骨折处理。不必脱去闭合性骨折患者的衣服、鞋袜等，以免过多搬动患肢，增加疼痛，若患肢肿胀较剧，可剪下衣袖或裤管。闭合性骨折有穿破皮肤，损伤血管、神经的危险时，应尽量消除显著的移位，然后用夹板固定。但不可在现场试行复位，因此时并不具备复位所需的条件。固定的材料应就地取材，可选用绷带、棉垫、木夹板、竹竿、木棍、木板等。固定时应防止皮肤受压损伤，四肢固定要露出指尖、趾尖，便于观察血循环。

4.迅速运送　经妥善固定后，应立即迅速运往医院。

【骨折的治疗】

治疗骨折时，必须在继承中医丰富的传统理论和经验的基础上，结合西医学的成就，贯彻固定与活动统一（动静结合）、骨与软组织并重（筋骨并重）、局部与整体兼顾（内外兼治）、医疗措施与患者的主观能动性密切配合（医患合作）的治疗原则，辩证地处理好骨折治疗中的复位、固定、练功活动、内外用药的关系，尽可能做到骨折复位不增加局部组织损伤，固定骨折而不妨碍肢体活动，可以促进全身气血循环，增强新陈代谢，骨折愈合和功能恢复齐头并进。

1.复位与固定　复位是将移位的骨折段恢复正常或近乎正常的解剖关系，重建骨骼的支架作用。在全身情况许可下，复位越早越好。复位的方法有两类，即闭合复位和切开复位。闭合复位又可分为手法复位和持续牵引。持续牵引既有复位作用，又有固定作用。

（1）复位标准

1）解剖复位　骨折之畸形和移位完全纠正，恢复了骨的正常解剖关系，对位（指两骨折端的接触面）和对线（指两骨折段在纵轴上的关系）完全良好时，称为解剖复位。解剖复位可使骨折端稳定，便于早期练功，骨折愈合快，功能恢复好。对关节内骨折，要求达到解剖复位。对其他骨折都应争取达到解剖复位。

2）功能复位　骨折复位虽尽了最大努力，某种移位仍未完全纠正，但骨折在此位置愈合后，对肢体功能无明显妨碍者，称为功能复位。对不能达到解剖复位者，应力争达到功能复位。但滥用粗暴方法反复多次手法复位，或轻率采用切开复位，却又会增加软组织损伤，影响骨折愈合，且可引起并发症。功能复位的要求按患者的年龄、职业和骨折部位的不同而有所区别。例如，治疗老年人骨折，首要任务是保存其生命，对骨折复位要求较低。然而，对于年轻的舞蹈演员、体育运动员，骨折的功能复位则要求很高，骨位不良则影响其功能。

功能复位的标准：①对线：骨折部的旋转移位必须完全矫正成角移位，若与关节活动方向一致，日后可在骨痂改造塑形有一定的矫正和适应，但成人不宜超过10°，儿童不宜超过15°。②成角：若与关节活动方向垂直，日后不能矫正和适应，故必须完全复位。上肢骨折在不同部位要求亦不同，肱骨干骨折一定程度成角对功能影响不大，前臂双骨折若有成角畸形将影响前臂旋转功能。③对位：长骨干骨折，对位至少应达1/3以上，干骺端骨折对位至少应达3/4左右。④长度：儿童处于生长发育时期，下肢骨折缩短2cm以内，若无骨骺损伤，可在生长发育过程中自行矫正，成人则要求缩短移位不超过1cm。

（2）切开复位内固定

1）切开复位内固定的适应证

①手法复位失败者。

②关节内骨折，手法复位后对位不理想，将影响关节功能者。

③手法复位与外固定难以维持骨折复位，达不到功能复位的标准者。

④骨折并发主要血管、神经损伤，修复血管、神经的同时，宜行骨折切开复位。

⑤多发性骨折为了便于护理及治疗，防止发生并发症，可选择适当骨折部位施行切开复位。

⑥骨折畸形愈合及骨折不愈合者。

2）切开复位内固定的优缺点

优点：①切开复位内固定的最大优点是可使手法复位不能复位的骨折达到解剖复位，特别是关节内骨折等对复位要求比较高的骨折。②有效的内固定，可使患者提前下床活动，减少肌萎缩和关节僵硬；还能方便护理，减少并发症

缺点：①切开复位时分离软组织和骨膜，势必更加影响骨折部位的血液供应，如髓内钉内固定，可损伤髓腔内血液供应，可能引起骨折延迟愈合或不愈合。②增加局部软组织损伤的程度，降低局部抵抗力，若无菌操作不严，易于发生感染，导致化脓性骨髓炎。③骨折愈合后，某些内固定物需要二次手术取出。

2. 练功 练功活动是骨折治疗的重要组成部分，骨折经固定后，必须尽早进行练功活动，以促进骨折愈合，防止发生肌肉萎缩、骨质疏松、关节僵硬等并发症。骨折整复固定后必须根据具体的骨折部位、类型、骨折稳定程度，选择适当的练功姿势，在医护人员指导下进行练功活动。动作要协调，循序渐进，逐步加大活动量，并且贯穿于整个治疗过程中。

（1）骨折早期 伤后 1 ~ 2 周内，患肢局部肿胀、疼痛，容易再发生移位，筋骨正处于修复阶段。此期练功的目的是消瘀退肿，加强气血循环，主要方法是做患肢肌肉舒缩运动，但骨折部上下关节则不活动或轻微活动。例如前臂骨折时，可做轻微的握拳及手指伸屈活动，上臂仅做肌肉舒缩活动，而腕、肘关节不活动。下肢骨折时可做股四头肌舒缩及踝部屈伸活动等。

（2）骨折中期 两周以后，患肢肿胀基本消退，局部疼痛逐渐消失，瘀未尽去，新骨始生，骨折部日趋稳定。此期练功的目的是加强去瘀生新、和营续骨能力，防止发生局部筋肉萎缩、关节僵硬及全身的并发症。练功活动的形式除继续进行患肢肌肉的舒缩活动外，并在医务人员的帮助下逐步活动骨折部上下关节。动作应缓慢，活动范围应由小到大，至接近临床愈合时应增加活动次数，加大运动幅度和力量。

（3）骨折后期 骨折已临床愈合，夹缚固定已解除，但筋骨未坚，肢体功能未完全恢复。此期练功的目的是尽快恢复患肢关节功能和肌力，筋骨劲强，关节滑利。练功的方法常取坐位、立位，以加强伤肢各关节的活动为重点。如上肢着重于各种动作的练习，下肢着重于行走负重训练。部分患者功能恢复有困难时，或已有关节僵硬者可配合按摩推拿手法，以协助达到活血舒筋活络之功。

3. 药物治疗 内服与外用药物是治疗骨折的两个重要方法。我国古代医学对骨折等外伤治疗积累了大量的经验，辨证论治理论的确立使外伤患者的个体化治疗成为可能。对骨折的治疗以辨证论治作为理论指导，针对外伤的特点，对纠正因损伤而引起的脏腑、经络、气血功能紊乱，促进骨折的愈合均有良好作用。

初期以活血化瘀、消肿止痛类的药为主；中期以接骨续筋类药为主；后期可用舒筋活络类药物熏洗、熨药及伤药水揉擦，配合练功活动，达到活血散瘀、舒筋活络及迅速恢复功能的目的。

【开放性骨折的处理】

开放性骨折的最大危险是由于创口被污染，细菌迅速繁殖，导致骨感染。严重者可致肢体功能障碍、残废，甚至引起全身感染危及生命。开放性骨折的处理原则是及时正确地处理创口，尽可能地防止感染，力争将开放性骨折转化为闭合性骨折。

清创术是开放性骨折治疗的重要方面，对开放性骨折的预后有重要意义。清创越早、越彻底，感染机会越少，治疗效果越好。清创术前要询问病史，了解创伤的经过、受伤的性质和时间、急救处理的情况等。检查全身情况，是否有休克和其他危及生命的重要器官损伤。通过肢体的运动、感觉，以及动脉搏动和末梢血循环状况，确定是否有神经、肌腔和血管损伤。观察伤口，估计损伤的深度、软组织损伤情况和污染程度。拍摄患肢正、侧位 X 线照片，了解骨折类型和移位。清创术包括清创、组织修复和闭合创口等步骤。清创过程完成后，根据伤情选择适当的固定方法固定患肢。应使用抗生素预防感染，并应用破伤风抗毒素。

【骨折延迟愈合、不愈合和畸形愈合的处理】

1. 骨折延迟愈合 骨折经治疗，超过一般愈合所需的时间，骨折断端仍未出现骨折连接，称骨折延迟愈合。X 线片显示骨折端骨痂少，轻度脱钙，骨折线仍明显，但无骨硬化表现。

骨折延迟愈合除患者全身营养不良等因素外，主要原因是骨折端血运破坏较重或骨折复位后固定不可靠，骨折端存在剪力和旋转力或者牵引过度所致的骨端分离。骨折延迟愈合表现为骨折愈合较慢，但仍有继续愈合的能力和可能性，针对原因经过适当的处理，仍可达到骨折愈合。

2. 骨折不愈合 骨折经过治疗，超过一般愈合所需的时间，且经再度延长治疗时间，断端仍有异常活动，X 线片显示为骨折端骨痂少，骨端分离，两断端萎缩光滑，骨髓腔被致密硬化的骨质所封闭，称为骨折不愈合或骨不连接。

骨折不愈合多由于骨折端间嵌夹较多软组织、开放性骨折清创时去除的骨片较多造成骨缺损、多次手术对骨的血液供应破坏较大等因素所致。一般需行植骨、内固定，必要时还需加用石膏绷带外固定予以治疗。

3. 骨折畸形愈合 即骨折愈合的位置未达到功能复位的要求，存在成角、旋转或重叠畸形。畸形愈合可能由于骨折复位不佳、固定不牢固或过早地拆除固定，以及受肌肉牵拉、肢体重量和不恰当负重的影响所致。畸形较轻，对功能影响不大者，可不予处理。畸形明显影响肢体功能者需行矫正。如骨折愈合时间在 2～3 个月，骨痂尚不坚固，可在麻醉下行手法折骨，将其在原骨折处折断，重新复位和固定，使其在良好的位置愈合。如骨折愈合已很坚固，则应行截骨矫形术。

第二节 上肢骨折

锁骨骨折

锁骨位置表浅，桥架于胸骨与肩峰之间，呈"~"形。其内侧 2/3 前凸，有胸锁乳突肌和胸大肌附着；外侧 1/3 后凸，有三角肌和斜方肌附着。锁骨骨折较常见，多发生在儿童及青壮年，以锁骨中 1/3 处居多。

【病因病机】

1. **间接暴力** 跌倒时肩部外侧或手掌先着地，外力经肩锁关节传至锁骨而发生，以短斜形和横断骨折为多。骨折后，内侧段可因胸锁乳突肌的牵拉向后上方移位，外侧段则由于上肢的重力和胸大肌的牵拉而向前下方移位（图 5-11）。幼儿多发生青枝骨折。

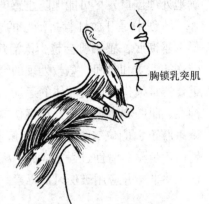

图 5-11 锁骨骨折移位特点

2. **直接暴力** 多因棒打、撞击等外力直接加于锁骨，造成横断或粉碎骨折。临床较少见，除非喙锁韧带破裂，骨折端多无明显移位。

若骨折片向下向内移位时，会压迫或刺伤锁骨下动脉、静脉或臂丛神经，甚至刺破胸膜或肺尖，而造成气胸、血胸。

【临床表现与诊断】

1. **病史** 有明显的受伤史。

2. **症状和体征** 肩部肿胀、疼痛明显，活动患侧上肢时肩前部疼痛加重。患侧锁骨上、下窝变浅或消失，甚至有皮下瘀斑，骨折处可见异常隆起，活动功能障碍。患肩向内、向下、向前倾斜，常以健手托着患侧肘部，以减轻上肢重量的牵拉，头向患侧倾斜，下颌偏向健侧，使胸锁乳突肌松弛而减轻疼痛（图 5-12）。检查骨折处有明显压痛，局部肌肉痉挛，完全骨折者可于皮下摸到移位的骨折断端，有异常活动和骨擦音。幼年患者多是青枝骨折，因患儿缺乏自诉能力，容易误诊。

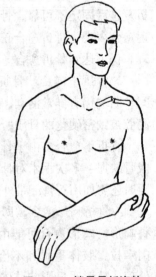

图 5-12 锁骨骨折姿势

3. **影像学检查** X 线正位片可显示骨折类型和移位方向。

另外，在诊断骨折的同时，应详细检查患侧血液循环、肌肉活动及皮肤感觉。合并锁骨下血管损伤者，患肢血液循环障碍，桡动脉搏动减弱或消失；合并臂丛神经损伤者，患肢麻木，感觉及反射均减弱，并出现相应的神经损伤症状。

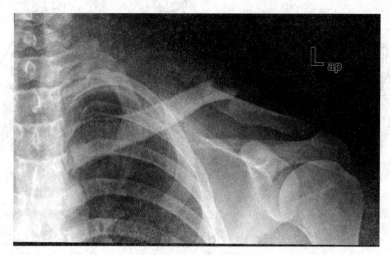

图 5-13 锁骨骨折 X 线片

【治疗】

1.保守治疗 幼儿无移位骨折或青枝骨折，不需要手法整复，可予三角巾悬吊 1～2 周制动患肢。对于儿童或成人骨折有重叠移位或成角畸形者，则应予以手法整复和固定。

（1）**手法复位** 多采用膝顶复位法。患者取坐位，挺胸抬头，双手叉腰，术者将膝部顶住患者背部两肩胛骨之间，双手握其两肩外侧，嘱患者放松肌肉同时向后徐徐牵引，骨折即可复位或改善（图 5-14），如仍有侧方移位，可用提按手法矫正。

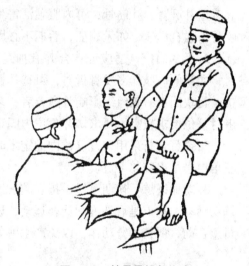

图 5-14 锁骨骨折复位法

（2）**固定** 患者取坐位，在两腋下各置棉垫，用绷带从患侧肩后经腋下，绕过肩前上方，横过背部，经对侧腋下，绕过对侧肩前上方，再绕回背部至患侧腋下，包绕 8～12 层。包扎后，用三角巾悬吊患肢于胸前，即为横"∞"字绷带固定法。亦可用双圈固定法：患者取坐位，选择大小合适的纱布棉圈，分别套在患者的两肩上，胸前用布条平锁骨系于双圈上，然后在背后拉紧双圈，迫使两肩后伸，用布条分别在两圈的上下方系牢，最后在患侧腋窝部的圈外再加缠棉垫 1～2 个，加大肩外展，利用肩下垂之力，维持骨折对位（图 5-15）。

儿童有移位骨折一般固定 2～3 周，成人固定 4 周，粉碎骨折可延长固定时间至 6 周。

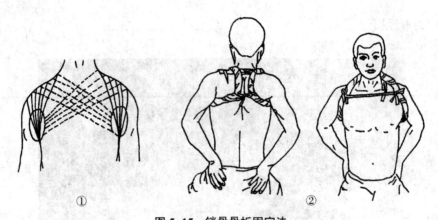

图 5-15　锁骨骨折固定法

①"∞"字绷带固定法；②双圈固定法

（3）**药物治疗**　初期宜活血祛瘀、消肿止痛，可内服活血止痛汤或肢伤一方加减，外敷接骨止痛膏或双柏散；中期宜接骨续筋，内服可选用续骨活血汤、肢伤二方，外敷接骨续筋药膏。中年以上患者，因气血虚弱，血不荣筋，易并发肩关节周围炎，故后期宜着重补肝肾、壮筋骨，可内服独活寄生汤加减或肢伤三方，外贴坚骨壮筋膏。儿童患者骨折愈合迅速，如无兼证，后期不必用药。

2. 手术治疗　适应证：合并有神经、血管损伤者；开放性锁骨骨折；多发性骨折时，尤其同一肢体多发骨折时，可选择性应用；锁骨骨折移位闭合复位失败者；粉碎骨折，骨块间夹有软组织影响骨愈合者；多发损伤，肢体需早期开始功能锻炼时；少数患者对复位要求较高，要求切开复位内固定治疗等。

对锁骨骨折采用切开复位内固定术时，内固定多选择钢板螺丝钉固定。术后可以用三角巾悬吊患肢4~6周。

3. 功能锻炼　初期可做手指、腕、肘关节屈伸活动和用力握拳，中后期逐渐做肩部练功活动，重点是肩外展和旋转运动，以防止肩关节因固定时间太长而功能受限。在骨折愈合前，严禁抬臂动作，以免产生剪力而影响骨折的愈合。

【预防与调护】

睡眠时需平卧免枕，在两肩胛之间纵向垫一窄软枕头，以保持双肩后伸，有利于维持骨折复位。固定期间如发现上肢神经或血管受压症状或绷带松动，应及时调整绷带松紧度。

肱骨外科颈骨折

肱骨外科颈位于解剖颈下2~3cm，相当于大、小结节下缘与肱骨干的交界处，此处为松质骨和密质骨的交界处，是应力上的薄弱点，易发生骨折。紧靠肱骨外科颈内侧有腋神经，腋窝内有臂丛神经，腋动、静脉通过，严重移位骨折时可合并这些神经血管损伤。各种年龄均可发生，以青壮年和老年人居多。

【病因病机】

肱骨外科颈骨折多因跌倒时手掌或肘部先着地，传达暴力所引起，临床常见外展型、内收型和肱骨外科颈骨折合并肩关节脱位三种类型（图5-16），其中绝大多数是外展型。

1.**外展型骨折**　受外展传达暴力所致。两骨折断端外侧嵌插而内侧分离，多向前、内侧突起成角，常伴有肱骨大结节撕脱骨折。

2.**内收型骨折**　受内收传达暴力所致。两骨折断端内侧嵌插而外侧分离，形成向外成角畸形。

3.**肱骨外科颈骨折合并肩关节脱位**　受外展外旋传达暴力所致。若暴力继续作用于肱骨头，可引起肩关节前下方脱位，有时肱骨头因喙突、肩胛盂或关节囊的阻滞而得不到整复，引起肱骨头关节面向内下、骨折面向外上，位于远端的内侧。临床较少见，若处理不当，容易造成患肢严重的功能障碍。

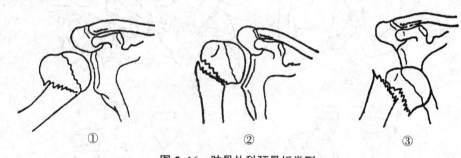

图5-16　肱骨外科颈骨折类型
①外展型骨折；②内收型骨折；③骨折合并脱位

肱骨外科颈骨折是近关节的骨折，周围肌肉比较发达，肩关节的关节囊和韧带比较松弛，骨折后局部血肿较大，容易发生软组织粘连，骨折还可造成结节间沟不平滑。中年以上患者，易并发肱二头肌长头肌腱炎或肩关节周围炎。

【临床表现与诊断】

1.**病史**　多有明显的外伤史。

2.**症状和体征**　肩部肿胀疼痛，肩关节活动功能障碍。上臂内侧可见瘀斑，有压痛和上臂纵轴叩击痛。非嵌插骨折可出现畸形、骨擦音和异常活动。

3.**影像学检查**　X线正位、穿胸侧位（或外展侧位）摄片可确定骨折类型及移位情况（图5-17）。

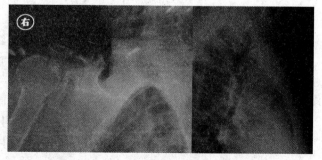

图5-17　肱骨外科颈骨折X线片

【治疗】

1.保守治疗 无移位骨折，仅在腋窝置一棉垫，并用三角巾悬吊患肢 1~2 周，即可开始活动患肢。有移位骨折可按下列方法治疗：

（1）**手法复位** 患者取坐位或卧位，一助手用布带绕过腋窝向上提拉，屈肘 90°，前臂中立位，另一助手握其肘部，沿肱骨纵轴方向牵拉，纠正缩短移位，然后根据不同类型骨折采用不同的复位方法（图 5-18）。

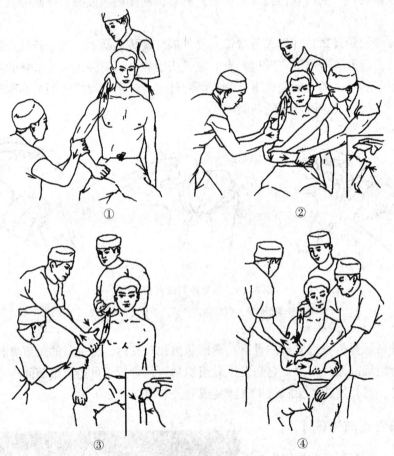

图 5-18 肱骨外科颈骨折复位手法
①纵向牵引；②外展型的整复；③④内收型的整复

外展型骨折：术者双手握骨折部，两拇指按于骨折近端的外侧，其他各指抱骨折远端的内侧向外端提，远侧助手同时在牵拉下内收其上臂即可复位。

内收型骨折：术者两拇指压住骨折部向内推，其他四指使远端外展，助手在牵引下将上臂外展即可复位。

肱骨外科颈骨折合并肩关节脱位：根据正位 X 线摄片肱骨头旋转的程度，在外展牵引下，术者两手拇指自腋窝将肱骨头前下缘向上、向后、向外推顶，其余各指按住近肩峰处作为支点，使肩关节复位，并对骨折端的移位进行捺正。

（2）固定 在助手维持牵引下，将棉垫3～4个放于骨折部的周围，3块长夹板上超肩部，下达肘部，分别放在上臂前、后、外侧。短夹板1块，由腋窝下达肱骨内上髁以上，放在内侧，夹板的一端用棉花包裹，即成蘑菇头样大头垫夹板。若内收型骨折，大头垫应放在肱骨内上髁的上部；若外展型骨折，大头垫应顶住腋窝部，并在成角突起处放一平垫。用3条扎带将夹板捆紧，然后用长布带绕过对侧腋下用棉花垫好打结（图5-19）。

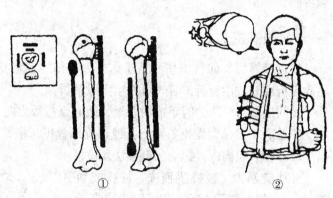

图5-19 肱骨外科颈骨折的夹板固定
①加垫部位；②固定形式

对移位明显的内收型骨折，除夹板固定外，尚可配合上肢外展架的应用，肩关节置于外展前屈位固定4～5周。

（3）药物治疗 初期宜活血祛瘀、消肿止痛，内服可选用和营止痛汤、活血止痛汤、肢伤一方加减，外敷消瘀止痛药膏、双柏散；中期宜和营生新、接骨续筋，内服可选用生血补髓汤或肢伤二方，外敷接骨续筋药膏。老年患者则因其气血虚弱，血不荣筋，易致肌肉萎缩，关节不利，故在后期宜养气血、壮筋骨、补肝肾，还应加用舒筋活络、通利关节的药物，内服可选用补肾壮筋汤或肢伤三方加减。解除固定后可选用海桐皮汤、骨科外洗一方熏洗患肢。

2.手术治疗 骨折断端间有软组织嵌入、骨折合并肩关节脱位，以及手法复位或外固定失败者；陈旧性骨折不能手法整复者，以及青壮年患者对复位要求较高的，可行手术切开复位内固定，并根据情况适当选用钢板螺丝钉、拉力螺钉等内固定治疗，术后可用三角巾悬吊患肢于胸前3周。

3.功能锻炼 初期先让患者做握拳，屈伸肘、腕关节，舒缩上肢肌肉等活动。在2～3周内，外展型骨折及骨折合并脱位应限制肩关节做外展活动，内收型骨折则应限制肩关节做内收活动。3周后开始练习肩关节各方向活动，活动范围应循序渐进，每日练习多次，练功活动对老年患者尤为重要。

【预防与调护】

夹板固定后，应注意观察患肢的血运和手指的活动情况，及时调整夹板的松紧度。主要做上肢肌肉收缩与舒张锻炼，谨慎做肩外展抬举动作，以免骨折再移位。

肱骨干骨折

肱骨干骨折是指肱骨外科颈1～2cm以下至肱骨内外髁上2cm处的一段长管状骨的

骨折。肱骨干上部较粗,自中 1/3 以下逐渐变细,至下 1/3 渐成扁平状,并稍向前倾。肱骨干中下 1/3 交界处后外侧有桡神经沟,桡神经紧贴骨干通过,故中下 1/3 交界处骨折,易并发桡神经损伤。肱骨干骨折临床较为常见,以青壮年居多,好发于骨干的中部和下部。

【病因病机】

1. 直接暴力　如打击伤、挤压伤或火器伤等,多发生于中 1/3 处,多为横行骨折、粉碎骨折或开放性骨折,有时可发生多段骨折。

2. 间接暴力　跌倒时手或肘着地,地面反击暴力向上传导,与跌倒时体重下压暴力相交于肱骨干某部即发生斜形骨折或螺旋形骨折,多见于肱骨干中、下 1/3 处,此种骨折尖端易刺入肌肉内,影响闭合手法复位。

3. 旋转暴力　投掷手榴弹、标枪或掰腕时,由于动作不协调,多可引起肱骨干中、下 1/3 交界处骨折,多为典型螺旋形骨折。

肱骨干骨折后,由于骨折部位肌肉附着点不同,暴力作用方向及上肢体位的关系,肱骨干骨折可有不同的移位情况。如骨折位于三角肌止点以上时,三角肌牵拉骨折远端向上、向外移位,近折端因胸大肌、背阔肌及大圆肌的牵拉向前、向内移位;骨折位于三角肌止点以下时,近折端因三角肌与喙肱肌牵拉向外、向前移位,远折端因肱三头肌和肱二头肌的牵拉向上移位;如骨折位于肱骨干下 1/3 时,由于伤后患者常将前臂用手平托住并贴近胸前,故远折端常呈内旋移位(图 5-20)。

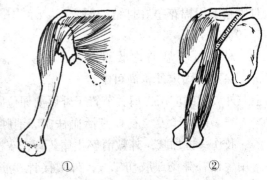

图 5-20　肱骨干骨折的移位
①三角肌止点以上骨折;②三角肌止点以下骨折

【临床表现与诊断】

1. 病史　有明显的外伤史。

2. 症状和体征　局部疼痛、肿胀明显,活动功能障碍,患肢不能抬举。局部有明显压痛和肱骨纵向叩击痛。患臂多有短缩、成角或旋转畸形,并有异常活动和骨擦音。

3. 影像学检查　肱骨干 X 线正、侧位摄片可明确骨折的部位、类型和移位情况(图 5-21)。

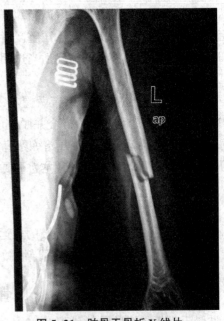

图 5-21　肱骨干骨折 X 线片

检查时必须注意腕和手指的功能，以便确定是否合并神经损伤。

【治疗】

1. 保守治疗　无移位的肱骨干骨折仅用夹板固定4~6周，对于有移位骨折宜及时行手法复位和夹板固定。整复骨折时，手法宜轻柔，切忌粗暴，绝对不可过度牵引、反复多次整复，尤其老年人因为上肢重量悬垂作用，在固定期间可逐渐发生分离移位。如处理不恰当，则可致骨折迟缓愈合甚至不愈合。因此，在治疗过程中，必须防止骨折断端分离移位。

（1）手法复位　患者取坐位或平卧位。一助手用布带通过腋窝向上，另一助手握持前臂在中立位向下，沿上臂纵轴对抗牵引，一般牵引力不宜过大，否则易引起断端分离移位。待重叠移位完全矫正后，根据骨折不同部位的移位情况进行整复。

①上1/3骨折：在维持牵引下，术者两拇指抵住骨折远端外侧，其余四指环抱近端内侧，将近端托起向外，使断端微向外成角，继而拇指由外推远端向内，即可复位。

②中1/3骨折：在维持牵引下，术者以两拇指抵住骨折近端外侧挤按向内，其余四指环抱远端内侧向外端提，纠正移位后，术者捏住骨折部，助手徐徐放松牵引，使断端互相接触，微微摇摆骨折远端或从前后内外以两手掌相对挤压骨折处，矫正残余侧方移位。若感到断端摩擦音逐渐减小，直至消失，骨折处平直，表示基本复位（图5-22）。

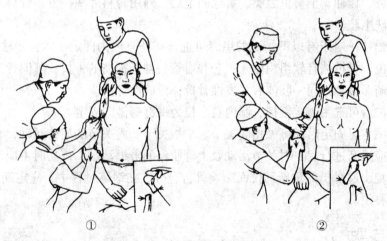

①　　　　　　　　　　　②

图5-22　肱骨干骨折复位手法
①上1/3骨折复位法；②中1/3骨折复位法

③下1/3骨折：多为螺旋形或斜形骨折。对于螺旋形骨折，可握住骨折远端做与旋转暴力相反的较轻柔的旋转手法以矫正旋转畸形。斜形骨折仅需轻微力量牵引，矫正成角畸形，将两斜面挤按复正。

（2）固定　前、后、内、外4块夹板，其长度视骨折部位而定，上1/3骨折要超肩关节，下 1/3 骨折要超肘关节，中 1/3 骨折则不超过上、下关节，并应注意前侧夹板下端不能压迫肘窝。如果移位已完全纠正，可在骨折部的前、后方各放一长方形大固定垫，将上、下骨折端紧密包围。若仍有轻度侧方移位时，利用固定垫两点加压；若仍有轻度成角，利用固定垫三点加压，使其逐渐复位（图 5-23）。若碎骨片不能满意复位时，也可用固定垫将其逐渐压回，但应注意固定垫厚度宜适中，防止皮肤压迫性坏死。在桡神经沟部位不要放固定垫，以防桡神经受压而麻痹。

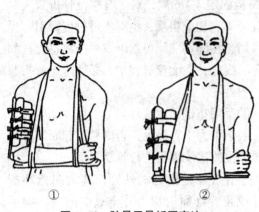

图 5-23　肱骨干骨折固定法
①中段骨折固定法；②下段骨折固定法

固定时间成人 6~8 周，儿童 3~5 周。肱骨干中下 1/3 处骨折是迟缓愈合和不愈合的好发部位，固定时间应适当延长，经 X 线复查见有足够骨痂生长才能解除固定。固定后肘关节屈曲 90°，以木托板将前臂置于中立位，患肢悬吊在胸前。应定期做 X 线透视或拍摄照片，以便及时发现在固定期间骨折端是否有分离移位。若发现断端分离，应加用弹性绷带上下缠绕肩、肘部，使断端受以纵向挤压而逐渐接近。

（3）**药物治疗**　按骨折三期辨证用药。骨折迟缓愈合者，应重用接骨续损药，如自然铜、骨碎补、杜仲、土鳖虫之类。解除固定后，外用骨科外洗一方、骨科外洗二方或海桐皮汤熏洗患肢。

2. 手术治疗　对于有以下情况的患者可进行切开复位内固定手术：手法复位失败；骨折分离移位，骨折端有软组织嵌入；合并血管、神经损伤的骨折；陈旧骨折不愈合及影响功能的畸形愈合；同一肢体有多发性骨折；开放性骨折。

切开复位后可选用锁定钢板、髓内钉、拉力螺钉等做内固定。

3. 功能锻炼　固定后即可做指间关节、掌指关节、腕关节的屈伸活动，有利于气血畅通。中期应逐渐进行肩、肘关节活动及上臂肌肉的舒缩活动。练功时不应使骨折处感到疼痛，以免引起骨折的重新移位而影响骨折愈合。在锻炼过程中，应定期复查 X 线，防止骨折再移位。

【预防与调护】

加强两骨折端在纵轴上的挤压力，防止断端分离，保持骨折部位相对稳定。手、前臂肿胀时，可嘱患者加强患肢肌肉收缩舒张练习，促进静脉回流。若发现断端分离时，术者可一手按肩，一手按肘部，沿纵轴轻轻挤压，或使用触碰手法使骨断端接触，或考虑手术治疗。

肱骨髁上骨折

肱骨髁上骨折是指肱骨干与肱骨内外髁交界处的骨折，即肱骨内外髁上 2cm 范围内的骨折。肱骨下端较扁薄，髁上部处于松质骨和密质骨交界处，后有鹰嘴窝，前有冠状窝，两窝之间仅为一层极薄的骨片，两髁稍前屈，并与肱骨干纵轴形成向前 30°～50° 的前倾角（图 5-24），这是容易发生肱骨髁上骨折的解剖因素。

当前臂完全旋后，肘关节伸直时，上臂与前臂纵轴呈 10°～15° 外翻的携带角（图 5-25），骨折移位可使此角改变而呈肘内翻或肘外翻畸形。肱动脉和正中神经从肱二头肌腱膜下通过，桡神经通过肘窝前外方并分成深浅两支。肱骨髁上骨折时，这些血管、神经易被刺伤或受挤压而合并损伤。

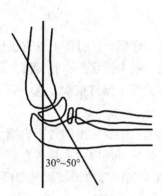

图 5-24 肱骨干与肱骨髁部的前倾角

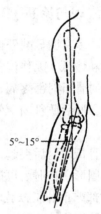

图 5-25 上肢携带角

肱骨髁上骨折是肘部最常见的损伤，也是儿童最常见的骨折，以 5～12 岁最多见，成人也有发生，男多于女，左侧多于右侧。在儿童期，若骨折线穿过骺板，有可能影响骨骺的发育，因而常出现肘内翻或肘外翻畸形。

【病因病机】

肱骨髁上骨折多为间接暴力所致。根据暴力形式和受伤机理的不同，可将肱骨髁上骨折分为伸直型、屈曲型和髁间骨折 3 种（图 5-26）。

1. 伸直型 最多见。跌倒时肘关节在半屈曲或伸直位，手心触地，暴力经前臂传达至肱骨下端，将肱骨髁推向后方。由于重力将肱骨干推向前方，造成肱骨髁上骨折。骨折线由前下斜向后上方。常损伤正中神经和肱动脉。

2. 屈曲型 较少见。肘关节在屈曲位跌倒，暴力由后下方向前上方撞击尺骨鹰嘴，髁上骨折后远端向前移位，骨折线常为后下斜向前上方，与伸直型相反。很少发生血管、神经损伤。

3. 髁间骨折 多见于成年人。此型骨折按骨折线形状可分"T"形和"Y"形或粉碎型骨折。

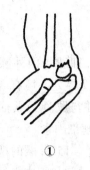 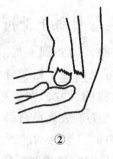 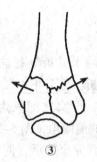

①　　　　　　　　②　　　　　　　　③

图 5-26　肱骨髁上骨折分类

①伸直型；②屈曲型；③髁间骨折

【临床表现与诊断】

1. 病史　多有明显的外伤史。

2. 症状和体征　无移位骨折者，肘部可有肿胀、疼痛，肱骨髁上处有压痛，功能障碍。有移位时骨折肘部疼痛、肿胀较明显，甚至出现张力性水疱，肱骨髁上部有异常活动和骨擦音，肘后肱骨内、外上髁和尺骨鹰嘴三点关系仍保持正常，这一点与肘关节后脱位不同。

伸直型骨折时肘后突起，呈靴形肘畸形，在肘前可扪及突出的骨折近端。屈曲型骨折肘后呈半圆形，在肘后可扪及突出的骨折近端。此外，还应注意是否合并神经或血管损伤。若肘部严重肿胀，肱动脉损伤或受压，处理不当则导致前臂肌筋膜间室综合征，导致缺血性肌挛缩。

3. 影像学检查　肘关节正、侧位 X 线片可显示骨折类型和移位方向，必要时加照三维 CT 以明确粉碎骨折块之间的移位关系（图 5-27）。

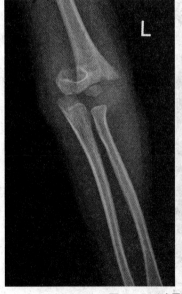 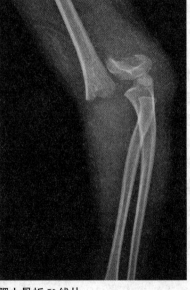

图 5-27　肱骨髁上骨折 X 线片

【治疗】

1. 保守治疗 无移位骨折可置患肢于屈肘90°位，用颈腕带悬吊2～3周。有移位骨折应按以下方法处理：

（1）手法复位 肱骨髁上骨折的复位要求较高，儿童的塑形能力虽然较强，但肱骨髁上骨折的侧方移位和旋转移位不能完全靠自行塑形来纠正，故侧方移位和旋转移位必须矫正。患者仰卧，两助手分别握住其上臂和前臂，做顺势拔伸牵引，术者两手分别握住骨折远、近段，相对挤压，先用端挤手法矫正侧方移位，再纠正前后重叠移位。若远段旋前（或旋后），应首先纠正旋转移位，使前臂旋后（或旋前）。

纠正上述移位后，若整复伸直型骨折，则以两拇指从肘后推按远端向前，两手其余四指重叠环抱骨折近段向后提拉，并令助手在牵引下徐徐屈曲肘关节，常可感到骨折复位时的骨擦感；整复屈曲型骨折时，手法与上述相反，应在牵引后将远端向背侧压下，并徐徐伸直肘关节（图5-28）。在整复肱骨髁上骨折时，应特别注意矫正尺偏畸形，以防止发生肘内翻。

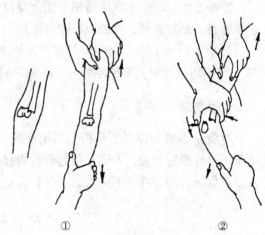

① ②

图5-28 肱骨髁上骨折整复法
①矫正侧方移位；②矫正前后移位

（2）固定 复位后，伸直型骨折固定肘关节于屈曲90°～110°位置3周。夹板长度应上达三角肌中部水平，内外侧夹板下达（或超过）肘关节，前侧板下至肘横纹，后侧板远端呈向前弧形弯曲，并嵌有铝钉，使最下一条布带斜跨肘关节缚扎而不致滑脱；采用杉树皮夹板固定时，最下一条布带不能斜跨肘关节，而在肘下仅绑扎内外侧夹板。为防止骨折远端后移，可在鹰嘴后方加一梯形垫；为防止肘内翻，可在骨折近端外侧及远端内侧分别加塔形垫（图5-29）。

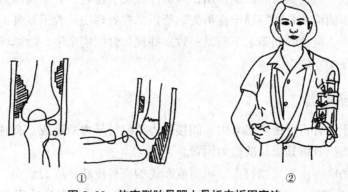

① ②

图5-29 伸直型肱骨髁上骨折夹板固定法
①加垫法；②夹板固定法

屈曲型骨折应固定肘关节于屈曲 40°～60°位置 3 周，以后逐渐屈曲至 90°位置 1～2 周。如外固定后患肢出现血循环障碍，应立即松解全部外固定，置肘关节于屈曲 45°位置进行观察。

（3）**药物治疗**　儿童患者骨折初期肿胀、疼痛较重，治宜活血祛瘀、消肿止痛，可内服和营止痛汤加减。肿胀严重，血运障碍者加三七、丹参，并重用祛瘀、利水消肿药物，如茅根、木通之类，中后期内服药可停用。成人骨折仍按三期辨证用药。合并神经损伤者，应加用行气活血、通经活络之品。早期局部水疱较大者可用针头刺破，或将疱内液体抽吸，并用无菌敷料覆盖。

2. 手术治疗　手术疗法适用于闭合复位失败者，或合并血管、神经损伤时，应考虑手术探查，修复血管、神经或解除其压迫，行钢针、钢板、螺钉等内固定。

3. 功能锻炼　固定期间多做握拳及腕关节屈伸等活动，粉碎骨折术后尽量于伤后 72 小时以内进行肘关节屈伸练习，以免影响关节功能恢复。严禁暴力被动活动。

【预防与调护】

本骨折多数为伸直型骨折，早期换药、调整夹板松紧度或护送患者拍 X 线片检查等都不可使患肘伸直，否则易引起骨折再移位。早期合理的功能练习是恢复肘关节功能的重要保证，功能练习不可太迟。骨折固定后，应密切观察患肢血运情况。

桡尺骨干双骨折

桡尺骨干双骨折是常见的前臂损伤之一，多见于儿童或青壮年，骨折部位多发生于前臂中 1/3 和下 1/3 部。正常的尺骨是前臂的轴心，通过桡尺近侧、远侧关节及骨间膜与桡骨相连。桡骨沿尺骨旋转，自旋后位至旋前位，回旋幅度可达 150°。前臂肌肉较多，有屈肌群、伸肌群、旋前肌和旋后肌等。骨折后可出现重叠、成角、旋转及侧方移位。

前臂骨间膜是致密的纤维膜，几乎连接桡尺骨的全长，其松紧度随着前臂的旋转而发生改变。前臂中立位时，两骨干接近平行，骨干间隙最大，骨干中部距离最宽，骨间膜上下松紧一致，对桡尺骨起稳定作用；当旋前或旋后位时，骨干间隙缩小，骨间膜上下松紧不一致，因而两骨间的稳定性消失。所以，在处理桡尺骨干双骨折时，为了保持前臂的旋转功能，应使骨间膜上下松紧一致，并预防骨间膜挛缩，故尽可能在骨折复位后将前臂固定在中立位。

【病因病机】

桡、尺骨干双骨折可由直接暴力、间接暴力或扭转暴力所造成。有时导致骨折的暴力因素复杂，难以分析其确切的暴力因素。

1. 直接暴力　多由于重物打击、机器或车轮的直接压轧，或刀砍伤，导致同一平面的横断或粉碎性骨折。由于暴力的直接作用，多伴有不同程度的软组织损伤，包括肌肉、肌腱断裂，神经血管损伤等。

2. 间接暴力　跌倒时手掌着地，暴力通过腕关节向上传导，由于桡骨负重多于尺骨，暴力作用首先使桡骨中或上 1/3 发生横断或锯齿骨折，若残余暴力比较强大，则通过骨间膜向内下方传导，引起尺骨斜形骨折，骨折线位置低。

3. 扭转暴力　跌倒时手掌着地，由于前臂过度旋前或旋后，导致不同平面的尺、桡骨螺旋形骨折或斜形骨折。多数由尺骨的内上斜向桡骨的外下，骨折线方向一致，尺骨干骨折线在上，桡骨骨折线在下（图 5-30）。

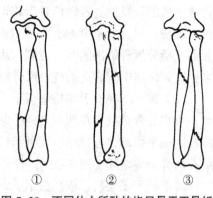

图 5-30　不同外力所致的桡尺骨干双骨折
①直接暴力；②间接暴力；③扭转暴力

【临床表现与诊断】

1. 病史　多有明显的外伤史。

2. 症状和体征　局部肿胀、疼痛明显，前臂活动功能丧失。有移位的完全骨折，前臂可有短缩、成角或旋转畸形，儿童青枝骨折则仅有成角畸形。检查局部压痛明显，有纵向叩击痛、骨擦音和异常活动。

3. 影像学检查　X 线摄片时应包括肘关节和腕关节，除确定骨折类型和移位方向外，还可确定有无桡尺近侧、远侧关节脱位（图 5-31）。

若骨折后患肢剧烈疼痛、肿胀严重，手指麻木发凉，皮肤发绀，被动活动手指疼痛加重，应考虑为前臂肌筋膜间室综合征的可能性。

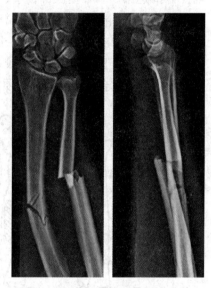

图 5-31　桡尺骨干双骨折 X 线片

【治疗】

1. 保守治疗　治疗尺桡骨干双骨折需将两骨折端正确对位，矫正重叠、成角、旋转及侧方 4 种移位，恢复两骨的生理长度，这种骨折复位比较困难，复位后容易移位。若治疗不当可发生尺、桡骨交叉愈合，影响旋转功能。因此，治疗的目标除了良好的对位、对线以外，特别应注意恢复前臂的旋转功能。

（1）手法复位　患者仰卧位或坐位，肩外展 70°～90°，肘屈曲 90°，对于尺桡骨中、下 1/3 骨折取前臂中立位，上 1/3 骨折取前臂旋后位，由两助手做拔伸牵引，矫正重叠、旋转及成角畸形。桡尺骨干双骨折均为不稳定时，如骨折在上 1/3，则先整复尺骨；如骨折在下 1/3，则先整复桡骨；骨折在中段时，应根据两骨干骨折的相对稳定性来决定。其中一骨折为横形稳定骨折，另一骨折为不稳定骨折，首先整复稳定骨折做支点。若两骨折均为不稳定骨折，先整复结构上粗大的那根骨折，再整复细小的骨折。如两骨折均属稳定骨折，可先整复尺骨，再复位桡骨等。

若前臂肌肉比较发达，加之骨折后出血肿胀，虽经牵引后重叠未完全纠正者，可用折顶手法加以复位。若斜形骨折或锯齿形骨折有背向侧方移位者，应用回旋手法进行复位。若桡、尺骨骨折断端互相靠拢时，可用挤捏分骨手法。术者用两手拇指和食、中、无名三指分置骨折部的掌、背侧，用力将尺、桡骨间隙分到最大限度，使骨间膜恢复其紧张度，使向中间靠拢的桡、尺骨断端向桡、尺侧各自分离。

（2）固定　在助手维持牵引下，前臂用4块夹板固定。若复位前桡、尺骨相互靠拢者，可将分骨垫放置在两骨之间，掌、背侧骨间隙各放置一个分骨垫。若双骨折的骨折线在同一平面时，分骨垫放在骨折线上下各一半处；若骨折线不在同一平面上，分骨垫放在两骨折线之间（图5-32）；若骨折原有成角畸形，则采用三点加压法。

各垫放置妥当后，依次放掌、背、桡、尺侧夹板。掌侧夹板由肘横纹至腕横纹，背侧夹板由尺骨鹰嘴至腕关节或掌指关节，桡侧板由桡骨头至桡骨茎突，尺侧板自肱骨内上髁下达第5掌骨基底部，掌、背两侧夹板要比桡、尺两侧夹板宽，夹板间距离约1cm。缚扎后，再用铁丝托或前臂带柱托板固定，肘关节屈曲90°，三角巾悬吊，前臂原则上放置在中立位（图5-33）。固定至临床愈合，成人6～8周，儿童3～4周。尺骨下1/3骨折，由于局部血液供应较差，若固定不良，断端间有旋转活动，则容易造成骨迟缓愈合或不愈合，所以固定必须牢靠，固定时间根据具体情况可适当延长。

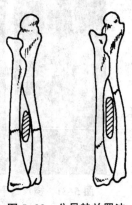
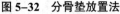
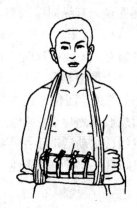

图5-32　分骨垫放置法　　　　　图5-33　夹板固定外观

（3）药物治疗　按骨折三期辨证用药，若尺骨下1/3骨折愈合迟缓时，要重用补肝肾、壮筋骨药物以促进其愈合，若后期前臂旋转活动仍有阻碍者，应加强中药熏洗，以舒筋活络，促进肢体活动功能恢复。

2. 手术治疗　适应证：①手法复位失败；②开放性骨折；③合并神经、血管、肌腱损伤；④同侧肢体有多发性损伤；⑤手法复位失败或整复后固定困难者；⑥陈旧性骨折畸形愈合而手法已不能复位者。尺桡骨双骨折要求达到解剖复位，以免影响前臂旋转功能，用加压钢板螺钉固定。

3. 功能锻炼　初期鼓励患者做手指、腕关节屈伸活动及上肢肌肉舒缩活动；中期开始做肩、肘关节活动，如弓步云手，活动范围逐渐增大，但不宜做前臂旋转活动。解除固定后做前臂旋转活动。

【预防与调护】

在固定期间，应注意患肢的肿胀情况及手的温度、颜色和感觉，并向患者和家属讲清楚注意事项，随时调节布带的松紧度，并使前臂维持在中立位，要鼓励和正确指导患者做适当的练功活动。此外，在更换外敷伤药、调整夹板松紧度及拍片复查时，应用双手托平患肢小心搬动，切不可用一手端提患肢，同时还应避免伤肢前臂的任何旋转活动，以防骨折再移位。

桡骨远端骨折

桡骨远端骨折是指桡骨远侧端 2～3cm 范围内的骨折，该处是桡骨干皮质骨向松质骨移行部以远的部分，为解剖薄弱处，一旦遭受外力，容易骨折。桡骨远端与腕骨（舟状骨与月骨）形成关节面，其背侧边缘长于掌侧，故关节面向掌侧倾斜 10°～15°。桡骨下端内侧缘切迹与尺骨头形成下尺桡关节，切迹的下缘为三角纤维软骨复合体的基底部所附着，三角纤维软骨复合体的尖端起于尺骨茎突基底部。桡骨下端外侧的茎突，较其内侧长1～1.5cm，故其关节面还向尺侧倾斜 20°～25°（图 5-34）。这些关系在骨折时常被破坏，在整复时应尽可能恢复正常解剖。桡骨远端骨折损伤机制复杂，骨折类型多样，治疗方法灵活。如果治疗不当，容易导致腕关节慢性疼痛和僵硬，严重影响手部的功能，给患者造成不便。

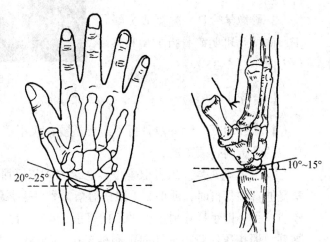

图 5-34 桡骨远端关节面的倾斜角度

【病因病机】

本病多为间接暴力所致。跌倒时，躯干向下的重力与地面向上的反作用力交集于桡骨下端而发生骨折。根据受伤姿势和骨折移位的不同，可分为伸直型和屈曲型两种。

1. 伸直型骨折（Colles 骨折） 最常见，多为间接暴力致伤。跌倒时腕关节背伸，掌心触地，前臂旋前，肘屈曲时发生。骨折远端向背侧和桡侧移位，近端向掌侧移位，可影响掌侧肌腱活动，骨折线多为横形，暴力轻时可发生嵌入骨折而无移位。儿童可为骨骺分离，老年常为粉碎性骨折。粉碎性骨折常可累及关节，或合并下桡尺关节韧带断裂、下尺桡关节脱位或造成尺骨茎突撕脱。

2. 屈曲型骨折（Smith 骨折） 较少见，骨折发生原因与伸直型相反，故又称"反克雷骨折"。跌倒时腕关节呈掌屈位，手背触地，发生桡骨远端骨折。骨折远端向桡侧和掌侧移位，骨折近端向背侧移位。

【临床表现与诊断】

1. 病史　多有明显的外伤史。

2. 症状和体征　有受伤后手掌或手背触地病史，伤后腕关节上方有明显肿胀、疼痛，桡骨下端压痛明显，有纵向挤压痛。有移位伸直型骨折远端向背侧移位时，从侧面可见伤处"餐叉样"畸形；向桡侧移位时，呈"枪上刺刀状"畸形；短缩移位时，可触及上移的桡骨茎突；无移位或不完全骨折时，肿胀较轻，仅觉局部疼痛和压痛，可有环状压痛和纵轴挤压痛，握力减弱。该类型骨折须注意与腕部软组织扭伤及腕舟骨骨折鉴别。

3. 影像学检查　腕关节 X 线正、侧位片可明确骨折类型和移位方向（图 5-35）。

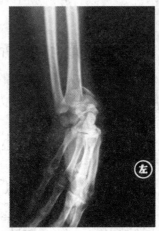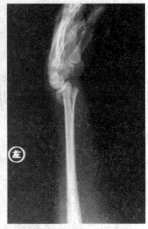

图 5-35　桡骨远端骨折 X 线片

【治疗】

1. 保守治疗　无移位骨折不需要整复，仅用掌、背两侧夹板固定 2～3 周即可，有移位的骨折则必须整复。

（1）手法复位　患者取坐位，老年人则以平卧为佳，肘部屈曲 90°，前臂中立位。整复伸直型骨折时，助手一手握住拇指，另一手握住其余手指，沿前臂纵轴向远端持续牵引，另一助手握住肘上方做反向牵引 2～3 分钟。待克服重叠畸形后，术者双手握住腕部，拇指压住骨折远端向远侧推挤，2～5 指顶住骨折近端，加大屈腕角度，取消成角，然后向尺侧挤压，缓慢放松牵引，在屈腕、尺偏位检查骨折对位对线及稳定情况（图 5-36）。

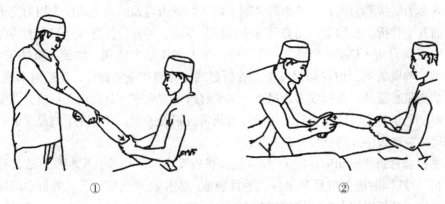

①　　　　　　　　　　　　　　②

图 5-36　桡骨远端伸直型骨折复位手法

整复屈曲型骨折时，由两助手拔伸牵引，术者可用两手拇指由掌侧将远端骨折片向背侧推挤，同时用食、中、无名三指将近端由背侧向掌侧挤压，然后术者捏住骨折部，牵引手指的助手徐徐将腕关节背伸，使屈肌腱紧张，防止复位的骨折片移位。

（2）固定　在维持牵引下，局部外敷药物后，用 4 块夹板超腕关节固定。伸直型骨折先在骨折远端背侧和近端掌侧分别放置一平垫，然后放上夹板，夹板上端达前臂中、上 1/3，桡侧夹板和背侧夹板下端应超过腕关节，固定腕关节于掌屈尺偏位，限制手腕的桡偏和背伸活动（图 5–37）；屈曲型骨折则在远端的掌侧和近端的背侧各放一平垫，桡侧夹板和掌侧夹板下端应超过腕关节，限制桡偏和掌屈活动。扎上 3 条布带，最后将前臂置中立位，屈肘 90°悬挂胸前，保持固定 4 ~ 5 周，儿童患者则固定 3 周左右。

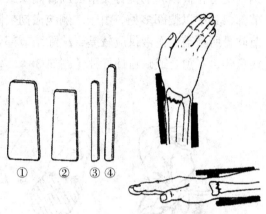

① ② ③ ④

图 5–37　伸直型骨折夹板固定示意图

（3）药物治疗　儿童骨折早期应活血祛瘀、消肿止痛，中后期可不用内服药物。中年人骨折按三期辨证用药。老年人骨折中后期着重养气血、壮筋骨、补肝肾。解除固定后，均应用中药熏洗以舒筋活络、通利关节。

2. 手术治疗　对于青壮年骨折畸形愈合，或有神经症状，或肌腱功能障碍，或前臂旋转受限，应早期采用手术治疗。畸形不严重，仅有前臂旋转障碍者可行尺骨头切除术。畸形严重，无前臂旋转障碍者可行尺骨头部分切除及桡骨远端截骨术。因掌侧骨痂隆突引起神经、肌腱刺激受压者，可行骨痂切除等。

3. 功能锻炼　固定期间积极做指间关节、掌指关节屈伸锻炼及肩肘部活动。解除固定后，做腕关节屈伸和前臂旋转锻炼。但粉碎性骨折由于关节面遭受破坏，愈合后常易导致创伤性关节炎，故应早期进行腕关节的锻炼。

【预防和调护】

复位固定后应观察手部血液循环，随时调整夹板松紧度；注意将患肢保持在旋后 15°或中立位，纠正骨折再移位倾向；伸直型骨折固定期间应避免腕关节桡偏与背伸活动。

手部骨折

一、腕舟骨骨折

腕舟骨是近排腕骨中最长最大的一块，略弯曲呈舟状，中段较细者为腰，骨折多发生于此处。腕舟骨骨折是较常见的腕骨骨折，多见于成年人。由于腕舟骨的不规则形态使其骨折线在普通 X 线平片中容易被遮挡而造成漏诊。

【病因病机】

本病多为间接暴力所致。跌倒时，手掌先着地，腕关节强度桡偏背伸，暴力向上传达，腕舟骨被锐利的桡骨关节面的背侧缘或茎突缘切断。骨折可发生于腰部、近端或结节部，其中以腰部多见。由于掌侧腕横韧带附着在舟骨结节部，而舟骨其余表面多为关节软骨所覆盖，血液供应较差，故除结节部骨折愈合较佳外，其余部位骨折容易发生迟缓愈合、不愈合或缺血性坏死（图5-38）。

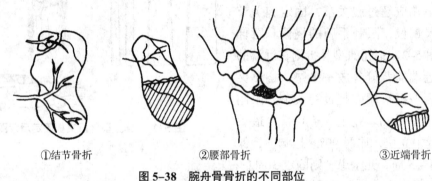

①结节骨折　　　②腰部骨折　　　③近端骨折

图5-38　腕舟骨骨折的不同部位

【临床表现与诊断】

1.病史　有明显的外伤史。

2.症状和体征　腕背侧疼痛、肿胀，尤以鼻烟窝部位肿胀、压痛明显，腕关节活动功能障碍，鼻烟窝凹陷消失，将腕关节桡倾、屈曲拇指和食指而叩击其掌指关节时亦可引起疼痛。

3.影像学检查　X线检查，腕部正位、侧位和尺偏斜位片可协助诊断（图5-39）。但第一次拍摄X线照片未发现骨折而临床表现仍有可疑时，可于2～3周后重复X线检查，因此时骨折端的骨质被吸收，骨折线较易显露。

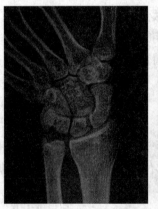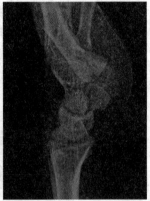

图5-39　腕舟骨骨折的X线片

【治疗】

1.保守治疗

（1）**手法复位**　腕舟骨骨折很少移位，一般不需整复。若有移位时，患者取坐位，前臂轻度旋前，术者一手握患侧腕上，另一手拇指置于鼻烟窝处，其余四指环握拇指，在牵引下使患腕尺偏，以拇指向掌侧尺侧按压骨块，即可复位。

（2）固定　鼻烟窝处放棉花球作固定垫，然后用塑形夹板或纸壳夹板固定腕关节伸直而略向尺侧偏、拇指于对掌位，固定范围包括前臂下 1/3，远端至掌横纹处及拇指指间关节。亦可用短臂石膏管形固定腕关节于背伸 25°～30°、尺偏 10°、拇指对掌和前臂中立位。结节部骨折一般约 6 周均可愈合，其余部位骨折愈合时间可为 3～6 个月，甚至更长时间，故应定期做 X 线检查。

2. 手术治疗　对于新鲜骨折、有明显移位及腕部不稳定者，保守治疗 3～4 个月后无愈合迹象而有症状者，伤后 3～4 个月未特殊治疗仍有明显症状者，可考虑手术。根据患者不同情况可采用加压螺丝钉固定术、钻孔植骨术、桡骨茎突切除术、近端骨块切除术或腕关节融合术等。

3. 功能锻炼　早期可做手指的屈伸活动和肩、肘关节的活动，但禁忌做腕桡偏动作。中期以主动握拳活动为主，后期解除固定后才可做腕关节的活动。对迟缓愈合的腕舟骨骨折则须继续固定，暂不宜做过多的腕部活动，中后期应加强接骨续筋、益肝补肾中药内服和熏洗。

二、掌骨骨折

掌骨骨折是常见的手部骨折之一，多见于成人，儿童较少见，男多于女。

【病因病机】

直接暴力和间接暴力均可造成掌骨骨折，临床常见的类型有：

1. 第 1 掌骨基底部骨折　多由间接暴力引起，骨折远端受拇长屈肌、拇短屈肌与拇指内收肌的牵拉，近端受拇长展肌的牵拉，骨折总是向桡背侧突起成角。

2. 第 1 掌骨基底部骨折脱位　又称本奈（Bennet）骨折，亦由间接暴力引起，骨折线呈斜形经过第 1 掌腕关节面，为关节内骨折。第 1 掌骨基底部内侧的三角形骨块，因有掌侧韧带相连，仍留在原位，而骨折远端从大多角骨关节面上脱位至背侧及桡侧。

掌骨骨折由间接暴力或直接暴力所致，但以握拳时掌骨头受到冲击的传达暴力所致者为多见。第 5 掌骨因其易暴露和受打击，故最多见，第 2、3 掌骨次之。骨折后断端受骨间肌与蚓状肌的牵拉，而向背侧突起成角，掌骨头向掌侧旋转。又因手背伸肌腱牵拉，以致近节指骨向背侧脱位，掌指关节过伸，手指越伸直，畸形越明显。

3. 掌骨干骨折　由直接暴力所致者，多为横断或粉碎性骨折；扭转及传达暴力引起者，多为斜形或螺旋形骨折。骨折后因骨间肌及屈指肌的牵拉，使骨折向背侧成角及侧方移位，单根的掌骨骨折移位较轻，而多根骨折则移位较明显，且对骨间肌的损伤也比较严重。

【临床表现与诊断】

1. 病史　多有明显的外伤史。

2. 症状和体征　局部肿胀、疼痛，功能障碍，有明显压痛，纵压或叩击掌骨头则疼痛加剧。如有重叠移位，则该掌骨短缩，可见掌骨头凹陷。

3.影像学检查 宜摄手掌的正位与斜位X线片（图5-40），侧位片第2～4掌骨互相重叠，容易漏诊。

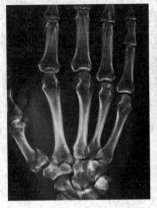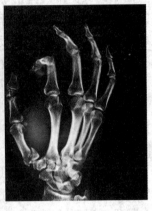

图5-40 第1掌骨基底部骨折X线片

【治疗】

1.第1掌骨基底部骨折 在常规麻醉下，先将拇指向远侧与桡侧牵引，以后将第1掌骨头向桡侧与背侧推扳，同时以拇指用力向掌侧与尺侧按顶骨折处以矫正向桡侧与背侧突起成角。手法整复后在骨折远端的桡背侧放一小平垫，应用外展夹板固定，4周后解除外固定，进行功能锻炼。

2.第1掌骨基底部骨折脱位 整复手法和固定方法同掌骨基底部骨折。但因这种骨折脱位很不稳定，容易引起短缩与移位。若复位后不能稳定时，可采用细钢针经皮肤做闭合穿针内固定。亦可采用局部加压短臂石膏管形外固定的同时加用拇指牵引，在石膏上包一粗铁丝，于拇指的两侧粘一条2cm×10cm胶布做皮肤牵引，或做拇指末节指骨骨牵引3～4周。陈旧性骨折脱位宜行切开复位克氏针、微型钢板螺丝钉内固定，固定拇指于握拳位。

3.掌骨颈骨折 由于骨折端向背侧成角，整复时，术者一手握手掌，手指捏持骨折近段，另一手握患指，将掌指关节屈至90º，使掌指关节侧副韧带处于紧张状态，用食指压顶近节指骨头，使指骨基底部位于掌骨头之掌侧，将骨断片向背侧顶，同时用拇指将掌骨干向掌侧压，畸形即可矫正（图5-41）。复位后，用竹片夹板或铝板在背侧将掌指关节和近侧指间关节固定于屈曲90º位4周。

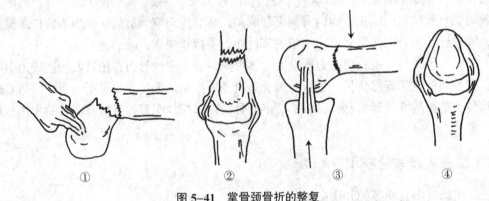

①②③④

图5-41 掌骨颈骨折的整复

①②不正确的整复；③④正确的整复

4. 掌骨干骨折 横断骨折、短斜骨折整复后比较稳定者，宜采用手法整复、夹板固定。在牵引下先矫正向背侧突起成角，以后用食指与拇指在骨折的两旁自掌侧与背侧行分骨挤压，并放置两个分骨垫以胶布固定，如骨折片向掌侧成角则在掌侧放一小毡垫以胶布固定，最后在掌侧与背侧各放一块夹板，厚 2 ~ 3mm，以胶布固定，外加绷带包扎。斜形、粉碎、短缩较多的不稳定骨折，宜加用指骨末节骨牵引。

三、指骨骨折

指骨骨折为手部最常见的骨折，骨折段受附着肌腱牵拉而造成较为典型的畸形。可发生于近节、中节或末节，以近节骨干骨折最多见，多见于成人。

【病因病机】

直接暴力和间接暴力均可造成指骨骨折，以直接暴力多见，且多为开放性骨折，如重物砸伤。骨折有横断、斜形、螺旋形、粉碎或波及关节面等，其中开放性骨折以粉碎性骨折较多见，闭合性骨折以横断骨折较多见，斜形骨折次之。

1. 近节指骨骨折 多由间接暴力所致，以骨干骨折较多见。骨折断端因骨间肌与蚓状肌牵拉而向掌侧突起成角。

2. 中节指骨骨折 由于骨折部位的不同，可发生不同的畸形。骨折部位如在指浅屈肌腱止点的近侧，则远骨折端被指浅屈肌腱牵拉，形成向背侧的成角畸形。如骨折部位在指浅屈肌腱止点的远侧，形成向掌侧的成角畸形。

3. 末节指骨骨折 指骨末端粗隆及指骨干骨折，多因直接暴力所致，轻者仅有裂纹，重者可裂成骨块，多合并有软组织损伤。因局部无肌腱牵拉，骨折一般无明显移位或畸形。末节指骨基底背侧为指伸肌腱腱膜的止点，多由于手指伸直时，指端受暴力弯曲引起撕脱性骨折，如在接球时，指端被球撞击所致。骨折后末节手指屈曲呈典型的锤状畸形，不能主动伸直，又称锤状指。

【临床表现与诊断】

1. 病史 多有明显的外伤史。

2. 症状和体征 指骨均在皮下，只要注意检查，不易漏诊。骨折后局部有明显肿胀、疼痛，手指活动功能受限。有移位骨折可有畸形、骨擦音、异常活动。

3. 影像学检查 X 线检查可明确骨折部位和骨折类型。

【治疗】

1. 指骨干骨折 在神经阻滞麻醉下拔伸牵引，用拇指与食指自尺桡侧挤压矫正侧方移位，然后将远端逐渐掌屈，同时以另一手拇指将近端自掌侧向背侧顶住以矫正向掌侧突起成角。复位后根据成角情况放置小固定垫，用夹板局部固定患指，再令患指握一裹有 3 ~ 4 层纱布的小圆柱状固定物（小木棒或玻璃瓶），使手指屈向舟状骨结节，以胶布固定，外加绷带包扎。3 周后去除固定，用舒筋活血药熏洗，进行功能锻炼。

2.指骨颈骨折　整复时应加大畸形，用反折手法：将骨折远端呈 90°向背侧牵引，然后迅速屈曲手指，屈曲时应将近端的掌侧屈向背侧。固定方法与指骨干骨折相同。

3.末节指骨基底背侧撕脱性骨折　整复和固定较容易，只要将近侧指间关节屈曲、远侧指间关节过伸，便可使指骨基底向被撕脱的骨片靠近，然后用塑料夹板或石膏固定。如系末节指骨粉碎性骨折或指端骨折，其折块较小，如合并开放性骨折，在清创缝合时，应将碎片切除，以免将来引起指端疼痛。

第三节　下肢骨折

股骨颈骨折

股骨头、颈与髋臼共同构成髋关节，是躯干与下肢的重要连接装置及承重结构。股骨颈的长轴线与股骨干纵轴线之间形成颈干角，为 110°~140°，平均 127°。在儿童和成年人，颈干角的大小有所不同，儿童颈干角大于成年人。若颈干角大于 127°为髋外翻，小于 127°为髋内翻（图 5-42）。从矢状面观察，股骨颈的长轴线与股骨干的纵轴线也不在同一平面上，股骨颈有向前的12°~15°角，称为前倾角（图 5-43），儿童的前倾角较成人稍大。

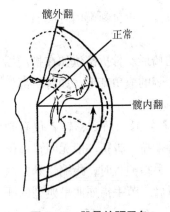

图 5-42　股骨的颈干角

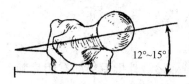

图 5-43　股骨颈前倾角

髋关节的关节囊较大，从各个方向包绕髋臼、股骨头和股骨颈。在关节囊包绕的部分没有骨膜。在髋关节后、外、下方则没有关节囊包绕。关节囊的前上方有髂股韧带，在后、上、内方，有坐股韧带，是髋关节的稳定结构。成人股骨头的血液供应有多种来源：①股骨头圆韧带内的小凹动脉，提供股骨头凹部的血液循环。②股骨干滋养动脉升支，沿股骨颈进入股骨头。③旋股内、外侧动脉的分支，是股骨头、颈的重要营养动脉。旋股内侧动脉发自股深动脉，在股骨颈基底部关节囊滑膜反折处，分为骺外侧动脉，干骺端上侧动脉和干骺端下侧动脉进入股骨头。骺外侧动脉供应股骨头 2/3 ~ 4/5 区域的血液循环，是股骨头最主要的血供来源。旋股内侧动脉损伤是导致股骨头缺血坏死的主要原因。旋股外侧动脉也发自股深动脉，其分支供应股骨头小部分血循环。旋股内、外侧动脉的分支互相吻合，在股骨颈基底部形成动脉环，并发支营养股骨颈。

【病因病机】

股骨颈骨折多由间接暴力所致。主要是由于扭转应力，股骨颈抵于髋臼后缘而引起。所谓由跌倒时直接暴力引起者，也只可能是转子部着地的传导应力所造成，暴力不可能直接作用于股骨颈部。

股骨颈骨折多见于老人，女性略多于男性。股骨颈部细小，处于疏松骨质和致密骨质交界处，负重量大，老年人因肝肾不足，筋骨衰弱，骨质疏松，有时仅受较轻微的旋转外力便可引起骨折。典型受伤姿势是平地滑倒，髋关节旋转内收，臀部先着地。青壮年及儿童多由车祸、高处坠下等强大暴力而致伤。

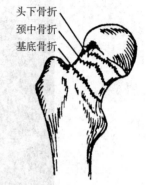

图 5-44　股骨颈骨折的部位

股骨颈骨折随受伤姿势、外力方向及移位程度的不同，在 X 线片上出现不同的骨折部位、成角方向和移位程度。按骨折线位置不同，可分为头下型、颈中型和基底部型骨折，其中头下型易导致骨折不愈合或股骨头缺血性坏死（图5-44）。

按 X 线摄片股骨颈干角改变可分为外展型和内收型骨折两种。根据骨折线方向和移位程度可分为 4 种类型（Garden 分类法）：Ⅰ型：不完全骨折；Ⅱ型：完全骨折无移位；Ⅲ型：骨折有部分移位，股骨头外展，股骨颈段轻度外旋及上移；Ⅳ型：骨折完全移位，股骨颈段明显外旋和上移（图5-45）。该分类法对骨折稳定性判断及治疗和预后有重要意义。

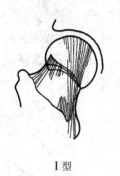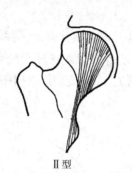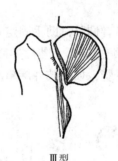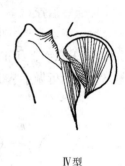

Ⅰ型　　　　　Ⅱ型　　　　　Ⅲ型　　　　　Ⅳ型

图 5-45　股骨颈骨折按照骨折移位程度分类

【临床表现与诊断】

1. 病史　多有明显的外伤史。

2. 症状和体征　髋部除有自发疼痛外，移动患肢时疼痛更为明显。在患肢足跟部或大粗隆部叩打时，髋部也感疼痛，在腹股沟韧带中点下方常有压痛。股骨颈骨折多系囊内骨折，骨折后出血不多，又有关节外丰厚肌群的包围，因此，外观上局部不易看到肿胀。患肢多有轻度屈髋屈膝及外旋畸形。移位骨折患者在伤后不能坐起或站立，但也有一些无移位的线状骨折或嵌插骨折病例，在伤后仍能走路或骑自行车。对这些患者要特别注意，不要因遗漏诊断使无移位稳定骨折变成移位的不稳定骨折。在移位骨折，远端受肌群牵引而向上移位，因而患肢变短。

3. 影像学检查　髋关节正侧位 X 线片可明确骨折类型和移位方向（图5-46）。

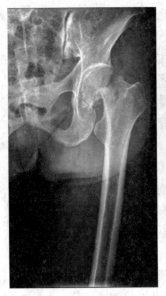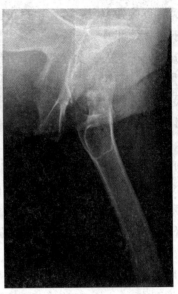

图 5-46 股骨颈骨折 X 线片

【治疗】

1. 保守治疗

（1）手法复位 患者仰卧，助手固定骨盆，术者握其腘窝，并使膝、髋关节均屈曲90°，向上牵引，纠正缩短畸形，然后伸髋内旋外展以纠正成角畸形，并使折面紧密接触。复位后可做手掌试验，如患肢外旋畸形消失，表示已复位（图 5-47）。

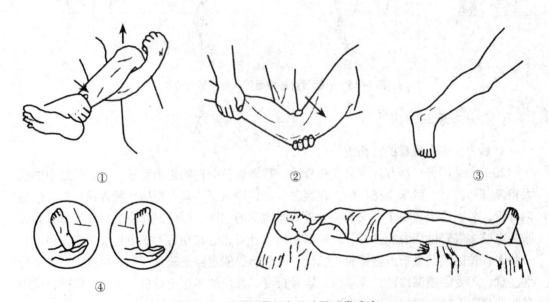

图 5-47 股骨颈骨折复位法及手掌试验

①牵引；②外展内旋；③伸直下肢；④手掌试验

为了减少软组织损伤，保护股骨头的血运，近年来已较多采用骨牵引逐渐整复法。若经骨牵引后仍未完全复位，还可配合轻柔的手法整复剩余的轻度移位。

（2）固定　无移位或嵌插，可用丁字鞋或轻重量皮肤牵引制动6～8周，并保持患肢于外展中立（或稍内旋）位。

（3）药物治疗　按骨折三期辨证施治。前期可服新伤续断汤、续骨活血汤，肿痛稳定后改服接骨片、接骨丹，后期可服健步虎潜丸、壮筋养血汤、续断补筋片等。

2. 手术治疗

（1）闭合复位内固定　这一手术方法不切开关节囊，不暴露骨折端，对股骨头血循环干扰较少，复位及固定均可靠，术后骨折不愈合及股骨头坏死的发生率均较低。

（2）切开复位内固定　适用于手法复位失败，或固定不可靠，或青、壮年的陈旧骨折、不愈合。

（3）人工关节置换术　对全身情况尚好的高龄患者的股骨头下型骨折，已合并骨关节炎或股骨头坏死者，可选择单纯人工股骨头置换术或全髋关节置换术治疗（图5-48）。

3. 功能锻炼　早期即应积极进行患肢股四头肌舒缩活动、踝关节和足趾屈伸功能锻炼，以防止肌肉萎缩、关节僵直的发生。12周后开

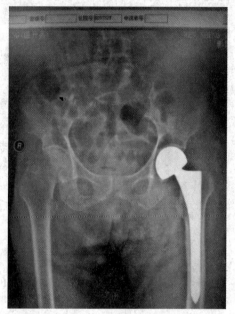

图5-48　人工关节置换术

始去除牵引及固定功能训练，可主动做屈伸患肢练习，方法是：坐在床边，小腿下垂，双脚踩地或脚蹬地，练习用双臂撑起上身和抬起臀部。股骨颈骨折单纯从骨折愈合的角度讲，12周以后基本上可以下地负重锻炼，但因为股骨头坏死发生较晚，部分负重应一直坚持24周。功能锻炼时要坚持锻炼，活动幅度和力量要循序渐进。

【预防与调护】

卧床期间应加强全身锻炼，鼓励患者每天做气功或深呼吸，主动按胸咳嗽排痰，给臀部垫气圈或泡沫海绵垫，预防发生长期卧床并发症；因为股骨颈骨折容易并发股骨头坏死，所以负重训练的开始时间与强度需要主管医生根据骨痂生长情况而决定，不宜过早负重。

股骨转子间骨折

股骨转子间骨折又叫股骨粗隆间骨折。患者多为老年人，女性多于男性，与骨质疏松有关，青壮年发病者较少。股骨转子部位血液供应丰富，很少发生骨折不愈合或股骨头缺血性坏死，其预后远较股骨颈骨折为佳。

股骨上端上外侧为大转子，下内侧为小转子。在大转子、小转子及转子间均为松骨质。转子间处于股骨干与股骨颈的交界处，是承受剪式应力最大的部位。由于力线分别的特殊性，在股骨颈、干连接的内后方，形成致密的纵向骨板，称为股骨距。板状面稍呈弧形，沿小转子的前外侧垂直向上，上极与股骨颈后侧骨皮质融合，下极与小转子下方的股骨干后内侧骨皮质融合，前缘与股骨上端前内侧骨皮质相连，后缘在股骨上端外后侧相连，股骨距的存在决定了转子间骨折的稳定性。

【病因病机】

转子间骨折可因间接暴力或直接暴力作用引起。跌倒时，身体发出旋转，在过度外展或内收位着地，或跌倒时侧方倒地，大转子直接撞击，均可发生转子间骨折。此处是骨囊性病变的好发部位之一，因此也可发生病理性骨折。受伤原因及机制与股骨颈骨折相同。因转子部骨质松脆，故多为粉碎性骨折。根据骨折线的方向和位置，临床上可分为 3 型：顺转子间型，反转子间型，转子下型（图 5-49）。

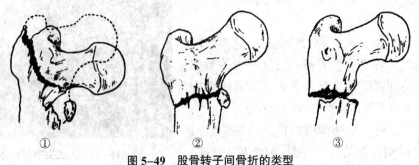

图 5-49　股骨转子间骨折的类型
①顺转子间型；②反转子间型；③转子下型

1.顺转子间骨折　骨折线自大转子顶点开始，斜向内下方行走，达小转子部。依据暴力的情况不同，小转子保持完整，或成为游离骨片。但股骨上端内侧的骨支柱保持完整，骨的支撑作用还比较好，髋内翻不严重，移位较少。由于骨折线在关节囊和髂股韧带附着点的远侧，因而骨折远折端处于外旋位。粉碎性骨折则小转子变为游离骨块，大粗隆及其内侧骨支柱亦破碎，髋内翻严重，远端明显上移、外旋。

2.反转子间骨折　骨折线自大转子下方斜向内上行走，达小转子的上方。骨折线的走向与转子间线大致垂直。骨折近端因外展肌与外旋肌的收缩而外展、外旋，远端因内收肌与髂腰肌的牵拉向内、向上移位。

3.转子下骨折　骨折线经过大小转子的下方。

顺转子间粉碎性、反转子间骨折和转子下骨折均属不稳定骨折。

【临床表现与诊断】

1.病史　一般有明显的髋部受伤史。

2.症状和体征　髋部疼痛、肿胀、压痛和功能障碍均较明显，压痛点多在大转子处，有时髋外侧可见皮下瘀血、瘀斑，伤后患肢活动受限，不能站立、行走。伤肢有短缩，远侧骨折端处于极度外旋位，严重者可达 90°外旋，还可伴有内收畸形。

3.影像学检查　髋关节正侧位片可明确骨折类型和移位情况（图 5-50）。

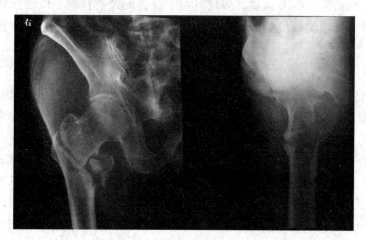

图 5-50　股骨转子间骨折 X 线片

【治疗】

1.保守治疗

（1）手法复位　无移位骨折无需复位，有移位的转子间骨折采用与股骨颈骨折相同的复位方法。

（2）固定　无移位骨折可采用丁字鞋制动，也可以采用胫骨结节或股骨髁上外展位骨牵引持续 3 ~ 5 kg，牵引 6 ~ 7 周。有移位者重纠正患肢缩短和髋内翻，采用 6 ~ 8 kg 持续骨牵引，固定患肢于外展中立位 8 ~ 12 周。

（3）药物治疗　按骨折三期辨证论治用药，早期尤应注意采用活血祛瘀、消肿止痛之品。注意老年人体衰，气血虚弱，不宜重用桃仁、红花，应用三七、丹参等，祛瘀而不伤新血。

2.手术治疗　手术治疗适用于不稳定骨折或手法复位失败者，常用的固定方法有钉 - 板内固定系统和髓内钉内固定系统等。

3.功能锻炼　复位固定后即可卧床行股四头肌收缩及踝关节伸屈活动，6 ~ 8 周后逐步扶拐下地活动。行外固定器固定及切开复位内固定者，若折端稳定，1 周后可扶双拐下床做不负重下肢外展位活动，4 周后半负重活动，6 ~ 8 周后扶双拐逐渐负重；行牵引治疗者待骨折愈合、钢针拔除后扶双拐做轻负重活动。半年后始可扶单拐逐步负重。

【预防调护】

本病是由于外伤性因素引起，老年人发病居多，多由于骨质疏松引起，故老年人要加强补益肝肾治疗，注意生产生活安全。年轻人主要是暴力创伤引起，故避免暴力创伤是预防本病的关键。长期卧床的患者要注意预防褥疮、坠积性肺炎、泌尿系感染、便秘、老年患者肢体深静脉栓等并发症。因此，要加强心肺功能调理，卧床期间注意避风寒，畅情志，调节饮食，多食有益于补益肝肾的食物，以强筋壮骨。功能锻炼时要坚持锻炼，活动幅度和力量要循序渐进。初下床行走的患者应注意保护，以防摔倒、摔伤。

股骨干骨折

股骨是人体中最长的管状骨，股骨干是指转子下至股骨髁上的部分，由厚而坚固的圆柱形的皮质骨所构成，表面光滑，后方有一粗线，为肌肉附着处。骨干有轻度向前突出的弧度，有利于股四头肌发挥其伸膝作用。骨髓腔略呈圆形，上、中 1/3 的内径大体均匀一致，下 1/3 的内径较膨大。股骨干中份后外方，有 4 条由股深动脉发出的分支进入股骨嵴，是股骨干的营养血管，同时也有分支进入外侧肌群。一旦股骨干骨折，不仅营养血管破裂出血，肌支也常被撕破出血，常因失血量大而出现休克。股骨干四周有坚实的肌肉及筋膜包绕，形成股骨的保护性支架；可分散股骨所承受的应力，也是股骨干的支撑结构。股部肌同时又是膝关节屈伸活动的重要结构。导致股骨干骨折的暴力同时也使周围肌肉、筋膜损伤，再加上出血后血肿机化、粘连、骨折的固定等，使肌功能发生障碍，从而导致膝关节活动受限。

【病因病机】

股骨干骨折多见于青壮年、儿童，多由高处坠下、车祸或受重物打击、挤压等强大直接暴力或间接暴力而引起。男性多于女性。直接暴力引起者多为横断或粉碎性骨折，间接暴力引起的多为斜形或螺旋形骨折，均属不稳定性骨折。骨折断端若移位明显，软组织损伤也比较严重，尤其是直接暴力打击、绞伤或挤压伤所致者甚。儿童则可能为不完全骨折或青枝骨折，均属稳定性骨折。成人一侧股骨干骨折后，即使是闭合性损伤，内出血亦可达 500~1500mL，加之疼痛剧烈，早期可能出现休克，若同时有多处骨折者更应注意。大腿挤压伤可引起挤压综合征。

骨折断端因受肌群收缩及下肢本身重力等影响，往往呈现出典型的移位。股骨干上 1/3 骨折时，骨折近端因受髂腰肌、臀中肌、臀小肌及其他外旋肌的牵拉而产生屈曲、外展、外旋移位，骨折远端由于内收肌群作用则向后、向上、向内移位（图 5-51）；中 1/3 骨折时两端除有重叠外，移位无一定规律，多数骨折近端呈外展屈曲倾向，远端因内收肌的作用，其下端向内上方移位，故骨折断端多向前外突起成角；下 1/3 骨折时，因膝后方关节囊及腓肠肌的牵拉，骨折远端往后移位，严重者骨折端有损伤腘动、静脉及坐骨神经的危险。

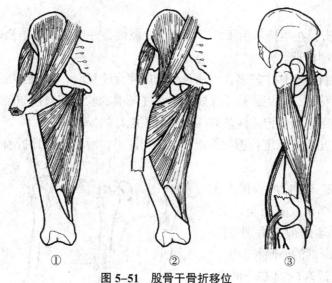

图 5-51 股骨干骨折移位

①上 1/3 骨折；②中 1/3 骨折；③下 1/3 骨折

【临床表现与诊断】

1. 病史 有明显的外伤史。

2. 症状和体征 大腿肿胀、疼痛、压痛、功能丧失，出现缩短、成角和旋转畸形，可扪及骨擦音、异常活动。由于剧痛和出血，早期可合并外伤性休克。严重挤压伤、粉碎性骨折或多发性骨折，还可并发脂肪栓塞。严重移位的股骨下 1/3 骨折，在腘窝部有巨大的血肿，小腿感觉和运动障碍，足背、胫后动脉搏动减弱或消失，末梢血循环障碍，应考虑为血管、神经受压损伤。

3. 影像学检查 股骨 X 线正侧位摄片可以显示骨折的类型及移位的方向（图 5-52）。

【治疗】

1. 保守治疗

（1）手法复位 患者仰卧，一助手固定骨盆，另

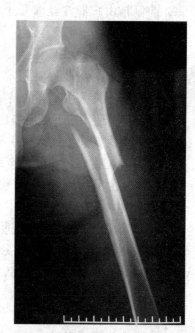

图 5-52 股骨干骨折 X 线片

一助手用双手握小腿上段，顺势拔伸，并徐徐将患肢屈髋 90°、屈膝 90°，沿股骨纵轴方向用力牵引，矫正重叠移位后，再按骨折不同部位分别采用下列手法：

①上 1/3 骨折：将患肢外展，并略加外旋，然后由助手握近端向后挤按，术者握住远端由后向前端提。

②中 1/3 骨折：将患肢外展，同时以手自断端的外侧向内挤压，然后双方在断端前

后、内外夹挤。

③下 1/3 骨折：在维持牵引下，膝关节徐徐屈曲，并以紧挤在腘窝内的两手做支点将骨折远端向近端推近。

若股骨干骨折重叠移位较多，手法牵引未能完全矫正时，可用反折手法矫正。若斜形螺旋骨折背向移位，可用回旋手法矫正，往往断端的软组织嵌顿亦随之解脱。若有侧方移位，可用两手掌指合抱或两前臂相对挤压，施行端提捺正。

（2）固定 儿童的稳定骨折用夹板固定 3 周即可，对不稳定骨折须夹板固定配合持续牵引。

1）夹板固定 复位后根据上、中、下 1/3 不同部位放置压垫，上 1/3 骨折放在近端的前方和外侧，中 1/3 骨折放在断端的外侧和前方，下 1/3 骨折放在近端的前方；再放置夹板，内侧板由腹股沟至股骨内髁，外侧板由股骨大转子至股骨外髁，前侧板由腹股沟至髌骨上缘，后侧板由臀横纹至腘窝上缘，然后用布带捆扎（图 5-53）。

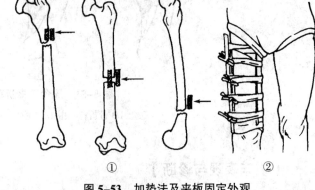

图 5-53 加垫法及夹板固定外观
①加垫位置；②夹板固定外观

2）持续牵引 夹板固定后，还应按不同年龄采用不同的持续牵引方式。皮肤牵引适用于儿童和年老、体弱的成年人；骨骼牵引适用于下肢肌肉比较发达的青壮年或较大的儿童。儿童牵引重量约 1/6 体重，时间约为 3 周，成人牵引重量约为 1/7 体重，时间为 8～10 周。第 1 周床边 X 线摄片复查骨位良好，即可将牵引重量逐渐减轻至维持重量（一般成人用 5kg，儿童用 3kg）。若复位不良，应调整牵引的重量和方向，检查牵引装置，保持牵引效能，但要防止过度牵引。

①垂直悬吊皮肤牵引：适用 3 岁以下的幼儿。此法把患肢和健肢同时垂直向上悬吊，可避免幼儿不合作引起的断端旋转，治疗和护理都很方便，患儿很快能适应，牵引期间臀部要离床，并要注意双下肢血循环情况（图 5-54）。

②水平位持续牵引：较大儿童和成年患者持续牵引时的肢体位置和牵引部位可根据骨折部位和类型而定。股骨上牵引，适用于中 1/3 骨折及远侧骨折端向后移位的下 1/3 骨折。股骨髁间牵引，适用于骨折位置很低且远端向后移位的 1/3 骨折。胫骨结节牵引，适用于上 1/3 骨折及骨折远端向前移位的下 1/3 骨折。上 1/3 骨折应置于屈髋外展位，中 1/3 骨折置于外展中立位，下 1/3 骨折远端向后移位时应置于屈髋屈膝中立位。

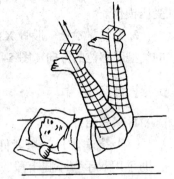

图 5-54 垂直悬吊皮肤牵引

（3）**药物治疗**　按骨折三期辨证用药治疗，初期可服肢伤一方或新伤续断汤，中期服肢伤二方或接骨丹，后期可服肢伤三方或健步虎潜丸。

2. 手术治疗　股骨干上、中 1/3 横行及短斜面、蝶形骨折或陈旧性粉碎性骨折；股骨多段骨折；股骨中上、上 1/3 陈旧性骨折、延迟愈合或不愈合；股骨上中 1/3 骨折，并发大腿神经、血管损伤，需修复者；多发性骨折（包括股骨骨折）或多发伤；股骨干损伤保守治疗效果不佳或不能进行保守治疗者，可采取手术切开复位内固定或外固定治疗。常用的固定方法有切开复位钢板内固定或切开复位髓内钉内固定。

3. 功能锻炼　较大儿童、成人患者的练功活动应从复位后第 2 天起，开始练习股四头肌舒缩及踝关节、跖趾关节屈伸活动（图 5-55 ①）。从第 3 周开始，直坐床上，用健足蹬床，以两手扶床练习抬臀，使身体离开床面，以达到使髋、膝关节开始活动的目的（图 5-55 ②）。从第 5 周开始，两手提吊杆，健足踩在床上支撑，收腹、抬臀，臀部完全离床，使身体、大腿与小腿成一水平线，以加大髋、膝关节活动范围（图 5-55 ③）。经摄片或透视，骨折端无变位，可从第 7 周开始扶床架练习站立（图 5-55 ④）。解除牵引后，对上 1/3 骨折加用外展夹板，以防止内收成角，在床上活动 1 周即可扶双拐下地做患肢不负重的步行锻炼。当骨折端有连续性骨痂时，患肢可循序渐进地增加负重。经观察证实骨折端稳定，可改用单拐。1～2 周后才弃拐行走。这时再拍 X 线摄片，若骨折没有重新变化，且愈合较好，方可解除夹板固定。

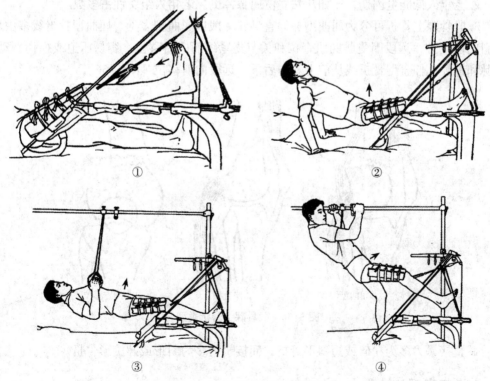

图 5-55　股骨干骨折的功能锻炼

【预防与调护】

本病是由外伤性因素引起，故注意生产生活安全、避免创伤是预防本病的关键。骨折治疗期间，需注意观察患肢固定的松紧度，预防局部压疮，注意观察患肢远端血运，长期卧床牵引的患者还需注意预防褥疮、坠积性肺炎、泌尿系感染、便秘等卧床并发症。对迟缓愈合者，应加强外固定，延长固定时间，可在骨折局部按摩、卡挤和纵向压力刺激，同时内服中药应加强补肝肾、壮筋骨，以促进骨折愈合。卧床期间注意避风寒，畅情志，调节饮食。

股骨髁上骨折

股骨髁上骨折是指发生在股骨下端腓肠肌起点以上 2～4cm 范围内的骨折。股骨下端延续为股骨内外侧髁。腘动脉位置最深，自收肌腱裂孔进入腘窝，开始位于胫神经内侧，后位于深面，至腘肌分胫前、后动脉。

【病因病机】

1.青壮年高能量创伤，足部或膝部着地，为间接暴力所引起，也可因直接打击所造成。常为开放性粉碎性骨折，屈膝位前外侧高能量打击或伸膝位侧方直接打击的结果。

2.老年人低能量创伤，比如从站立位屈膝摔倒。老年人组女性占多数。

3.股骨髁上骨折可分为屈曲型、伸直型，一般以屈曲型多见。屈曲型骨折线多由后上斜向前下方，远段因受腓肠肌牵拉和关节囊紧缩而向后移位，容易压迫或损伤腘动、静脉和神经；伸直型骨折线从前上斜向后下，远段向前移位（图 5-56）。

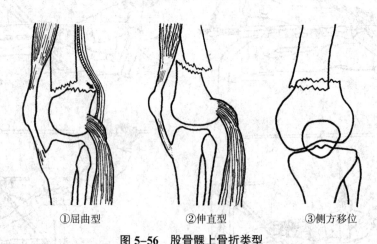

①屈曲型　　　　②伸直型　　　　③侧方移位

图 5-56　股骨髁上骨折类型

4.直接暴力多为粉碎或短斜形骨折；间接暴力多为斜形或螺旋形骨折。

【临床表现与诊断】

1.病史　有明显的外伤史。

2.症状和体征 膝关节局部肿胀、疼痛，膝关节功能障碍，股骨髁上部的压痛及纵向叩击痛。患肢出现短缩、成角和旋转畸形。若局部出现较大血肿，并且胫后动脉、足背动脉搏动减弱或者消失，应考虑腘动脉损伤。

3.影像学检查 膝关节正侧位摄片可以显示骨折的类型及移位的方向（图5-57）。

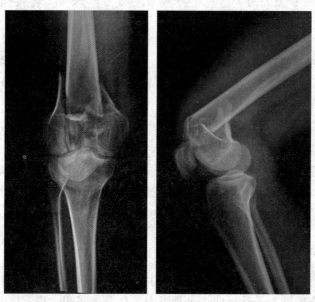

图5-57 股骨髁上骨折X线片

【治疗】

1.保守治疗

（1）手法复位

①屈曲型骨折：膝关节屈曲90°，助手握小腿，向下牵引，术者抱小腿近腘窝处向前牵引，纠正重叠、成角移位，然后术者两手把骨折近端向前提托，或用手相对挤压纠正前后或侧方移位。

②伸直型骨折：把膝关节屈曲20°~30°位，两助手分别握住大腿中下段及小腿近段，对抗牵引，术者一手将近端向前提托，另一手向后按压骨折远端，抱小腿的助手逐渐屈曲膝关节至90°~110°，骨折即可复位。

（2）固定 对青枝骨折或无移位的骨折，应将膝关节内的积血抽吸干净，然后用夹板固定，前侧板下端至髌骨上缘，后侧板的下端至腘窝中部，两侧板以带轴活动夹板超膝关节固定，小腿部的固定方法与小腿骨折相同，膝上以4根布带固定，膝下亦以4根布带固定。有移位的屈曲型骨折可采用股骨髁部骨牵引，伸直型骨折则采用胫骨结节牵引（图5-58）。骨折对位后局部用夹板固定，两侧板的下端呈叉状，骑在冰钳上。

（3）药物治疗 药物治疗按骨折三期辨证施治，初期活血化瘀、消肿止痛，用活血止痛方；中期接骨续筋、和营止痛，用生血补髓方；后期补肝肾、壮筋骨，用健步虎潜丸。解除夹板固定后应用中药熏洗并结合按摩。

2. 手术治疗　手术目的是达到解剖复位、稳定的内固定，早期活动和早期进行膝关节康复训练。移位的关节内骨折，多发损伤，多数为开放性骨折，合并血管损伤需要探查修补；严重同侧肢体损伤，合并膝重要韧带损伤，不能复位的骨折和病理性骨折，均需行切开复位内固定或外固定手术治疗。常用的固定方法有钢板内固定或外固定架固定。

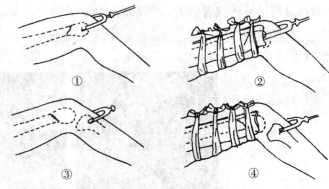

图 5-58　股骨髁上骨折及牵引法

3. 功能锻炼　整复固定后，即可练习股四头肌及踝、趾关节的屈伸活动，方法与股骨干骨折基本相同。骨折临床愈合后，可以扶双拐逐步下地活动。

【预防与调护】

本病是由外伤性因素引起，故注意生产生活安全、避免创伤是预防本病的关键。股骨髁上骨折，损伤较重，若骨折在 3 个月以内，愈合未坚固，患者体质较好，治疗期间对关节功能影响较大，固定后要坚持下肢肌肉及关节的功能锻炼。骨折治疗期间，需注意观察患肢固定的松紧度，预防局部压疮，注意观察患肢远端血运，长期卧床牵引的患者还需注意预防褥疮、坠积性肺炎、泌尿系感染、便秘等卧床并发症。卧床期间注意避风寒，畅情志，调节饮食。

髌骨骨折

髌骨是人体中最大的籽骨，呈三角形，底边在上而尖端在下，后面是软骨关节面。髌骨有保护膝关节、传导股四头肌力量的作用。髌骨骨折多见于成年人和老年人，儿童极为少见。

【病因病机】

髌骨骨折可由直接暴力或间接暴力所造成，以后者多见。直接暴力所致者，是由于髌骨直接碰撞地面而引起，多呈粉碎性骨折，髌骨两侧的股四头肌筋膜及关节囊一般尚完整，对伸膝功能影响较小。间接暴力所致者，大多是在膝关节半屈曲位跌倒时，为了避免倒地，股四头肌强力收缩，髌骨与股骨滑车顶点密切接触成为支点，髌骨受到强力牵拉而骨折，多呈横断骨折。髌骨两旁的股四头肌筋膜和关节囊的破裂，使两骨块分离移位，伸膝装置受到破坏，如不正确治疗，可影响伸膝功能。

【临床表现与诊断】

1. 病史　有明显的外伤史。

2. 症状和体征　伤后局部肿胀、疼痛，膝关节不能自主伸直，常有皮下瘀斑及膝部皮肤擦伤。骨折有分离移位时，可以摸到凹下呈沟状的骨折断端，可有骨擦音或异常活动。

3. 影像学检查　膝关节正侧位、轴位摄片可以显示骨折的类型及移位的情况（图5-59）。

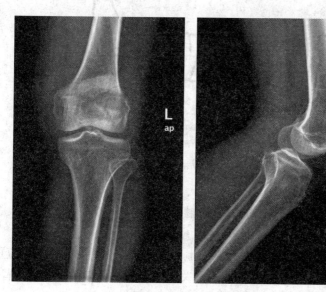

图5-59　髌骨骨折X线片

【治疗】

治疗髌骨骨折时，要求恢复伸膝装置的功能，并保持关节面的完整光滑，防止创伤性关节炎的发生。

1. 保守治疗

（1）**手法复位**　在局麻下，先将膝关节内的积血吸干净，患者取伸直位，或微曲足呈15°~30°中立位，术者站于患侧，一手拇指及食、中指捏骨折远端向上推挤，并固定之，另一手拇指及食、中指捏近端上缘向下推挤，使骨折断端接近（图5-60）。经上述手法骨折远、近端对位良好，即可暂时固定。然后采用摸法检查，若残余的前后移位，手指触摸不平时，以一手拇指固定下陷的一端，另一手拇指挤压向前突出的另一端，使之对

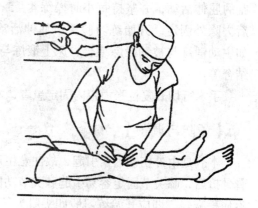

图5-60　推挤两骨折端矫正分离

齐、平整，最后将骨折远、近端挤紧，用制备好的抱膝圈固定。

（2）固定　骨折复位满意后，先放置超膝后侧夹板，然后将抱膝圈套于髌骨周围，固定带分别扎在后侧超膝夹板上，然后用绷带将抱膝圈与后侧夹板缠绕固定，固定后要观察患肢足背动脉搏动情况，以防缠扎过紧，影响血液循环。3～5天调整固定1次，随着肿胀的消退，逐渐缩紧抱膝圈，使抱膝圈能起到良好的固定效果（图5-61）。

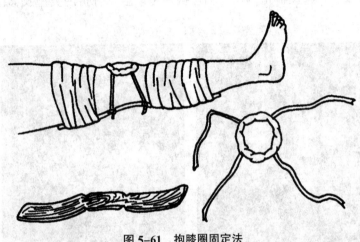

图 5-61　抱膝圈固定法

（3）药物治疗　按骨折三期辨证用药。髌骨骨折早期瘀肿非常明显，应重用活血祛瘀消肿的药物；中期应采用接骨续筋、通利关节的药物；后期（尤其老年肾气虚弱者）应着重服用补肝肾、壮筋骨的药物。

2. 手术治疗　难以整复的骨折，可采用切开复位张力带内固定手术治疗，如果上下极粉碎性骨折，也可做髌骨部分切除术（部分骨块无法保留者可做髌骨全切除术），术后固定膝关节于伸直位4～5周。

3. 功能锻炼　凡髌骨骨折固定期间，应逐步加强股四头肌等长舒缩活动、踝及足趾的屈伸活动，并坚持每小时操练4～5分钟，有利于消肿及预防肌肉萎缩。4～6周后去除外固定，开始练习膝关节屈伸活动。此时应采取多种形式、多种方法的锻炼，如主动锻炼与被动锻炼结合、床上锻炼与床下锻炼结合、用器械锻炼与不用器械锻炼结合等。

手术行切开复位张力带内固定患者，术后即可开始膝关节屈伸功能锻炼。

【预防与调护】

本病是由外伤性因素引起，故注意生产生活安全、避免创伤是预防本病的关键。髌骨骨折后，膝关节固定容易引起膝关节功能屈伸障碍，所以手法复位固定后，伤后早期疼痛稍减轻，即应开始练习股四头肌等长收缩，以防股四头肌粘连、萎缩，伸膝无力，为下地行走打好基础。如无禁忌，应随时前后推动髌骨，防止髌骨与关节面粘连，练习踝关节和足部关节活动。但应注意被动活动力量要缓和，以免造成新的损伤，同时锻炼的强度应因人而异，以不引起疲劳为宜。

骨折治疗期间，需注意观察患肢固定的松紧度，预防局部压疮，注意观察患肢远端血运，长期卧床牵引的患者还需注意预防褥疮、坠积性肺炎、泌尿系感染、便秘等卧床并发症。卧床期间注意避风寒，畅情志，调节饮食。

胫骨平台骨折

胫骨上端的扩大部分为内侧髁和外侧髁，其平坦的关节面称胫骨平台，股骨下端形成膝关节。胫骨平台有内侧或外侧半月板，与股骨髁的相对面形成运动轨迹，并增加膝关节的稳定性。胫骨平台是膝的重要负荷结构，一旦发生骨折，使内、外平台受力不均，将使膝关节的稳定性发生改变。由于胫骨平台内、外侧分别有内、外侧副韧带，平台中央有胫骨髁间棘，其上有交叉韧带附着，故当胫骨平台骨折时，常发生韧带及半月板的损伤。

【病因病机】

本病多由间接暴力所致。受伤姿势是高处坠下，足先着地、膝关节过度内翻或外翻引起。青壮年多见。若两髁受力不相等时，则受力较大的一髁发生骨折；若内外两髁所受压力接近时，则两髁可同时发生骨折。膝关节过度外翻可造成胫骨外髁压缩塌陷骨折，有时甚至合并内侧副韧带和半月板损伤；内翻时可造成胫骨内髁骨折或合并外侧副韧带损伤，骨折后多有不同程度的关节面破坏（图5-62）。

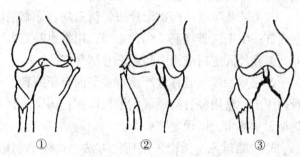

图 5-62 胫骨髁骨折的类型
①外翻骨折；②内翻骨折；③垂直冲击骨折

【临床表现与诊断】

1.病史 有明显的外伤史。

2.症状和体征 伤后膝部明显瘀肿、疼痛，功能障碍，可有膝外、内翻畸形。若侧副韧带断裂，则侧向试验阳性。若交叉韧带亦断裂时，则抽屉试验阳性。

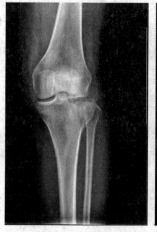
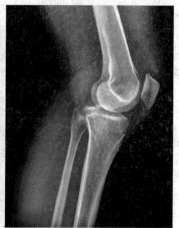

图 5-63 胫骨平台骨折 X 线片

3.影像学检查 膝关节正侧位摄片可以显示骨折的类型及移位的情况（图5-63）。

疑有侧副韧带损伤者，还应在被动外（内）翻位拍摄双侧膝关节正位 X 线照片，与健侧对比关节间隙的距离。

【治疗】

胫骨平台骨折的治疗以恢复关节面的平整和韧带的完整性、保持膝关节活动为目的。

1. 保守治疗

（1）手法复位 患者取仰卧位，术者站于患侧，一助手抱住患肢近端，另一助手一手握住患肢内后踝，另一手扶住小腿中下段后外侧，术者双手抱住小腿上端骨折处，牵引患肢向下，与助手形成对抗牵引，根据骨折移位方向尽量将患肢膝关节内翻或外翻，加大骨折侧的关节间隙，用双手拇指抵住骨折块，向内上或外上关节中线推送，即可复位。

（2）固定 整复后用内、外、后侧 3 块夹板或石膏托固定膝关节于伸直位置 4~5 周；塌陷明显的骨折，应配合持续骨牵引，力求恢复胫骨关节面的完整和下肢正常的生理轴线，以防止损伤性关节炎的发生。

（3）药物治疗 药物治疗按骨折三期辨证施治。初期活血化瘀、消肿止痛，用活血止痛方；中期接骨续筋、和营止痛，用生血补髓方；后期补肝肾、壮筋骨，用健步虎潜丸。解除外固定后应用中药熏洗并结合按摩。

2. 手术治疗 若移位严重且关节面有压缩者，可考虑切开复位内固定或切开复位植骨内固定。常用胫骨近端解剖钢板或螺钉固定。合并韧带断裂者，早期做韧带修补术或晚期做重建术，以稳定膝关节。

3. 功能锻炼 无论采用何种方法，均须早期积极做股四头肌和膝关节主动活动锻炼，后期可配合按摩和熏洗。固定后早期即可开始行卧床股四头肌等长收缩练习，局部热敷，减轻炎性反应及肿胀，预防肌肉萎缩。去除固定后可间断坐于床边，小腿自然下垂，行膝关节屈伸功能锻炼。膝关节功能锻炼应遵循"早期、无痛、循序渐进"的原则，不要盲目追求一步到位，膝关节活动度每天逐渐增加。功能锻炼过程中切忌局部揉搓，以免形成异位骨化。

【预防与调护】

本病是由外伤性因素引起，故注意生产生活安全、避免创伤是预防本病的关键。骨折治疗期间，需注意观察患肢固定的松紧度，预防局部压疮，注意观察患肢远端血运，长期卧床牵引的患者还需注意预防褥疮、坠积性肺炎、泌尿系感染、便秘等卧床并发症。胫骨平台骨折属关节内骨折，容易引起膝关节功能屈伸障碍及创伤性关节炎。固定或手术后，伤后早期疼稍减轻，即应开始练习股四头肌等长收缩，以防股四头肌粘连、萎缩，伸膝无力，练习踝关节和足部关节活动。但应注意被动活动力量要缓和，同时锻炼的强度应因人而异，以不引起疲劳为宜。应该循序渐进锻炼，切记暴力及早期大幅度锻炼，以免造成骨折移位，加重膝关节活动障碍。卧床期间注意避风寒，畅情志，调节饮食。

胫腓骨干骨折

胫骨干中上段横截面呈三角形，由前、内、外三嵴将胫骨干分成内、外、后三面，胫骨嵴前突并向外弯曲，形成胫骨的生理弧度，其上端为胫骨结节。胫骨干下1/3处，横截面变成四方形，中下1/3交界处比较细弱，为骨折的好发部位。腘动脉在进入比目鱼肌的腱弓后，分为胫前、后动脉，胫腓骨干骨折时容易损伤此二动脉。胫骨的营养血管由胫骨干上1/3的后方进入，在致密骨内下行一定距离，而后进入髓腔，胫骨下1/3又缺乏肌肉附着，故发生骨折后，往往因局部血液供应不良而发生迟缓愈合或不愈合。

【病因病机】

直接暴力或间接暴力均可造成胫腓骨干骨折。从高处坠下，足部先着地，小腿旋转，或受重物直接打击、挤压引起。

1. **直接暴力** 暴力多由外侧或前外侧而来，而骨折多是横断、短斜面，亦可造成粉碎性骨折。胫腓骨两骨折线都在同一水平，软组织损伤较严重（图5-64①）。

2. **间接暴力** 由传达暴力或扭转暴力所致，多为斜形或螺旋形骨折。双骨折时，腓骨的骨折线较胫骨为高。软组织损伤较轻（图5-64②）。

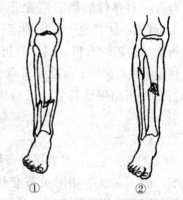

图5-64 不同暴力所致的胫腓骨干骨折
①直接暴力；②间接暴力

3. **影响骨折移位的因素** 主要是暴力的方向、肌肉的收缩，以及小腿和足部的重力造成的，可以出现重叠、成角或旋转畸形。股四头肌和腘绳肌分别附着在胫骨上端的前侧和内侧，此两肌能使骨节近段向前、向内移位。小腿的肌肉主要在胫骨的后面和外面，由于肢体内动力的不平衡，故肿胀消退后易引起断端移位。正常人的踝关节与膝关节是在两个相互平行的轴上运动，若发生成角和旋转移位，必然破坏两个轴心的平行关系，影响步行和负重。

【临床表现与诊断】

1. **病史** 有明显的外伤史。

2. **症状和体征** 伤后患肢肿胀、疼痛和功能丧失，可有骨擦音和异常活动。有移位骨折者，可有肢体缩短、成角及足外旋畸形，早期损伤严重者，在小腿前、外、后侧间隔区单独或同时出现极度肿胀，扪之硬实，肌肉紧张而无力，有压痛和被动牵拉痛，胫后或腓总神经分布的皮肤感觉丧失，即属筋膜间隔区综合征的表现。严重挤压伤、开放性骨折，应注意早期创伤性休克的可能。胫骨上1/3骨折者，检查时应注意腘动脉的损伤。腓骨上端骨折时要注意腓总神经的损伤。小儿青枝骨折或裂缝骨折，临床症状可能很轻，但患孩拒绝站立或行走，局部有轻微肿胀及压痛。

3. 影像学检查　正侧位 X 线摄片可以明确骨折类型、部位及移位方向（图 5-65）。因胫骨和腓骨骨折处可以不在同平面，故 X 线摄片应包括胫腓骨全长。

【治疗】

胫腓骨干骨折的治疗原则主要是恢复小腿的长度和负重功能。因此，应重点处理胫骨骨折。对骨折端的成角和旋转移位，应予纠正。无移位骨折只需用夹板固定，直至骨折愈合。有移位的稳定性骨折（如横断骨折），可用手法整复、夹板固定；不稳定性骨折（如粉碎性骨折、斜形骨折），可用手法整复、夹板固定，配合跟骨牵引。陈旧性骨折者，可用手法折骨、夹板固定或配合牵引。

1. 保守治疗

（1）手法复位　患者平卧，膝关节屈曲 20°～30°，一助手用肘关节套住患者腘窝

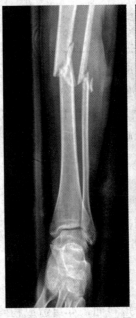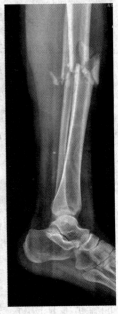

图 5-65　胫腓骨干骨折 X 线片

部，另一助手握住足部，沿胫骨长轴做拔伸牵引 3～5 分钟，矫正重叠及成角畸形。若近端向前内移位，则术者两手环抱小腿远端并向前端提，一助手将近端向后按压，使之对位。如仍有左右侧移位，可同时推近端向外、推远端向内，一般即可复位。螺旋、斜形骨折时，远端易向外侧移位，术者可用拇指置于胫腓骨间隙，将远端向内侧推挤，其余四指置于近端的内侧，向外用力提拉，并嘱助手将远端稍稍内旋，可使完全对位（图 5-66）。然后，在维持牵引下，术者两手握住骨折处，嘱助手徐徐摇摆骨折远端，使骨折端紧密相插。最后以拇指和食指沿胫骨前嵴及内侧面来回触摸骨折部，检查对位对线情况。

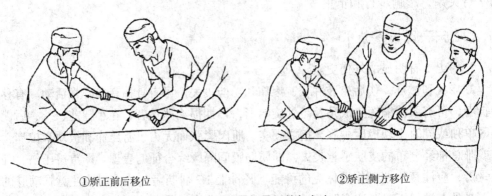

①矫正前后移位　　　　　②矫正侧方移位

图 5-66　胫腓骨干骨折整复方法

（2）固定　根据骨折断端复位前移位的方向及其倾向性而放置适当的压力垫。

①上 1/3 部骨折：膝关节置于屈曲 40°～80°位，夹板下达内、外踝上 4cm，内、外侧板上超过膝关节 10cm，胫骨前嵴两侧放置两块前侧板，外前侧板正压在分骨垫上。两块前侧板上端平胫骨内、外两髁，后侧板的上端超过腘窝部，在股骨下端做超膝关节固定。

②中 1/3 部骨折：外侧板下平外踝，上达胫骨外髁上缘；内侧板下平内踝，上达胫骨内髁上缘；后侧板下端抵于跟骨结节上缘，上达腘窝下 2cm，以不妨碍膝关节屈曲 90°为宜；两前侧板下达踝上，上平胫骨结节。

③下 1/3 部骨折：内、外侧板上达胫骨内、外髁平面，下平齐足底；后侧板上达腘窝下 2cm，下抵跟骨结节上缘；两前侧板与中 1/3 骨折相同（图 5-67）。将夹板按部位放好后，横扎 3～4 道布带。下段骨折的内外侧板在足跟下方做超踝关节结扎固定；上段骨折内、外侧板在股骨下端做超膝关节结扎固定，腓骨小头处应以棉垫保护，避免夹板压迫腓总神经而引起损伤。需要配合跟骨牵引加以妥善处理，

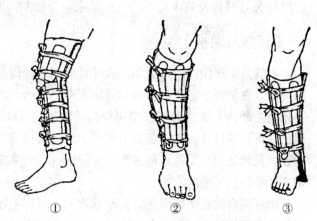

图 5-67　胫腓骨干骨折的夹板固定

穿钢针时，跟骨外侧比内侧高 1cm（相当于 15°斜角），牵引时足跟便轻度内翻，恢复了小腿生理弧度，骨折对位更稳定。牵引重量一般为 3～5kg，牵引后 48 小时内拍摄 X 线照片检查骨折对位情况。如果患肢严重肿胀或大量水疱，则不宜采用夹板固定，以免造成压疮、感染，暂时单用跟骨牵引，待消肿后再上夹板固定。运用夹板固定时，要注意松紧度适当，既防止消肿后外固定松动而致骨折重新移位，也要防止夹缚过紧而妨碍患肢血运或造成压疮；并注意抬高患肢，下肢在中立位置，膝关节屈曲 20°～30°，每天注意调整布带的松紧度，检查夹板、压力垫有无移位，加垫处或骨突部位有无受压而产生持续性疼痛。若骨位良好，则 4～6 周后拍摄 X 线照片复查，如有骨痂生长，则可解除牵引。

（3）药物治疗　按骨折三期辨证施治。开放性骨折早期在活血祛瘀方药中加凉血清热、祛风解毒之品。早期局部肿胀严重，宜酌加利水消肿之药。肿胀严重，宜酌加利水消肿之药。胫骨中、下 1/3 骨折局部血供较差，容易发生骨折迟缓愈合或不愈合，故后期内治法应着重补气血、养肝肾、壮筋骨。陈旧骨折施行手法折骨或切开复位、植骨术后。

2. 手术治疗　手法复位失败或严重粉碎性骨折或双段骨折需采用切开复位内固定治疗；合并筋膜间隔者应切开深筋膜，彻底减压。软组织损伤严重的开放性胫腓骨干双骨折，在进行彻底的清创术后，选用钢板螺钉或髓内钉固定，同时做局部皮瓣或肌皮瓣转

移覆盖创面，不使内固定物或骨质暴露；或在复位后，不能采用内固定的患者，可采用外固定支架固定，既稳定骨折，又便于术后换药。对畸形愈合牢固或骨折不愈合者，应切开复位内固定加植骨术。

3. 功能锻炼　整复固定后，即可做踝、足部关节屈伸活动及股四头肌舒缩活动。跟骨牵引者，还可以用健腿和两手支持体重抬起臀部。稳定性骨折从第 2 周开始进行抬腿及膝关节活动，在第 4 周开始扶双拐做不负重步行锻炼。不稳定性骨折则解除牵引后仍需在床上锻炼 5～7 天后，才可扶双拐做不负重步行锻炼。此时患肢虽不负重，但足底要放平，不要用足尖着地，免致远折段受力引起骨折旋转或成角移位。固定 8～10 周后根据 X 线照片及临床检查，达到临床愈合标准，即可去除外固定。

【预防与调护】

本病是由外伤性因素引起，故注意向患者宣传生产生活安全、避免创伤是预防本病的关键。要使每个患者都明确加强康复期的锻炼是治疗成功的一个重要环节，指导患者在床上主动行下肢肌肉的收缩和舒张运动，它可以促进局部血液循环，加快骨痂形成，促进骨折早期愈合，并避免关节僵硬、骨质疏松等并发症的发生，也可以减少肌肉失用性萎缩及预防老年患者肢体深静脉血栓形成。经常按摩受压部位，对于石膏或夹板外固定者，要防止压疮的发生。

康复期应注意坚持锻炼，活动幅度和力量要循序渐进。外固定早期禁止在膝关节伸直的情况下旋转大腿，以免影响骨折稳定。长期卧床的患者要注意预防褥疮、坠积性肺炎、泌尿系感染等卧床并发症，加强心肺功能调理。卧床期间注意避风寒，畅情志，调节饮食。

踝部骨折

踝关节由胫、腓骨下端和距骨组成。外踝比较窄而长，位于内踝的稍后方。内踝的三角韧带较外踝的腓距、腓跟韧带坚强，故阻止外翻的力量大、阻止内翻的力量小。内、外、后三踝构成踝穴，而距骨居其中，形成屈戌关节。胫腓骨下端之间被坚强而有弹性的下胫腓韧带连接在一起。距骨分体、颈、头三部，其体前宽后窄，上面为鞍状关节面。当做背伸运动时，距骨体之宽部进入踝穴，腓骨外踝稍向外后侧分开，而踝穴较跖屈时能增宽 1.5～2.0mm，以容纳距骨体。当下胫腓韧带紧张时，关节面之间紧贴，关节稳定，不容易扭伤，但暴力太猛仍可造成骨折。而踝关节处于跖屈位时，下胫腓韧带松弛，关节不稳定，容易发生扭伤。

【病因病机】

从高处坠下楼梯、下斜坡、走崎岖不平的道路，容易引起踝关节损伤。根据受伤的姿势可有内翻、外翻、外旋、纵向挤压、侧方挤压、跖屈和背伸等多种暴力，其中以内翻暴力最多见、外翻暴力次之。

1. 内翻暴力　由于足踝强力内翻，使内踝侧受挤压，内踝多为斜形骨折，外踝受牵

拉多为撕脱性横断骨折或腓侧韧带、下胫腓韧带撕裂，距骨内向脱位（图5-68）

2.外翻暴力　由于足踝强力外翻，使外侧受挤压，外踝多为斜形骨折，内踝受牵拉多为撕脱性横断骨折或三角韧带、下胫腓韧带撕裂，距骨向外脱位（图5-69）。

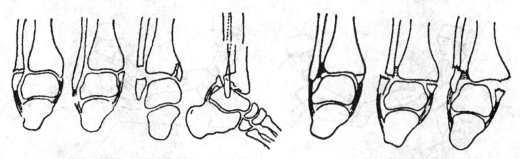

图5-68　踝部内翻骨折　　　　　图5-69　踝部外翻骨折

在上述暴力作用时，若踝关节处于跖屈位，距骨可向后撞击胫骨后踝，引起三踝骨折并向后脱位；若此时踝关节处于背伸位，可引起胫骨前唇骨折。

根据骨折脱位的程度，损伤可分为三度：单踝骨折为Ⅰ度；双踝骨折、距骨轻度脱位为Ⅱ度；三踝骨折、距骨脱位为Ⅲ度。

【临床表现与诊断】

1.病史　有明显的外伤史。

2.症状和体征　伤后局部瘀肿、疼痛和压痛、功能障碍，可闻及骨擦音。外翻骨折多呈外翻畸形，内翻骨折多呈内翻畸形，距骨脱位时则畸形更加明显。

3.影像学检查　拍摄踝关节X线正线侧位照片可显示骨折脱位程度和损伤类型，并可根据骨折线的走向，分析骨折脱位发生的机理，有助于正确的复位和固定（图5-70）。

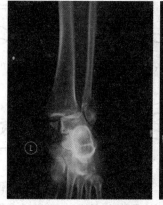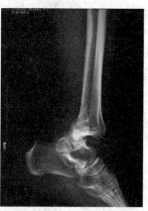

图5-70　踝部骨折X线片

【治疗】

踝部骨折是关节内骨折，要求准确复位、有效固定和早期合理练功。

1.保守治疗

（1）手法复位　患者平卧屈膝，助手抱住其大腿，术者握足跟和足背做顺势拔伸，外翻损伤使踝部内翻，内翻损伤使踝部外翻。如有下胫腓关节分离，可在内外踝部加以挤压；如后踝骨折合并距骨后脱位，可用一手握胫骨下段向后推，另一手握前足向前提，并徐徐将踝关节背伸。利用紧张的关节囊将后踝拉下，或利用长袜套套住整个下肢，下端超过足尖20cm，用绳结扎，做悬吊滑动牵引，利用肢体重量，使后踝逐渐复位（图5-71）。若手法整复失败或系开放性骨折脱位，可考虑切开复位内固定，陈旧性骨折脱位则可考虑切开复位植骨术或关节融合术。

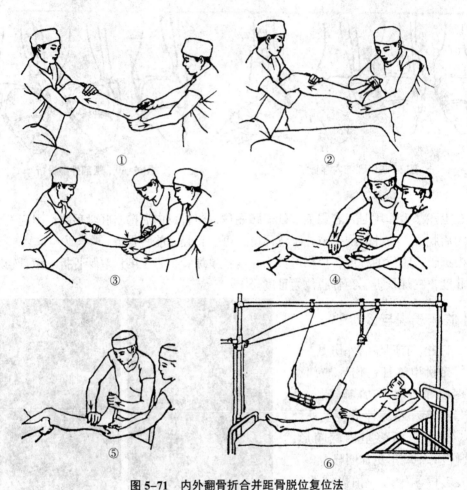

图 5-71　内外翻骨折合并距骨脱位复位法
①拉伸；②翻转；③挤压；④推提；⑤背伸；⑥袜套悬吊牵引

（2）固定　先在内外两踝的上方各放一塔形垫，下方各放一梯形垫，或放置一个空心垫，防止夹板直接压在两踝骨突处。用5块夹板进行固定，其中内、外、后板上自小腿上1/3，下平足跟，前内侧及前外侧夹板较窄，其长度上起胫骨结节，下至踝关节上方。夹板必须塑形，使内翻骨折固定在外翻位，外翻骨折固定在内翻位。最后可加用踝关节活动夹板（铝制或木制），将踝关节固定于90°位置4～6周（图5-72）。兼有胫骨后唇骨折者，还应固定踝关节于稍背伸位；胫骨前唇骨折者，则固定在跖屈位，并抬高患肢，以利消肿。施行关节融合术者，固定3个月。

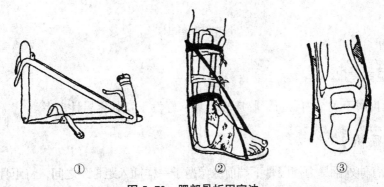

图 5-72　踝部骨折固定法
①踝关节活动夹板；②内翻损伤外翻位固定；③外翻固定后侧观

（3）**药物治疗**　除按骨折三期辨证用药外，中期以后应注意舒筋活络、通利关节；后期若局部肿胀难消者，宜行气活血、健脾利湿；关节融合术后则须补肾壮骨，促进骨折愈合。

2.**手术治疗**　有移位的内踝或外踝单纯骨折，由于骨折块移位导致附着的韧带松弛，手法复位难以成功，即使复位成功也难以能维持韧带张力，应切开复位，松质骨螺钉内固定或可吸收螺钉固定。胫腓下关节分离常在内、外踝损伤时出现，应首先手术修复内、外侧副韧带，再用松质骨螺钉及钢板固定骨折，才能使胫腓下关节稳定。为防止术后不稳定，在进行韧带修复、固定骨折的同时，用螺钉固定胫腓下关节，石膏固定6～8周。

3.**功能锻炼**　整复固定后，鼓励患者主动背伸踝部和足趾。双踝骨折从第2周起，可在保持夹板固定的情况下加大踝关节的主动活动范围，并辅以被动活动。被动活动时，术者一手握紧内、外侧夹板，另一手握前足，只做背伸和跖屈，但不做旋转或翻转活动，3周后可将外固定打开，对踝关节周围的软组织（尤其是肌腱经过处）进行按摩，理顺筋络，点按商丘、解溪、丘墟、昆仑、太溪等穴，并配合中药熏洗。若采用袜套悬吊牵引法，亦应多做踝关节的主动伸屈活动。

【预防与调护】

本病是由外伤性因素引起，故注意生产生活安全、避免创伤是预防本病的关键。踝关节骨折固定后要逐步进行适量的肌肉收缩，有利于血液循环，利于渗出的吸收，促进肿胀的消退。采取以被动活动为主、主动活动为辅的康复方法。被动活动既能有效恢复踝关节活动范围，又尽量减小了踝关节在活动时对踝穴产生的挤压应力，保持了骨折固定后的稳定性，从而增强了患者康复的信心。骨折治疗期间，需注意观察患肢固定的松紧度，预防局部压疮，注意观察患肢远端血运，长期卧床牵引的患者还需注意预防褥疮、坠积性肺炎、泌尿系感染、便秘等卧床并发症。临床应遵循从被动到主动再逐渐负重的原则，减少踝关节功能障碍的发生。卧床期间注意避风寒，畅情志，调节饮食。

足骨骨折

一、距骨骨折

距骨骨折属于关节内骨折，临床较少见，好发于青壮年男性患者。

【病因病机】

踝关节背伸外翻暴力使胫骨下端前缘像凿子一样插入距骨颈之间，将距骨劈成前后两段，从而引起距骨颈体部骨折，其中尤以颈部骨折为多见。如暴力继续作用，则合并跟距关节脱位，跟骨、距骨头连同足向前上方移位。因跟腱与周围肌腱的弹性使足向后回缩，跟骨的载距突常钩住距骨体下面之内侧结节，而使整个骨折的距骨体向外旋转，骨折面朝向外上方，甚至还合并内踝骨折（图5-73）。踝关节跖屈内翻暴力可引起距骨前脱位，单纯跖屈暴力可因胫骨、后踝与距骨体后唇猛烈顶压而引起距骨后唇骨折，临床较少见。

距骨表面3/5为软骨面，故发生骨折时，骨折线多经过关节面，发生创伤性关节炎的机会较多。距骨的主要血液供应自距骨颈部进入，距骨颈骨折时，来自足背动脉的血液供应，常受损害，以致距骨体容易发生缺血性坏死。

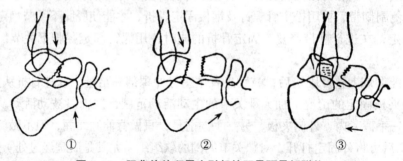

图5-73 踝背伸外翻暴力引起的距骨颈骨折脱位
①距骨颈骨折；②合并距下关节脱位；③合并距骨体后脱位

【临床表现与诊断】

1.病史 有明显的外伤史。

2.症状和体征 伤后局部肿胀、疼痛，不能站立行走，骨折明显移位则出现畸形。

3.影像学检查 拍摄踝部与跗骨正侧位X线照片，可以明确骨折的移位、类型及有无合并脱位。

【治疗】

1.保守治疗

（1）手法复位 单纯距骨颈骨折时，患肢膝关节屈至90°，助手抱住小腿。术者一手握住前足，轻度外翻后向下、向后推压，另一手握住胫骨下端后侧向前端提，使距骨头与距骨体两骨折块对合；合并距骨体后脱位时，应先增加畸形，即将踝关节极度背伸、稍向外翻，以解除载距突与距骨体的交锁，并将距骨体向前上方推压，使其复入踝穴，然后用拇指向前顶住距骨体，稍跖屈踝关节，使两骨折块对合。距骨后唇骨折伴有距骨前脱位时，先将踝关节极度跖屈内翻，用拇指压住距骨体的外上方用力向内后方将其推入踝穴。距骨脱位复位后，往往其后唇骨折亦随之复位。

（2）固定　距骨颈骨折整复后，应将踝关节固定在跖屈稍外翻 8 周；距骨后唇骨折伴有距骨前脱位者，应固定在功能位 4 ~ 6 周；切开整复内固定或关节融合术者，应用管形石膏固定踝关节在功能位 3 个月。

（3）药物治疗　距骨骨折容易引起骨的缺血性坏死，所以在三期辨证治疗的基础上，中后期应重用补气血、养肝肾、壮筋骨的药物，以促进骨折愈合。

2. 手术治疗　新鲜骨折手法复位失败，可切开复位内固定。距骨体缺血性坏死、距骨粉碎性骨折、距骨陈旧性脱位或并发踝关节严重创伤性关节炎者，应行胫距、距跟关节融合术。

3. 功能锻炼　固定期间应做足趾、膝关节屈伸锻炼，因一般骨折需 3 ~ 4 个月才能愈合，故在固定期间不宜早期负重。解除固定后应施行局部按摩，配合中药熏洗，并进行踝关节屈伸、内翻、外翻活动锻炼，开始扶拐做逐渐负重步行锻炼。施行关节融合术者，则扶拐锻炼时间要长些。

【预防与调护】

本病是由外伤性因素引起，故注意生产生活安全、避免创伤是预防本病的关键。石膏或夹板外固定的患者要注意观察患肢远端血运情况，预防局部骨突部位的压疮。本病易出现缺血性坏死及不愈合，对迟缓愈合者，应加强外固定，延长固定时间，可在骨折局部行按摩、卡挤和纵向压力刺激，同时内服补肝肾、壮筋骨的中药，以促进骨折愈合。

二、跟骨骨折

跟骨骨折是常见的跗骨骨折，正常足底是三点负重，在跟骨、第 1 跖骨头和第 5 跖骨头三点组成的负重面上。跟骨和距骨组成纵弓的后臂，负担 60% 的重量。通过跟距关节还可使足内收、内翻或外展、外翻，以适应在凹凸不平的道路上行走。跟骨结节为跟腱附着处，腓肠肌、比目鱼肌收缩，可做强有力的跖屈动作。跟骨结节上缘与跟距关节面呈 30° ~ 45° 的结节关节，为跟距关系的一个重要标志（图 5-74）。

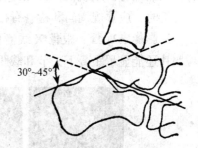

图 5-74　跟距关节面所成结节关节角

【病因病机】

跟骨骨折多由传达暴力造成。从高处坠下或跳下时，足跟先着地，身体重力从距骨下传至跟成结节关节角骨，地面的反作用力从跟骨负重点上传至跟骨体，使跟骨被压缩或劈开；亦有少数因跟腱牵拉而致撕脱性骨折。跟骨骨折后常有足纵弓塌陷，结节关节角减小，甚至变成负角，从而减弱了跖屈的力量和足纵弓的弹簧作用。

根据骨折线的走向可分为不波及跟距关节面骨折和波及跟距关节面骨折两类（图5-75）。前者预后较好，后者预后较差。

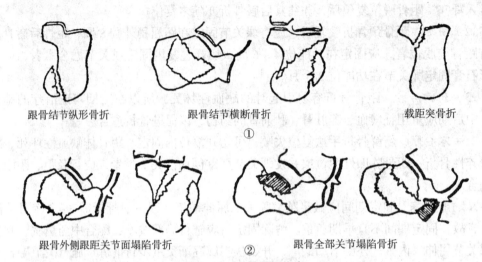

跟骨结节纵形骨折　　　　跟骨结节横断骨折　　　　　载距突骨折

①

跟骨外侧跟距关节面塌陷骨折　　②　　　跟骨全部关节塌陷骨折

图 5-75　跟骨骨折分类

①不波及跟距关节面骨折；②波及跟距关节面骨折

【临床表现与诊断】

1. 病史　有明显的外伤史。

2. 症状和体征　伤后跟部肿胀、瘀斑、疼痛、压痛明显，足跟部横径增宽，严重者足弓变平。从高处坠下，若冲力强大，足跟部先着地，继而臀部着地，脊柱前屈，引起脊椎压缩性骨折或脱位，甚至冲力沿脊柱上传，引起颅底骨折和颅脑损伤，所以诊断跟骨骨折时，应常规询问和检查脊柱和颅脑的情况。

3. 影像学检查　跟骨 X 线侧位、轴位照片可明确骨折类型、程度和移位方向。轴位照片还能显示距骨下关节和载距突（图 5-76）。

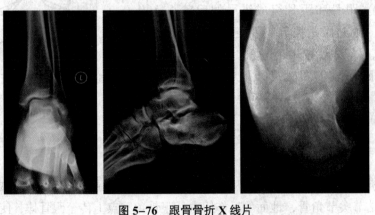

图 5-76　跟骨骨折 X 线片

【治疗】

1. 保守治疗

（1）手法复位

①不波及跟距关节面的骨折：跟骨结节纵向骨折的骨折块一般移位不大，早期采用祛瘀活血药物外敷，局部制动，扶拐不负重步行锻炼3～4周即可。跟骨结节骨骺未闭合前，骨折块有明显向上移位者，应在适当麻醉下，以骨圆针穿过结节骨块中部，将膝关节屈曲，由两助手分别握住患足及小腿，术者握紧足弓，先向后牵引，松解骨折面的交锁，然后向下牵引，直至骨折片复位为止。

跟骨结节横形骨折是一种跟腱撕脱性骨折。若撕脱骨块移位不大，可外固定患肢于跖屈位4周即可。若骨折块较大且向上移位者，可在适当麻醉下，患者取俯卧位，屈膝，助手尽量使足跖屈，术者以两拇指在跟腱两侧用力向下推挤骨折块，使其复位。

骨折线不通过关节面的跟骨体骨折，从侧位看，若跟骨体后部同跟骨结节向后、向上移位，减弱了腓肠肌的紧张力，影响足的纵弓，从而妨碍站立和步行，应充分矫正。可在适当麻醉下，屈膝90°，一助手固定其小腿，术者两手指相叉于足底，手掌紧叩跟骨两侧，矫正骨折的侧方移位和跟骨体的增宽，同时尽量向下牵引以恢复正常的结节关节角（图5-77），若复位仍有困难，可在跟骨上做骨牵引协助复位。

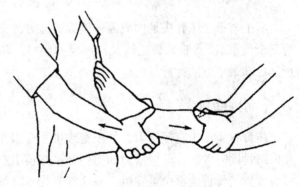

图5-77 跟骨骨折整复法

②波及跟距关节面的骨折：跟骨外侧跟距关节面塌陷骨折或全部跟距关节面塌陷骨折，是跟骨骨折常见的类型。跟骨体部因受压完全粉碎下陷，跟骨体增宽，跟距关节面中心塌陷，跟骨结节上升，体部外翻，跟骨前端亦可能骨折，从而波及跟距关节，治疗困难，年老而骨折移位不明显者，不必复位，仅做适当固定，6～8周后逐渐下地负重。

（2）固定

①跟骨结节骨骺未闭的移位骨折：复位后采用外固定患肢于膝微屈、足跖屈位4周，4周后拔去钢针，再固定2～3周。

②跟骨结节横形骨折：复位后外固定患肢于屈膝、足跖屈30°位4～6周。

③骨折线不通过关节面的跟骨体骨折：复位后用长腿石膏靴固定。

④跟骨体部的粉碎塌陷骨折：年老而骨折移位不明显者，不必复位，仅做适当石膏托固定。

（3）药物治疗 按骨折三期辨证用药。早期宜活血化瘀、消肿止痛，可内服活血止痛汤或壮筋养血汤；中期宜接骨续损，可内服肢伤二方或正骨紫金丹等；后期宜养气血、补肝肾、壮筋骨，内服健步壮骨丸、六味地黄丸、补中益气汤。

2. 手术治疗 年轻患者，骨折移位明显波及跟距关节面的骨折，手法复位失败者，应行手术切开复位内固定治疗，尽可能地矫正跟骨体的增宽和恢复结节关节角，2周后做不负重步行锻炼，在夹板固定下进行足部活动，以恢复部分关节功能。陈旧性骨折已形成创伤性关节炎者，常因疼痛而步履艰难，可考虑做关节融合术。

【预防与调护】

本病是由外伤性因素引起，故注意生产生活安全、避免创伤是预防本病的关键。要抬高患肢，注意石膏或夹板固定后的松紧度，注意观察患肢远端血运情况。可以进行局部热敷、药物熏蒸、红外线照射等，能促进血液循环，软化关节，减少创伤性关节炎的发生。对关节粘连与肌肉挛缩者，可试行手法治疗，但力量要适宜，以免造成再次损伤。卧床期间注意避风寒，畅情志，调节饮食。

三、跖骨骨折

第1与第5跖骨头是构成内外侧纵弓前方的支点，与后方的足跟形成整个足部主要的三个负重点。5根跖骨之间又构成足的横弓，跖骨骨折后必须恢复上述关系。跖骨骨折是足部最常见的骨折。

【病因病机】

跖骨骨折多由直接暴力，如压砸或重物打击而引起，以第2、3、4跖骨较多见，可几根跖骨同时骨折；间接暴力如扭伤等，亦可引起跖骨骨折。长途跋涉或行军则可引起疲劳骨折。骨折的部位可发生于基底部、骨干及颈部。因跖骨相互支持，骨折移位多不明显。按骨折的原因和解剖部位，临床上跖骨骨折可分为下述3种类型。

1. 跖骨干骨折 多由重物压伤足背所致，多为开放性、多发性，有时还并发跖跗关节脱位，且足部皮肤血供较差，容易引起伤口边缘坏死或感染。

2. 第5跖骨基底部撕脱骨折 因足内翻扭伤时附着于其上的腓骨短肌或第3腓骨肌的猛烈收缩所致，一般骨折片的移位不严重。

3. 跖骨颈疲劳骨折 好发于长途行军的战士，故又名行军骨折，多发于第2、3跖骨颈部，其中尤以第2跖骨颈发病率较高。由于肌肉过度疲劳，足弓下陷，第2、3跖骨头负重增加，超过骨皮质及骨小梁的负担能力，即逐渐发生骨折，但一般骨折段不至于完全断离，同时骨膜产生新骨。

【临床表现与诊断】

1. 病史 有明显的外伤史。

2. 症状和体征 伤后局部疼痛、压痛、肿胀，活动功能障碍，有纵向叩击痛。

3. 影像学检查 常规摄前半足正、斜位X线片（图5-78）。跖骨骨折第5跖骨基底部撕脱骨折的诊断应与第5跖骨基底骨骺未闭合、腓骨长肌腱的子骨相鉴别，后两者压痛肿胀不明显，X线片显示光滑规则，且为双侧性。跖骨颈疲劳骨折最初为前足痛，劳累后加剧，休息后减轻，2～3周后在局部可摸到有骨隆凸。由于没有明显的暴力外伤病史，诊断常被延误。X线检查早期可能为阴性，2～3周后可见跖骨颈部有球形骨痂，骨折线多不清楚。

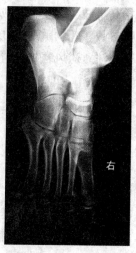

图5-78 第5跖骨基底部撕脱骨折X线片

【治疗】

1. 保守治疗

（1）手法复位 在适当麻醉下，先牵引骨折部位对应的足趾，以矫正其重叠及成角畸形，以另一手的拇指从足底部推压断端，使其复位。如仍有残留的侧方移位，仍在牵引下，从跖骨之间用拇、食二指用夹挤分骨法迫使其复位（图5-79①②）。跖骨骨折上下重叠移位或向足底突起成角必须矫正，否则会妨碍将来足的走路功能，而侧方移位则对功能妨碍较少。

（2）固定 复位后用分骨垫放置背侧跖骨间隙之间，上方再以压力垫加压包扎于足托板上，最后用小腿石膏托固定。

（3）药物治疗 按骨折三期辨证用药，早期宜活血化瘀、消肿止痛，中期宜接骨续损，后期宜养气血、补肝肾、壮筋骨。

2. 手术治疗 开放性骨折或闭合性骨折在手法复位失败后，可采用切开复位内固定，术后石膏托固定4～6周。

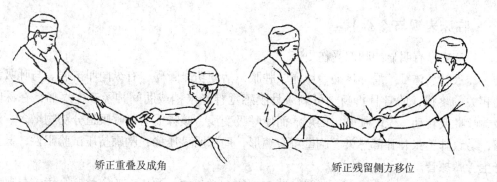

矫正重叠及成角　　　　　矫正残留侧方移位

图5-79 跖骨骨折整复法

3. 功能锻炼 抬高患肢，消除肿胀；早期即可开始活动、锻炼股四头肌，锻炼踝关节及足部关节的屈伸活动，足趾每日应多次活动；4～6周，骨折基本愈合后，去除石膏等外固定者，要逐步加强肌力锻炼。肌力达一定程度后，逐步增加对抗锻炼。

【预防与调护】

本病是由外伤性因素引起，故注意生产生活安全、避免创伤是预防本病的关键。要抬高患肢，注意石膏或夹板固定后的松紧度，注意观察患肢远端血运情况。可以进行局部热敷、药物熏洗、红外线照射等，能促进血液循环，减少创伤性关节炎的发生。卧床期间注意避风寒，畅情志，调节饮食。

第四节　躯干骨折

肋骨骨折

肋骨共 12 对，前与胸骨、后与胸椎相连构成胸廓，可以保护胸腔组织及器官。胸部损伤时，无论是闭合性损伤或开放性损伤，肋骨骨折最为常见，其中第 4～7 肋容易发生骨折。由于骨质疏松，老年人肋骨韧性及硬度减弱，容易骨折。

【病因病机】

1. **直接暴力**　直接暴力所引起的肋骨骨折，可使肋骨向内弯曲折断，断端向内移位可刺破肋间血管、胸膜和肺，产生血胸或气胸。

2. **间接暴力**　前后挤压暴力使肋骨腋段向外弯曲折断，间接暴力造成骨折，断端向外移位，易刺伤胸壁软组织，产生胸壁血肿。

3. **混合暴力**　即直接暴力与间接暴力合并作用。二者同时作用，一般会造成多处骨折，由于暴力较大，容易造成胸腔内组织、器官损伤。

4. **肌肉收缩**　老年人肝肾虚损，骨质疏松，肋骨较脆，如果剧烈咳嗽或打喷嚏，也可以造成肋骨骨折。

【临床表现与诊断】

1. **病史**　有明显的胸部受伤史。

2. **症状和体征**　局部疼痛、压痛、肿胀，活动功能障碍，有纵向叩击痛。与呼吸活动相关的疼痛，肋骨骨折断端可刺激骨膜感觉神经末梢或肋间神经产生疼痛，在深呼吸、咳嗽或转动体位时加剧。因疼痛而使呼吸变浅、咳嗽无力，呼吸道分泌物增多、潴留，易致肺不张和肺部感染。胸壁可有畸形，局部明显压痛，胸廓挤压试验阳性，甚至产生骨摩擦音。

骨折断端向内移位可刺破胸膜、肋间血管和肺组织，产生血胸、气胸、皮下气肿或咯血。伤后晚期骨折断端畸形愈合也可能造成迟发性血胸或血气胸。多根肋骨多处骨折时，造成该部胸廓失去支持，产生浮动胸壁及反常呼吸（图 5-80），反常呼吸运动可影响肺通气，导致呼吸障碍，严重时可发生呼吸和循环衰竭。

3. **影像学检查**　胸部 X 线照片可显示肋骨骨折线和断端错位情况，但前胸肋软骨骨折并不显示 X 线征象。必要时可以加照 CT，以免漏诊，CT 三维成像可以很好地显示骨折端的移位情况（图 5-81）。

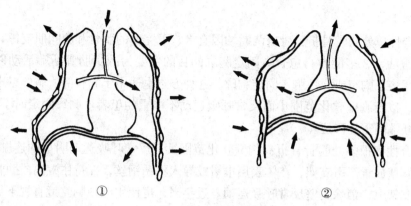

图 5-80　反常呼吸

①吸气时，软化骨壁内陷；②呼气时，软化骨壁膨出

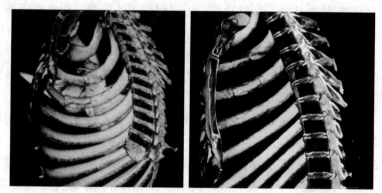

图 5-81　肋骨骨折 CT 片

【治疗】

本病处理的原则是镇痛、清理呼吸道分泌物、固定胸廓和防治肺内感染等。鼓励患者咳嗽排痰，早期下床活动，减少呼吸系统的并发症。固定胸廓的方法因肋骨骨折的损伤程度与范围不同而异。

1. 保守治疗　肋骨骨折两断端因有上、下完整的肋骨和肋间肌支撑，较少有移位、活动和重叠，一般不用手法复位。即便是重叠愈合，亦不妨碍呼吸运动，无需整复治疗。

（1）手法复位

①坐位整复法：嘱患者正坐，助手在患者背后，将一膝顶住患者背部，双手握其肩，缓缓用力向后方拉开，使患者挺胸，并配合医生调整呼吸，术者一手扶健侧，一手按定患侧，用推按手法将高凸部分随呼吸运动将凸起处按平。若肋骨后侧骨折，助手扶住胸前，令患者挺胸，术者立在患者背后，用推按手法将断端矫正。

②卧位整复法：用于胸前肋骨骨折或患者身体虚弱时。患者仰卧，背部垫高，术者仍按坐位时的手法进行整复。

（2）固定

①闭合性单处肋骨骨折：骨折两断端因有上、下完整的肋骨和肋间肌支撑，较少有移位、异常活动，多能自行愈合。固定胸廓的目的主要为减少肋骨断端活动以减轻疼痛，可采用多条胸布或弹性胸带固定胸廓。这种方法也适用于胸背部、胸侧壁多根多处肋骨骨折，以及胸壁软化范围小而反常呼吸运动不严重的患者。胸廓固定时不要太紧，以免加重断端间重叠移位。

②闭合性多根多处肋骨骨折：胸壁软化范围大、反常呼吸运动明显的连枷胸患者，需在伤侧胸壁放置牵引支架，在体表用巾钳或导入不锈钢丝，抓持住游离段肋骨，并固定在牵引支架上，消除胸壁反常呼吸运动。近年来，也使用电视胸腔镜直视下导入钢丝的方法固定连枷胸。对咳嗽无力、不能有效排痰或呼吸衰竭者，需做气管插管或气管切开，以利抽吸痰液、给氧和施行辅助呼吸。

（3）**药物治疗**　按照骨折三期辨证论治。

①内治：初期应活血化瘀、理气止痛，可选用柴胡疏肝散、活血止痛汤、复元活血汤、血府逐瘀汤等。气逆喘咳者可加瓜蒌皮、杏仁、枳壳；痛甚可加云南白药、延胡索、三七等。中期宜补气养血、接骨续筋，可选用接骨紫金丹、接骨丹等。后期胸胁隐隐作痛或陈伤者，宜化瘀和伤、行气止痛，可选用三棱和伤汤、黎洞丸。气血虚弱者用八珍汤合柴胡疏肝散等。

②外治：初期可选用消肿膏等；中期用接骨续筋药膏或接骨膏；后期用狗皮膏、万灵膏敷贴，或用海桐皮汤熏洗。

2. 手术治疗　对于多根多处肋骨骨折患者，近年来也使用电视胸腔镜直视下导入钢丝的方法固定。对咳嗽无力、不能有效排痰或呼吸衰竭者，需做气管插管或气管切开，以利抽吸痰液、给氧和施行辅助呼吸。

具备其他手术适应证而开胸手术时，在肋骨两断端分别钻孔，贯穿不锈钢丝固定肋骨断端，或用记忆合金肋骨固定钢板固定也可以。

开放性肋骨骨折胸壁伤口需彻底清创，用不锈钢丝固定肋骨断端。如胸膜已穿破，尚需做胸膜腔引流术。手术后应用抗生素，预防感染。

【预防与调护】

固定期间嘱患者做主动咳嗽练习，防止呼吸道内代谢产物蓄积引起感染。整复固定后，轻者可下地自由活动。重症需卧床者，可取斜坡卧位（肋骨牵引者取平卧位），并锻炼腹式呼吸运动，待症状减轻后，即应下地自由活动。

该病的预防主要是防止及治疗骨质疏松，防止外伤。减少活动，防止断端摩擦引起疼痛，咳嗽时，双手掌按压骨折处，以起到固定作用，减少震动。根据患者需要及时调整靠背角度，减轻腰部疲劳。

保持患者皮肤清洁干燥，及时更换松软床褥，按摩背部及骶尾部，防止压伤。单肋骨骨折翻身时应健侧在下，必须起床时应有人扶持。

脊柱骨折

　　脊柱骨折是骨科临床常见病，可以合并脊髓或马尾神经损伤，能严重致残，甚至丧失生命。脊柱可以分成前柱、中柱、后柱三柱（图5-82），中柱和后柱包裹了脊髓和马尾神经，该区的损伤可以累及神经系统，导致截瘫，特别是中柱的损伤，碎骨片和髓核组织可以突入椎管的前半部，损伤脊髓。因此对每个脊柱骨折病例都必须了解有无脊髓、神经根及马尾神经损伤。胸腰段脊柱处于胸椎后凸和腰椎前凸两个生理弧度的交汇处，是应力集中之处，因此该处骨折十分常见。

【病因病机】

1.胸腰椎骨折

　　（1）单纯性楔形压缩性骨折　这是脊柱前柱损伤的结果。该型骨折不损伤中柱，脊柱稳定性仍然保持良好。此类骨折通常为高空坠落伤，足、臀部着地，身体猛烈屈曲，应力主要作用于椎体前缘产生了椎体前半部分压缩而致（图5-83）。

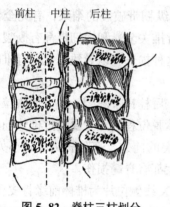

图5-82　脊柱三柱划分

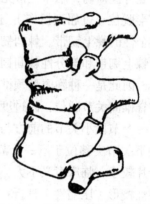

图5-83　单纯性楔形压缩性骨折

　　（2）稳定性爆裂型骨折　通常为高空坠落伤，足臀部着地，脊柱保持正直，胸腰段脊柱的椎体受力最大，暴力在椎体内部向各方向作用而导致椎体破碎。脊柱的后柱不受影响，保留了大部分脊柱的稳定性。如果暴力较大使椎体后壁破碎，骨折块与椎间盘可以突入椎管，损伤脊髓而产生神经症状。

　　（3）不稳定性爆裂型骨折　这是前、中、后三柱同时损伤的结果。由于脊柱不稳定，会出现创伤后脊柱后突和进行性神经症状。

　　（4）Chance骨折　为椎体水平撕裂性损伤。当身体上部急剧前移、屈曲时，常致此损伤。典型的Chance骨折的骨折线是从后向前由棘突开始，经椎板、椎弓根达椎体（图5-84）。这种骨折也是不稳定性骨折，临床上比较少见。

　　（5）屈曲-牵拉型损伤　前柱部分因压缩力量而损伤，而中、后柱则因牵拉的张力力量而损伤，中柱部分损伤表现为关节囊破裂，关节突脱位、半脱位或骨折，因黄韧带、棘间韧带和棘上韧带都有撕裂，这类损伤往往是潜在性不稳定型骨折。

（6）脊柱骨折－脱位 又名移动性损伤。例如车祸时暴力直接来自背部后方的撞击，或弯腰工作时，重物高空坠落直接打击背部，在强大暴力作用下，椎管的对线对位已经完全破坏，在损伤平面，脊椎沿横面产生移位，脱位程度重于骨折，当关节突完全脱位时，造成关节突交锁。该类损伤为极严重的脊椎损伤，预后差。

另外，还有一些单纯性附件骨折，如椎板骨折与横突骨折，不会加重脊椎的不稳定，属于稳定性骨折。

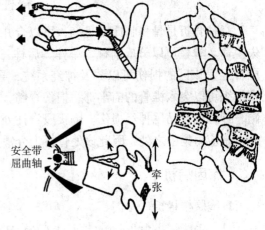

图 5-84 Chance 骨折

2. 颈椎骨折

（1）屈曲型损伤 这是前柱压缩、后柱牵张损伤的结果，多产生单纯软组织性、单纯骨性或为混合性损伤，临床上常见的有：

①前方半脱位（过屈型扭伤）：这是脊椎后纵韧带破裂的结果，有完全性与不完全性两种。完全性的棘上韧带、棘间韧带，甚至脊椎关节囊和横韧带都有撕裂，而不完全性的则仅有棘上韧带和部分性棘间韧带撕裂，这种损伤可以导致迟发性脊椎畸形及四肢瘫痪的发生，因此是一种隐匿型颈椎损伤。

②双侧脊椎间关节脱位：因过度屈曲后中、后柱韧带断裂，暴力使脱位的脊椎关节突超越至下一个节段小关节的前方与上方。椎体脱位程度至少要超过椎体前后径的 1/2，脱位椎体的下关节突移位于下一个节段上关节突的前方。部分病例可有小关节突骨折，但一般骨折片较小，临床意义不大，该类病例大都有脊髓损伤。

③单纯性楔形（压缩性）骨折：较为多见。X 线侧位片为椎体前缘骨皮质嵌插成角，或为椎体上缘终板破裂压缩，该种情况多见于骨质疏松者。病理变化除有椎体骨折外，还有不同程度的后方韧带结构破裂。

（2）垂直压缩所致损伤 暴力无过屈或过伸力量，例如高空坠物或高台跳水等，多造成第 1 颈椎双侧性前、后弓骨折下位椎体爆裂型骨折，瘫痪发生率可以很高，还可合并颅脑损伤。

（3）过伸损伤

①过伸性脱位：最常发生于乘坐汽车被追尾时，汽车突然加速导致颈椎后伸；或高速驾驶汽车时，因急刹车或前方撞车，由于惯性作用，头部撞在挡风玻璃或前方座椅的靠背上，并迫使头部过度后伸，接着又过度屈曲，使颈椎发生损伤；也可由于向前跌倒时，前额部被撞击导致颈椎后伸，本病的额面部有特征性外伤痕迹。

②损伤性枢椎椎弓骨折：此型损伤的暴力来自颈部，使颈椎过度后伸，在枢椎的后半部形成强大的剪切力量，负荷过大使枢椎的椎弓不能承受而发生垂直状骨折，以往多见于缢死者，故名缢死者骨折。目前多发生于高速公路上的交通事故。

（4）不明机制的骨折　引起齿状突骨折的机制还不甚了解，暴力可能来自水平方向，从前至后，经颅骨而至齿状突，可能还有好几种复合暴力。

【临床表现与诊断】

1.病史　有严重外伤病史，如高空坠落，重物撞击腰背部，塌方事件被泥土、矿石掩埋，交通意外伤等。

2.症状和体征　胸腰椎损伤后，主要症状为局部疼痛，站立及翻身困难；腹膜后血肿刺激腹腔神经节，使肠蠕动减慢，常出现腹痛、腹胀、便秘，甚至出现肠麻痹症状。

检查时要详细询问病史、受伤方式、受伤时姿势、伤后有无感觉及运动障碍。注意多发伤，多发伤病例往往合并有颅脑、胸、腹脏器的损伤，要先处理紧急情况，抢救生命。检查脊柱时应充分暴露，必须用手指从上至下逐个按压棘突，如发现位于中线部位的局部肿胀和明显的局部压痛，提示后柱已有损伤可能，胸腰段脊柱骨折常可摸到后突畸形。对于压痛部位应进一步检查，必要时由轻到重叩击骨突部位，出现叩击痛，特别是异位轴向叩击痛往往提示骨折的可能；确定检查有无脊髓或马尾神经损伤的表现，如有神经损伤表现或疑似表现，应及时告知家属或陪伴者，并及时记载在病例文件上。

3.影像学检查　影像学检查有助于明确诊断，确定损伤部位、类型和移位情况。X线摄片是首选的检查方法（图5-85）。老年人感觉迟钝，胸腰段脊柱骨折往往主诉为下腰痛，单纯腰椎摄片会遗漏下胸椎骨折，因此必须注明摄片部位应包括下胸椎（T10～T12）在内。通常要拍摄正侧位照片，必要时加摄斜位片以明确有无椎弓峡部骨折，或加照损伤节段的前屈、后伸侧位片，以明确脊椎在应力位时的稳定情况。影像学检查需要注意以下几方面：

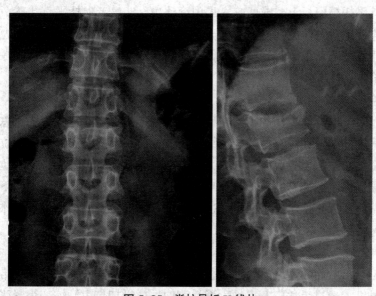

图5-85　脊柱骨折X线片

（1）由于颈椎前方半脱位是一种隐匿性损伤，没有明显的骨折线等，普通的X线检查时很容易漏诊。如果仔细阅片，仍可发现有以下特征性X线表现：①棘突间隙增宽。②脊椎间半脱位。③脊椎旁肌痉挛使颈椎丧失了正常的前凸弧。上述各种表现在屈曲位摄片时更为明显。④下一节椎体前上方有微小突起，表示有轻微骨折表现。

（2）X线检查不能准确显示出椎管内受压情况，凡有脊椎中柱损伤或有神经损伤表现者均须做CT检查。CT检查可以显示出椎体各部位的骨折情况，还可显示出椎管内有无碎骨片，并可计算出椎管的前后径与横径损失的具体数值。

（3）CT片不能准确显示出脊髓损伤情况及脊椎周围软组织损伤情况，必要时应做MRI检查。在MRI片上可以看到椎体骨折引起周围软组织，甚至是骨组织因骨折出血、压迫所致的组织信号改变，可以较清晰地提示脊髓损伤情况。现在已经倾向于将MRI检查作为脊椎损伤的常规检查手段（图5-86）。

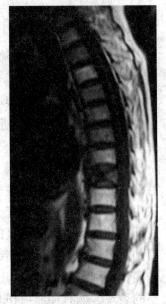

图5-86 脊柱骨折MRI图像

【治疗】

1. 急救及搬运　脊柱骨折者从受伤现场运送至医院内的急救搬运方式对脊椎损伤患者的预后至关重要，一人抬头、一人抬脚或用搂抱的搬运方法十分危险，因这些方法会增加脊柱的弯曲，可以将碎骨片向后挤入椎管内，或因身体扭曲等加重脊髓的损伤。正确的方法是采用担架、木板甚至门板运送，先使患者双下肢伸直，木板放在患者一侧，三人用手将其平托至门板上，或两三人采用滚动法，使患者保持平直状态，避免身体屈曲和扭转，应使患者身体成一整体滚动至木板上。由于导致脊髓损伤的暴力巨大，在急救时应特别注意颅脑和重要脏器损伤、休克等的诊断并优先处理，并维持呼吸道通畅及生命体征的稳定。

2. 保守治疗

（1）复位　根据脊柱损伤的不同类型和程度，选择恰当的复位方法。总的原则是逆损伤的病因病理并充分利用脊柱的稳定结构复位。屈曲型损伤应伸展位复位，过伸型损伤应屈曲位复位。在复位时应注意牵引力的作用方向和大小，防止骨折脱位加重或损伤脊髓。颈椎损伤伴关节交锁应首选颅骨牵引复位法，胸腰椎损伤则可选用下肢牵引复位法或垫枕腰背肌锻炼复位法。手法复位过程中也可能造成脊髓损伤加重，作为一种技术手段可以学习，但是手法复位应考虑到医疗安全的问题。

1）胸腰椎骨折

①屈曲型骨折：屈曲型脊椎压缩骨折时，椎体前部坚强有力的前纵韧带往往保持完整，但发生皱缩。通过手法整复，加大脊柱背伸，前纵韧带由皱缩变为紧张，附着于韧

带的椎体前部骨质可随着张开，恢复其压缩前的高度及外形。

垫枕复位法：适应于伤后 1 周之内的胸腰段骨折（T12～L2），患者仰卧于硬板床上，以骨折处为中心垫一约 5.0cm 的软枕，逐日增高，致腰椎呈过伸位，使椎体前缘压缩而皱缩的前纵韧带重新恢复原有张力，并牵拉椎体前缘张开，以恢复椎体的高度达到复位，同时后侧关节突关节关系也得到恢复和改善（图 5-87）。

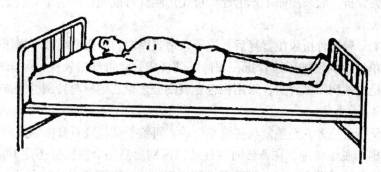

图 5-87 垫枕复位法

功能锻炼复位法：适用于椎体压缩较轻者。操作时，让患者仰卧于硬板床上，骨折处垫一高 5～10cm 的软枕，于仰卧位用头部、双肘及双足作为支撑点，使背、腰、臀部及下肢呈弓形撑起（五点支撑法），一般在伤后 1 周内要达到此种练功要求；逐步过渡到仅用头顶及双足支撑，全身呈弓形撑起（三点支撑法），在伤后 2～3 周内达到此种要求；以后逐步改用双手及双足支撑，全身后伸腾空如拱桥状（四点支撑法），此时练功难度较大，应注意安全，防止意外受伤。也可于俯卧位进行锻炼。第一步，患者俯卧，两上肢置于体侧，抬头挺胸，两臂后伸，使头胸离开床面；第二步，伸直双膝关节，后伸并尽量向上翘起下肢；第三步，头颈胸及双下肢同时抬高，两臂后伸，仅使腹部着床，整个身体呈反弓形，即为飞燕点水练功法。练功时应注意尽早进行，如伤后超过 1 周，由于血肿机化、前纵韧带挛缩，复位效果不良。鼓励患者主动练功，肌肉收缩持续时间逐渐延长。

②伸直型脊椎骨折：伸直型脊椎骨折相对少见。腰椎损伤时，应避免脊柱后伸，根据病情将脊柱安置于伸直或略屈曲的位置。

③爆裂型骨折：对没有神经症状的爆裂型骨折的患者，经 CT 证实没有骨块挤入椎管内者，可以采用双踝悬吊法复位。因其纵向牵引力较大，比较安全，但需小心谨慎，对有神经症状和有骨折块挤入椎管内者，不宜复位。对此类患者宜经侧前方途径，去除突出椎管内的骨折片及椎间盘组织，然后施行椎体间植骨融合术，必要时还可置入前路内固定物，后柱有损伤者必要时还需做后路内固定术。

④ Chance 骨折、屈曲－牵拉型损伤及脊柱骨折－脱位：都需做经前后路复位及内固定器安装术。

2）颈椎骨折

①对稳定型的颈椎骨折，例如轻度压缩的可采用颌枕带卧位牵引复位。

②单侧小关节脱位者可以没有神经症状，特别是椎管偏大者更能幸免，可以先用持续骨牵引复位。牵引重量逐渐增加，从1.5kg开始，最多不能超过10kg，牵引时间约8小时。牵引过程中不宜手法复位，以免加重神经症状。

③对过伸性损伤，大都采用非手术治疗，一般不需要复位，只做硬质枕颌托固定即可，其他情况按照脊髓损伤治疗。

④齿状突骨折一般采用非手术治疗，可先用颌枕带或颅骨牵引2周后上头颈胸石膏3个月。

（2）固定　脊椎骨折脱位整复后，应予以适当固定。一般遵循以下规律：

①一般单纯性胸腰椎压缩骨折，须仰卧硬板床，骨折部垫软枕，卧床时间为3～4周。对于不稳定性胸腰椎骨折，采用铝合金或高分子聚乙烯材料特制的脊椎骨折支架固定，固定时4～6个月。

②颈椎骨折脱位者，经整复与持续牵引后，可给予颈托或石膏围领固定。

③对颈椎半脱位病例，在急诊时往往难以区别出是完全性撕裂还是不完全性撕裂，为分支产生迟发性并发症，对这类隐匿型颈椎损伤应予以石膏固定3个月。虽然韧带一旦破裂愈合后能否恢复至原有强度仍有争论，但早期诊断与固定无疑对减少迟发性并发症有很大的好处。

④对稳定型的颈椎骨折，例如轻度压缩的可采用颌枕带卧位牵引复位。牵引重量3.0kg，复位后用头颈胸石膏固定3个月，石膏干硬后可起床活动。压缩明显的和有双侧椎肩关节脱位的可以采用持续颅骨牵引复位，再辅以头颈胸石膏固定，牵引重量3～5kg，必要时可增加到6～10kg，及时摄X线片复查，如已复位，可于牵引2～3周后用头颈胸石膏固定，固定时间约3个月。

⑤牵引2～3周后上头颈胸石膏固定3个月，有移位者应做颈前路C2～C3椎体间植骨融合术；而对有脊髓中央管周围损伤者一般采用非手术治疗。

（3）药物治疗　按照脱位三期辨证论治：

①早期：局部肿胀，剧烈疼痛，胃纳不佳，大便秘结，苔薄白，脉弦紧，证属气滞血瘀，治宜行气活血、消肿止痛，多用复元活血汤、腰伤一方或膈下逐瘀汤，外敷消瘀膏或消肿散。兼有少腹胀满、小便不利者，证属瘀血阻滞、膀胱气化失调，治宜活血祛瘀、行气利水，用膈下逐瘀汤合五苓散。若局部持续疼痛，腹满胀痛，大便秘结，苔黄厚腻，脉弦有力，证属血瘀气滞、腑气不通，治宜攻下逐瘀，方用桃核承气汤或大成汤加减。

②中期：肿痛虽消而未尽，仍活动受限，舌暗红、苔薄白、脉弦缓，证属瘀血未尽、筋骨未复，治宜活血和营、接骨续筋。

③后期：腰酸腿软，四肢无力，活动后局部隐隐作痛，舌淡薄白，脉虚细，证属肝肾不足、气血两虚，治宜补益肝肾、调养气血，方用六味地黄汤、八珍汤或壮腰健肾汤加减，外贴万应膏或狗皮膏。

3. 手术治疗　脊椎骨的多发性骨折、粉碎性骨折、爆裂性骨折，以及骨折脱位合并脊髓、神经根或马尾神经损伤者，均应行手术切开复位，钉棒系统内固定治疗。

【预防与调护】

胸腰椎骨折通过练功活动可以达到复位与治疗目的，而且能增加腰背肌肌力，保持脊柱的稳定性，预防骨质疏松，避免或减少后遗慢性腰痛。在伤情允许的情况下，尽量早期功能锻炼。一般 2~3 周以后即可带支架下床活动。对于不稳定性骨折，卧床 4~6 周后开始练功，下床时间应在 6~8 周以后，但须用胸腰椎支架固定。伤后 4 个月内应避免向前弯腰动作。屈曲型胸腰椎压缩骨折伤后早期即可采用五点支撑法，中后期可以采用三点支撑法和飞燕点水法。对于颈椎损伤，应该以固定为主，解除外固定后可以做颈椎各方向的活动，锻炼方法以循序渐进为主要原则，避免剧烈活动。

附：脊髓损伤

脊髓损伤是脊柱骨折的严重并发症，由于椎体的移位或碎骨片突出于椎管内，使脊髓或马尾神经产生不同程度的损伤。脊髓损伤不仅会给患者本人带来身体和心理的严重伤害，还会给整个社会造成巨大的经济负担。针对脊髓损伤的预防、治疗和康复已成为当今医学界的一大课题。

【病因病机】

病理根据脊髓损伤的部位和程度，可分为脊髓震荡、脊髓挫伤与出血、脊髓断裂、脊髓受压和马尾神经损伤。

1. 脊髓震荡 是最轻微的脊髓损伤。脊髓损伤后出现短暂功能抑制状态。大体病理无明显器质性改变，显微镜下仅有轻度水肿，神经细胞和神经纤维无破坏现象。临床表现为受伤后损伤平面以下立即出现可逆的迟缓性瘫痪，经过数小时或几天，脊髓功能恢复后不留任何神经系统的后遗症。

2. 脊髓挫伤与出血 为脊髓的实质性破坏。虽然脊髓外观完整，但脊髓内部有出血、水肿、神经细胞破坏和神经传导纤维束的中断等改变。其预后与脊髓损伤的程度及治疗是否及时、正确有关。

3. 脊髓断裂 脊髓的连续性中断可为完全性或不完全性，不完全性常伴有挫伤，又称挫裂伤。脊髓断裂后功能不能恢复。

4. 脊髓受压 移位的骨折碎骨片与破碎的椎间盘挤入椎管内直接压迫脊髓，而皱褶的黄韧带与急速形成的血肿也可以压迫脊髓，使脊髓产生一系列损伤性病理变化。及时去除压迫物后，脊髓的功能可望部分或全部恢复；如果压迫时间过久，脊髓因血液循环障碍而发生软化、萎缩或瘢痕形成，则脊髓功能难以恢复。

5. 马尾神经损伤 第 2 腰椎以下骨折脱位可产生马尾神经损伤，表现为受伤平面以下出现弛缓性瘫痪。马尾神经完全断裂者少见。

此外，各种较重的脊髓损伤后均可立即发生损伤平面以下弛缓性瘫痪，这是失去高级中枢控制的一种病理现象，称之为脊髓休克。2~4 周后这一现象可根据脊髓实质性损害程度的不同而发生损伤平面以下不同程度的痉挛性瘫痪。因此，脊髓休克与脊髓震荡是两个完全不同的概念。

【临床表现】

1. 脊髓损伤 在脊髓休克期间表现为受伤平面以下出现弛缓性瘫痪，运动、反射及括约肌功能丧失，有感觉平面丧失及大小便不能控制。2～4周后逐渐演变成痉挛性瘫痪，表现为肌张力增高、腿反射亢进，并出现病理性锥束征。胸段脊髓损伤表现为截瘫，颈段脊髓损伤则表现为四肢瘫。上颈椎损伤的四肢瘫均为痉挛性瘫痪，下颈椎损伤的四肢瘫由于脊髓颈膨大部位和神经根的毁损，上肢表现为弛缓性瘫痪、下肢仍表现为痉挛性瘫痪。

2. 中央性脊髓损伤综合征 是最常见的不全损伤，症状特点为：上肢与下肢症状不一，上肢瘫痪程度比下肢重，或者只有上肢瘫痪。在损伤节段平面以下，可有感觉过敏或感觉减退，也可能有触觉障碍及深感觉障碍，或出现膀胱功能障碍。其恢复过程是：下肢运动功能首先恢复，膀胱功能次之，最后为上肢运动功能，而以手指功能恢复最慢。感觉的恢复则没有一定顺序。

3. 脊髓半切综合征 又称布朗－塞卡尔综合征。表现为损伤平面以下同侧肢体的运动及深感觉消失，对侧肢体痛觉和温觉消失，但触觉功能无影响。由于一侧骶神经尚完整，故大小便功能仍正常。如第1至第2胸脊髓节段受伤，同侧颜面、头颈部可有血管运动失调征象和Horner综合征，即瞳孔缩小、睑裂变窄和眼球内陷。此种单侧脊髓的横贯性损害综合征好发于胸段，而腰段及骶段则很少见。

4. 前侧脊髓综合征 可由脊髓前侧被骨片或椎间盘压迫所致，也可由中央动脉分支的损伤或被压所致。在颈髓主要表现为四肢瘫痪，在损伤节段平面以下的痛觉、温觉减退而位置觉、震动觉正常，会阴部和下肢仍保留深感觉和位置觉。在不全损伤中，其预后最坏。

5. 脊髓后方损伤综合征 多见于颈椎于过伸位受伤者，系脊髓的后部结构受到轻度挫伤所致。脊髓的后角与脊神经的后根亦可受累，其临床症状以感觉丧失为主，亦可表现为神经刺激症状，即在损伤节段平面以下有对称性颈部、上肢与躯干的疼痛和烧灼感。

6. 马尾－圆锥损伤综合征 由马尾神经或脊髓圆锥损伤所致，主要病因是胸腰结合段或其下方脊柱的严重损伤。临床特点：①支配区肌肉下运动神经元瘫痪，表现为弛缓性瘫痪；②因神经纤维排列紧密，故损伤后其支配区所有感觉丧失；③骶部反射部分或全部丧失，膀胱和直肠呈下运动神经元瘫痪，因括约肌张力降低，出现大小便失禁。马尾损伤程度轻时可和其他周围神经一样再生，甚至完全恢复；但损伤重或完全断裂则不易自愈。

【治疗】

1. 脊髓损伤的治疗

（1）早期治疗是恢复的关键 脊柱损伤的早期救治包括现场救护、急诊救治、早期专科治疗等。早期救治措施的正确与否直接影响患者的生命安全和脊柱脊髓功能的恢复。

对各种创伤患者进行早期评估，应从受伤现场即开始进行。意识减退或昏迷患者往往不能诉说疼痛。对任何有颅脑损伤、严重面部或头皮裂伤、多发伤的患者，都要怀疑有脊柱损伤的可能，通过有序地救助和转运，减少对神经组织的进一步损伤。

（2）药物治疗 当脊柱损伤患者复苏满意后，主要的治疗任务是防止已受损的脊髓进一步损伤，并保护正常的脊髓组织。要做到这一点，恢复脊柱序列和稳定脊柱是关键的环节。在治疗方法上，药物治疗是降低脊髓损害程度最为快捷的。治疗的主要目的是：

①减轻脊髓水肿和继发性损害，主要是使用脱水药和激素类药物。

②调整微循环、改善脊髓损伤后毛细血管破裂出血和堵塞造成的微循环障碍，主要是使用东莨菪碱等。

③营养神经药物，主要是甲钴胺等有利于受损神经纤维的修复。

④外伤截瘫的早期，多为瘀血阻滞、经络不通，故中药治疗宜活血祛瘀、疏通督脉，兼以壮筋续骨，方用活血祛瘀汤加地龙、丹参、穿山甲、皂刺、王不留行等，或用补阳还五汤加减。受伤2~3个月以后，因督伤络阻，多属脾肾阳虚，宜补肾壮阳、温经通络，方用补肾壮阳汤加补骨脂、穿山甲等。后期血虚风动，呈痉挛性瘫痪，宜养血柔肝、镇痉息风，方用四物汤加蜈蚣、全蝎、地鳖虫、钩藤、伸筋草等。气血两虚者，应予以补益之品，方用八珍汤、补中益气汤或归脾汤加减。若肝肾亏损，宜壮阳补肾、强筋壮骨，方用补肾活血汤或健步虎潜丸。

2.并发症治疗 脊髓损伤者的死亡可分早期和晚期两类。早期死亡发生于伤后1~2周内，多见于颈髓损伤，死亡原因为持续高热、低温、呼吸衰竭或心力衰竭等。晚期死亡则发生于数月或数年之后，多由压疮、尿路感染、呼吸道感染、营养衰竭等引起，颈髓、胸腰髓损伤均可发生晚期死亡。

（1）排尿障碍及其治疗 脊髓损伤以后，治疗排尿功能障碍的主要目的是改善排尿状况，减轻日常生活中的不便，使患者在不用导尿管的情况下有规律地排尿，没有或只有少量的残余尿，没有尿失禁，防止泌尿系统感染，恢复膀胱正常功能。

（2）体温失调 由于交感神经已经麻痹，交感神经已经没有意义，预防和治疗脊髓损伤引起的高热和体温降低主要以物理降温和人工复温为主。

（3）压疮及其治疗 压疮是截瘫患者的常见并发症，最常发生的部位有骶椎、脊柱棘突、肩胛骨、股骨大转子、足跟后部、腓骨头等处。压疮严重者可深达骨部，引起骨髓炎。面积较大、坏死较深的压疮，可使患者丢失大量蛋白质，造成营养不良、贫血、低蛋白血症，还可继发感染引起高热、食欲不振、毒血症，甚至发生败血症，导致患者死亡。压疮的预防及治疗主要是加强护理，勤于翻身，按摩骨突处，保持皮肤清洁干燥，翻身要求每2小时1次，或使用充气褥疮垫。

（4）呼吸困难与肺部并发症的防治 ①坚持每2~3小时为患者翻身1次。②为患者口服化痰药。③选用有效抗生素全身应用，或α-糜蛋白酶混合后，雾化吸入。④鼓励患者咳嗽，可压住其腹部以帮助咳嗽。⑤嘱患者经常做深呼吸运动。⑥必要时行气管切开。

（5）排便障碍及其治疗　当脊髓受到损伤而发生截瘫时，肛门外括约肌的随意控制及直肠的排便反射均消失，肠蠕动减慢，直肠平滑肌松弛，故粪便潴留，日久因水分被吸收而成粪块，称为便秘；若有腹泻，则表现为大便失禁。截瘫患者以便秘最为常见，其治疗以改善饮食结构、使用缓泻剂等为主。

（6）畸形的防治　患者取卧位时，应保持髋关节及膝关节于轻度屈曲位，并用软枕或三脚架顶住足底和足趾，或者使用小腿护架和石膏托防止被子压脚及发生足下垂畸形。此外，经常对瘫痪肢体进行按摩、令关节做被动活动也可减少畸形的发生。

【预防与调护】

功能练功活动是调动患者的主观能动性去战胜截瘫的一项重要措施。早期的功能锻炼可促进全身血液流通，加强新陈代谢，提高机体抵抗力，防止肺炎、褥疮、尿路感染等并发症，同时可以锻炼肌力，为恢复肢体功能与下地活动打下良好的基础。

受伤早期，应在脊柱骨折脱位已达稳定性的同时尽早进行肢体活动。若全身情况许可，受伤1周后即应开始上肢的锻炼。3个月后可练习抓住床上支架坐起，或带腰背支架坐轮椅活动，继而学习站立位所需要的平衡动作。站立时应特别注意膝部的保护，否则容易由于膝软打弯而摔倒。手扶双杠学习站立较妥，站稳后，再扶双杠做前进和后退的步行动作，最后逐渐练习用双拐站立和步行。此外，还可练习开门、关门、上下楼梯、上下轮椅等动作，以便逐渐做到生活自理。练功活动的同时可配合按摩、针灸、理疗。对瘫痪肢体进行早期按摩和被动活动，可预防肌肉萎缩与关节强直。针灸与理疗能刺激、提高瘫痪肌肉的肌力，以辅助肢体功能重建。根据截瘫平面和功能恢复情况做好后期职业训练，使患者学会一定的技术和专业知识，以增强战胜疾患的信心。

骨盆骨折

骨盆是由髋骨、骶骨和尾骨联接的坚固骨环，骨盆环主弓分为直立位时的髂股弓和坐位时的髂坐弓，另外有两个联结副弓传导应力（图5-88）。骨盆对盆腔内的脏器和组织（如膀胱、直肠、输尿管、血管、神经和性器官等）有保护作用。

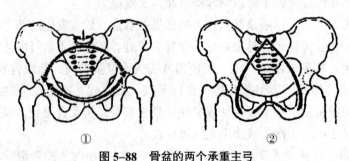

①　　　　　　　　　②

图5-88　骨盆的两个承重主弓

①骶股弓及其副弓；②骶坐弓及其副弓

【病因病机】

骨盆骨折多由强大的直接暴力或间接暴力所致，如交通意外伤、重物挤压、机械碰撞等。此外，跌倒时骶尾部撞击硬物，可发生骶、尾骨骨折，肌肉的强烈收缩可引起髂前上、下棘或坐骨结节撕脱性骨折。

骨盆骨折根据骨折位置与数量可分为：①骨盆边缘撕脱性骨折。发生于肌肉猛烈收缩而造成骨盆边缘肌附着点的撕脱性骨折，骨盆环不受影响。②骶、尾骨骨折。③骨盆环单处骨折。骨盆环单处骨折不会引起骨盆环的形态改变，属于稳定性骨折。④骨盆环双处骨折。产生这类骨折的暴力通常较大，例如交通事故、塌方等，往往并发症也多见。

【临床表现与诊断】

1.病史 有严重外伤史，尤其是骨盆受挤压的外伤史。

2.症状和体征 疼痛广泛，活动下肢或坐位时加重。局部肿胀，在会阴部、耻骨联合处可见皮下瘀斑，压痛明显，肢体长度不对称。骨盆分离试验与挤压试验阳性。

3.影像学检查 骨盆X线检查可显示骨折类型及骨折块移位情况。只要情况许可，骨盆骨折病例都应该做CT检查，三维CT成像可以明确骨折块之间的关系，为临床治疗提供更多的依据（图5-89）。

骨盆骨折常伴有严重并发症，而且常较骨折本身更为严重，可以导致死亡等结果，必须引起足够的重视。常见的并发症有：①腹膜后血肿，可引起失血性休克，是骨盆骨折死亡的主要原因。②腹腔内脏损伤。③膀胱或后尿道损伤。④直肠损伤。⑤神经损伤，可引起腰丛、骶神经丛与坐骨神经损伤。

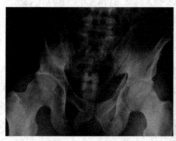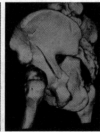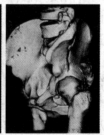

图 5-89　骨盆骨折 X 线及 CT 片

【治疗】

1.急救处理原则 骨盆骨折的死亡率较高，应首先抢救失血性休克。对于失血过多造成血脱者，要迅速补充血容量；根据全身情况决定治疗步骤，有腹内脏器损伤及泌尿系损伤者应与相关科室协同处理；重度骨盆骨折送入外科监控室治疗。

2.保守治疗

（1）手法复位

①骨盆边缘撕脱性骨折：无移位者不必做特殊处理，卧床休息3～4周。

②骶、尾骨骨折：以卧床制动为主，骶部垫气圈或软垫，3～4周疼痛症状逐渐消失。有移位的尾骨骨折，可将手指插入肛门内，将骨折片向后推挤复位。

③骨盆环单处骨折：由于这一类骨折无明显移位，只需卧床休息，症状缓解后即可下床活动。用多头带做骨盆环形固定可以减轻疼痛。

④骨盆环双处骨折：根据具体的骨折情况处理，采用手法要慎重，可以采用骨牵引进行逐步复位。单纯性耻骨联合分离且较轻者，可用骨盆兜悬吊固定。注意此法不宜用于来自侧方挤压力量所致的耻骨支横形骨折。

⑤有移位的骨盆骨折，尤其是盆环双弓断裂者：若病情许可，应采用手法复位。复位的方法应根据骨折移位情况而定。髂骨翼外旋、耻骨联合分离者，患者仰卧，术者先纵向牵引患侧下肢以纠正半侧骨盆向上移位，然后用两手对挤髂骨部，使骨折整复，或者使患者侧卧于木板上，患侧向上，用推按手法对骨盆略加压力，使分离的骨折端复位。髂骨翼内旋、耻骨联合向对侧移位者，患者仰卧，术者先纵向牵引纠正患侧骨盆向上移位，然后以两手分别置于两侧髂前上棘向外推按，分离骨盆，使骨折端复位。

（2）固定　移位不明显的骨盆骨折，卧床6周左右即可，不必固定。骨盆环单处骨折，用多头带做骨盆环形固定可以减轻疼痛。髂骨翼外旋、耻骨联合分离者，手法复位后可应用多头带包扎或骨盆帆布兜悬吊牵引固定，固定时间4～6周。骨盆向上移位者，采用股骨髁上或胫骨结节骨牵引辅助，牵引重量为体重的1/7～1/8，牵引时间需6～8周。

（3）药物治疗　按照骨折三期辨证论治。如果合并并发症，应对症处理。早期宜活血祛瘀、消肿止痛，内服活血汤或复元活血汤加减，亦可服用接骨药物，外用消瘀膏、消肿散或双柏散。若合并大出血发生血脱者，应急投独参汤加炮姜、附子。中、后期应强筋壮骨、舒筋通络，内服舒筋汤、生血补髓汤或健步虎潜丸，外用海桐皮汤煎水熏洗。这些古代经验可以参考，但对于急性损伤血压较低、出血较多者，应该慎重。

3.手术治疗　适用于明显移位、不稳定的骨盆骨折类型，可以选用外固定支架或者内固定。外固定支架创伤小，特别适用于急诊。骨盆环双处骨折伴骨盆环断裂大都主张手术复位及内固定，再加上外固定支架。耻骨联合分离大于2.5cm者，手术治疗是较好的方法，在耻骨弓上缘用钢板螺钉做内固定。

【预防与调护】

骨盆周围有坚强的韧带和肌肉，骨折整复后一般不易再移位，且骨盆多为松质骨，血运丰富，容易愈合。未损伤骨盆后部负重弓或骨折无移位者，伤后第1周练习下肢肌肉收缩及踝关节屈伸活动，伤后第2周练习髋关节与膝关节的屈伸活动，伤后第3周可扶拐下地站立活动。骨盆后弓损伤者，牵引期间应加强下肢肌肉舒缩和关节屈伸活动，解除固定后即可下床开始扶拐站立与步行锻炼。

第六章 脱 位

第一节 概 述

凡构成关节的骨端关节面脱离正常的位置，引起关节功能障碍者称为脱位，又称"脱臼""出臼""骨错"等。关节是连接骨骼的枢纽，每个关节都是由关节面、关节囊和关节腔组成，具有一定的运动功能。关节的稳定和平衡主要依靠骨骼、韧带和肌肉维持，当外来暴力和内因的影响超过了维持关节稳定因素的生理保护限度，构成关节的骨端即可突破其结构的薄弱点而发生脱位。

关节脱位，多发生在活动范围较大、活动频繁的关节，临床以肩关节最多。患者以青壮年男性为多。

【病因病机】

1. 外因 关节脱位多由直接或间接暴力所致，其中间接暴力（传达、杠杆、扭转等）引起者多见。如跌仆、冲撞、坠堕、扭转等损伤，当暴力超过关节所能承受的应力，破坏了维持关节稳定的结构，从而引起关节脱位。

2. 内因 关节脱位与年龄、性别、职业、体质、解剖特点及活动的范围频率等有密切的关系。如幼儿关节韧带发育不健全，易发生桡骨头半脱位；年老体弱者易发生颞下颌关节脱位；男性多于女性，体育及体力劳动者多于脑力劳动者。另外，肩关节等由于解剖特点的因素而易发生脱位，甚至成为习惯性脱位。

关节脱位，不仅关节的正常结构遭到破坏，而且关节囊亦有不同程度的破裂（半脱位和颞下颌关节脱位例外），关节周围的韧带、肌腱、肌肉亦常有撕裂，有时可伴有血管神经损伤、关节面或关节盂边缘部的骨折。

【脱位分类】

1. 根据产生脱位的原因分

（1）外伤性脱位 正常关节遭受暴力而引起的脱位，临床最为多见。

（2）病理性脱位 关节结构被本身病变（如结核或化脓性关节炎）破坏而产生的脱位。

（3）习惯性脱位 两次或两次以上反复脱位者称为习惯性脱位，多见于年老体衰、肌筋松弛，或脱位后未得到有效治疗、固定者。

（4）先天性脱位　因胚胎发育异常或胎儿在母体内受内外界因素引起的脱位，如先天性髋关节脱位。

2. 根据脱位的方向分　分为前脱位、后脱位、上脱位、下脱位、侧方及中心性脱位。四肢与颞下颌关节脱位以远端骨端移位方向为准，脊柱脱位则以上段椎体移位方向为准。

3. 根据脱位的时间分

（1）新鲜脱位　脱位时间在2~3周以内者。

（2）陈旧性脱位　脱位时间在3周以上者。

4. 根据脱位的程度分

（1）完全脱位　组成关节的各骨端关节面完全脱离正常对应位置，互不接触。

（2）不完全脱位　组成关节的各骨端关节面部分脱离正常对应位置，又称半脱位。

（3）单纯性脱位　无合并症（合并骨折或神经、血管、内脏损伤）的脱位。

（4）复杂性脱位　脱位合并骨折或神经、血管、内脏损伤者。

5. 根据脱位是否有伤口与外界相通分

（1）开放性脱位　脱位后局部皮肤或黏膜破损，关节腔与外界相通。

（2）闭合性脱位　脱位后关节腔不与外界相通。

【诊断要点】

1. 病史　多有外伤史。暴力的大小、方向、性质和作用形式，以及受伤姿势状态等，决定着脱位的发生与否，以及脱位的部位、类型和程度。

2. 临床表现

（1）一般症状

①疼痛与压痛：关节脱位时，局部脉络受损，气血凝滞，瘀血内留，阻塞经络，出现不同程度的疼痛，主、被动活动时疼痛加剧。压痛点不如骨折明显，关节周围可触及广泛压痛。

②肿胀：关节脱位后，关节周围软组织损伤、筋肉出血、组织液渗出，关节在短时间内出现明显肿胀。合并骨折时肿胀严重，甚至出现张力性水疱。

③功能障碍：节脱位后，关节结构遭受破坏，周围的肌肉因疼痛而发生痉挛，加之患者精神紧张，造成脱位关节的活动功能部分或完全丧失。

（2）特有体征

①关节畸形：脱位后关节的骨端脱离了正常位，关节的骨性标志发生改变，与健侧对比不对称，因而发生畸形。如肩关节脱位时呈"方肩"畸形，肘关节脱位时呈"靴样"畸形，髋关节后脱位时呈屈曲、内收、内旋畸形等。

②关节盂空虚与骨端脱出：脱位后骨端部分或完全脱离关节盂，造成原关节处凹陷、空虚；并可在关节附近触及脱位的骨端，浅表关节更易触及。如肩关节脱位后，可在肩峰下摸到凹陷，在喙突下或锁骨下可扪及移位的肱骨头。

③弹性固定：关节脱位后，其周围的肌肉、韧带处于紧张痉挛状态，可将脱位的骨骼固定在特殊位置上，在对脱位的关节做被动活动时，虽有一定的活动度，但存在弹性阻力，当去除外力后，脱位的关节又回到原来的特殊位置，这种体征变化称为弹性固定。

（3）X线检查　关节正侧位及斜位片可以明确脱位的诊断，并可了解脱位的类型、程度及有无合并骨折。对于特殊部位的脱位应加照CT，防止漏诊和误诊。

【脱位的并发症】

关节脱位的发生，早期全身可合并多发伤、内脏伤和休克等并发症，局部则可合并骨折和神经血管等损伤，应详细检查，及时发现和处理。晚期可发生骨化性肌炎、骨缺血坏死和创伤性关节炎等，应注意预防。

【鉴别诊断】

1. 骨折　明显外伤史（暴力较大），局部肿胀，疼痛剧烈，有骨折的特有体征，即畸形、骨擦音（感）、异常活动，拍摄X片可确诊。

2. 软组织损伤　有外伤史，损伤局部肿胀、疼痛，伴有不同程度功能障碍，摄X片未见骨骼、关节的改变。

【治疗】

关节脱位治疗的目的是恢复关节的正常解剖结构和功能，所以在治疗时，除整复关节外，还应重视固定、功能锻炼和用药治疗。在治疗中应根据脱位的具体情况确定治疗方案，以下按新鲜脱位和陈旧性脱位详细分述。

1. 新鲜脱位的治疗

（1）保守治疗

1）手法复位　根据脱位方向和类型选用适当的手法（牵引复位、原路返回、杠杆复位等）整复关节，对于大关节脱位、复杂脱位可选择适当的麻醉后进行复位。手法操作时，术者与助手应熟悉脱位的机制和手法操作的步骤，密切配合，动作要轻柔稳缓，忌用力粗暴，避免引起关节囊、肌腱的撕裂及血管神经损伤，甚至骨折。

2）固定　关节复位后，将复位关节固定在功能位或关节稳定的位置，这样有利于损伤软组织的修复，防止习惯性脱位与骨化性肌炎的发生。一般常用绷带、三角巾、托板等器材固定，固定时间根据脱位部位及并发症的程度而定，一般以2～3周为宜，时间过长则易导致软组织粘连而发生关节僵硬，影响治疗效果。

3）药物治疗　治疗原则与骨折相同，按三期进行辨证治疗。

①初期：伤后1～2周内，以活血化瘀、消肿止痛为治疗原则，内服可选用活血止痛汤、舒筋活血汤、云南白药等，外用药则可选用双柏散、消肿止痛膏等。

②中期：伤后2～3周，以和营生新、舒筋活络为治疗原则，内服壮筋养血汤、续骨活血汤等，外用药可选用接骨续筋膏、舒筋活络药膏等。

③后期：伤后 3 周以后，应以补气养血、补益肝肾、强筋壮骨为治疗原则，内服可选用补肾壮筋汤、壮筋养血汤、虎潜丸等，外治以熏洗为主，可选用上肢损伤洗方、下肢损伤洗方、五加皮汤等。

（2）手术治疗　如出现以下情况，则需要手术复位：①脱位关节骨端交锁，手法复位失败者；②开放性脱位者；③脱位并发骨折、肌腱韧带断裂或神经血管损伤，必须手术固定或修补者。

（3）功能锻炼　关节脱位整复后，尽早开始功能锻炼是关节功能恢复的关键。对于未被固定的关节和肌肉，复位后即开始做主动活动锻炼，但应避免做造成脱位的方向的活动。解除固定后，进行复位关节的功能锻炼。

2.陈旧性脱位的治疗　关节脱位 2～3 周以上未能复位者，称为陈旧性脱位。由于关节周围的肌肉与韧带挛缩、粘连，瘢痕组织充填于关节腔内，造成关节功能障碍，整复也比较困难。临床应用时严格掌握手法整复的适应证和禁忌证。

（1）保守治疗　脱位在 3 个月内，脱位关节有一定活动度，关节周围无合并骨折，无明显骨质疏松或神经损伤等并发症，皆可试用手法闭合复位。手法复位前，应先行牵引，结合中药熏洗、手法按摩，以使关节粘连、肌肉挛缩等逐渐缓解，关节的活动度逐渐增大后，方可施行复位手法。

整复手法与新鲜脱位基本相同。通常在麻醉下先行充分地拔伸旋转，反复摇晃，然后进行受伤关节的屈伸、内收外展和回旋的被动活动，活动范围由小到大，由轻而重，动作应稳健而缓慢，逐步松解关节与周围软组织的粘连和挛缩。当关节软组织粘连已松解、关节活动较充分时，即可采用适当的手法进行复位。

（2）手术治疗　手法复位失败，合并骨质疏松、高血压、心脏病等不能耐受手法复位者，可行切开复位。部分患者，如年龄过大，对功能要求不高，或关节面破坏严重的，可行关节融合术、关节成形术或人工关节置换术。

（3）固定与功能锻炼　与新鲜脱位基本相同，应尽早开始适当的功能锻炼，并配合药物熏洗与适当按摩。

【预防与调护】

早期复位容易成功，且关节功能恢复好，故伤后应尽早进行关节复位并适当固定。复位中切忌粗暴，要注意防止医源性损伤，如骨折、血管和神经损伤。复位后一般固定 2～3 周，以利软组织修复，防止再脱位和习惯性脱位的发生。固定期间应抬高患肢，尽早进行固定范围外的关节活动，以减轻肿胀、防止关节粘连。解除固定后则要积极进行功能锻炼，早日促进脱位关节的功能恢复。

第二节　颞下颌关节脱位

颞下颌关节脱位，亦称下颌关节脱位，俗称"掉下巴"，好发于老年人及身体虚弱者。颞下颌关节是由下颌头和颞骨的下颌窝、关节结节组成，其关节囊侧壁有韧带加强，前壁较松弛薄弱（图 6-1），临床以前脱位常见，易发展为习惯性脱位。

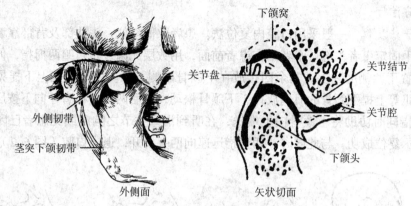

图 6-1 颞下颌关节

【病因病机】

颞下颌关节脱位与内因、外因均有密切关系，引起其脱位的原因有：

1. 张口过大 在大笑、打呵欠、张口治牙时，下颌骨的下颌头及关节盘都可过度向前滑动，移位于关节结节的前方，即可发生颞下颌关节前脱位。

2. 外力打击 在张口状态下，外力向前下方作用于下颌角或颊部，关节囊的侧壁韧带不能抵抗外来暴力，则形成单侧或双侧颞下颌关节前脱位。

3. 杠杆力作用 在单侧上、下臼齿之间，咬食较大硬物时，颞下颌关节处于不稳定的状态，此时硬物为支点，翼外肌、咬肌为动力，肌力拉动下颌体向前下滑动，多形成单侧前脱位，亦可发生双侧前脱位。

4. 肝肾虚损 老年人筋肉松弛、无力，或久病体弱者，均有不同程度的气血不足，肝肾虚损，筋肉失养，韧带松弛，因此在外力作用下容易发生习惯性颞下颌关节脱位。

颞下颌关节脱位，按脱位时间和复发次数，可分为新鲜性、陈旧性和习惯性脱位 3 种；按一侧或两侧脱位，可分为单侧脱位和双侧脱位两种；按脱位后下颌骨髁状突在下颌关节窝的前方或后方，可分为前脱位和后脱位两种，临床中以前脱位多见。

【临床表现与诊断】

1. 病史 有过度张口、咬嚼较硬食物或暴力打击等外伤史。

2. 症状和体征 呈半开口状，不能自然开、合，语言不清，吞咽困难，口涎外流，患者常以手托住下颌就诊。单侧脱位时，口角向健侧歪斜，患侧颧弓下可触及下颌头和凹陷；双侧脱位时，下颌骨下垂，向前突出，双侧颧弓下方可触及下颌头，耳屏前方可触及明显凹陷。

3. 影像学检查 X 线片检查可确定脱位的类型、移位的程度及有无并发髁状突骨折。

【治疗】

1. 保守治疗

（1）手法复位　一般采用口腔内复位法。患者取低坐位，头枕部及背部靠墙壁，或由助手双手固定患者头部。术者站在患者前面，用数层无菌纱布包缠两拇指，伸入患者口腔内后置于两侧磨牙上，其余四指放在下颌骨两侧下缘。用拇指先上下摇晃下颌数遍，使咬肌等上提下颌骨的肌肉放松，下颌骨松动，然后两拇指将磨牙向下按压，向后推送，余指同时协助将下颌骨向上端送，在听到滑入关节之响声或见患者已闭口自如时，则表示复位成功。与此同时，两拇指迅速向两旁滑开，退出口腔（图6-2）。

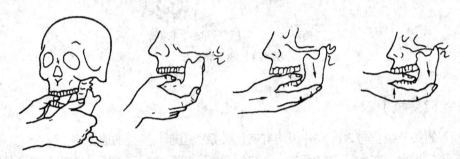

图6-2　口腔内复位法

单侧脱位复位法与双侧相同，只是在健侧的手不用力，起控制作用，在患侧的手指按上法进行复位。

（2）固定　复位后，托住下颌，维持闭口位，然后用四头带（或绷带）兜住下颌（图6-3）。固定松紧要适度，以张口1cm为准。固定时间3～5天，习惯性脱位者，应适当延长固定时间，可达4～8周。

（3）药物治疗　按照脱位三期辨证论治。

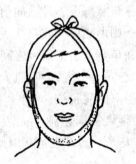
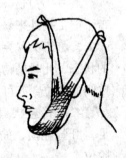

图6-3　四头带固定法

2. 手术治疗

陈旧性脱位手法复位效果不佳者，可在关节镜下行关节复位，或手术将髁突、关节结节之间的纤维结缔组织剥离，关节窝修整后撬动关节复位，同时可行髁突高位切除术、关节结节切除术及关节结节增高术等。

3. 功能锻炼

固定期间嘱患者做主动咬合运动，以增强咬肌肌力。鼓励患者自行按摩，用双手拇指或食、中指自我按摩翳风穴或下关穴，手法轻柔，以酸痛为度，每日3～5次，每次5～10分钟。

【预防与调护】

颞下颌关节脱位多发于老年人及体质虚弱者，经常做咬合动作能够增强咀嚼肌肌力，可以预防脱位的发生；对于脱位多发者，在日常生活中，应尽量避免大笑、剧烈咳嗽及咀嚼硬物；在固定期间，患者不应用力张口、大声讲话，宜吃软食，避免咬嚼硬食，四头带或绷带不宜捆扎过紧，应允许张口不超过1cm，不能过早除去固定嚼食。

第三节 肩关节脱位

肩关节脱位，亦称肩肱关节脱位，古称"肩胛骨出""肩骨脱臼"，好发于20～50岁的男性，在全身关节脱位发生率中占第2位。肩关节由肩胛骨的关节盂与肱骨头构成球窝关节，肱骨头大，呈半球形，关节盂小而浅（约为肱骨头关节面的1/3）；关节囊及韧带薄弱松弛（图6-4），尤其是关节囊前下部缺少韧带肌腱的加强和支持。不稳定的结构和活动范围大，使它成为临床较常见的脱位之一，且易发生前下方脱位，后脱位则罕见。

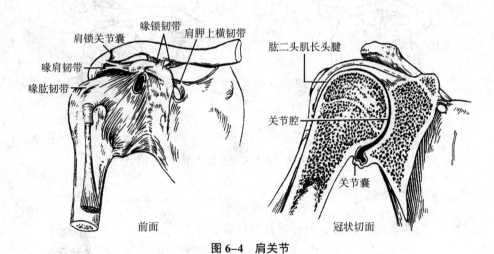

图6-4 肩关节

【病因病机】

直接暴力和间接暴力均可造成肩关节脱位，但以间接暴力最多见。

1.直接暴力 比较少见，多因跌倒、车祸或其他原因引起的冲击力等外力直接作用于肩关节后方，而使肱骨头向前脱位。此外，当肱骨头过度内旋，肩关节前方受到冲击时，亦可造成肱骨头向后冲破关节囊而造成后脱位。

2.间接暴力 分为传达暴力与杠杆作用力两种，临床最多见。

（1）传达暴力 当患者向前外侧跌倒时，上肢呈外展外旋位，手掌向下撑地，暴力由手掌沿肱骨纵轴向上传达到肱骨头所致。肱骨头冲破较薄弱的关节囊前壁，向前滑出至喙突下间隙，形成喙突下脱位；若暴力继续向上传达，肱骨头可能被推至锁骨下而发生脱位；若暴力强大，肱骨头可冲破肋间进入胸腔，形成胸腔内脱位，极为少见。

（2）杠杆作用力 当暴力使上肢过度高举、外旋外展向下跌到，或习惯性脱位者外旋外展位高举上肢（如投篮、投弹），肱骨外科颈受到肩峰冲击，以肩峰为杠杆支点，使肱骨头向前下部滑脱形成盂下脱位，亦可滑至肩前形成喙突下脱位。

肩关节脱位，根据脱位的时间与复发次数，可分为新鲜性、陈旧性和习惯性脱位3种；根据脱位后肱骨头所在的位置，又可分为前脱位和后脱位，前脱位还可分为喙突下、盂下、锁骨下及胸腔内脱位（极罕见）4种（图6-5）。

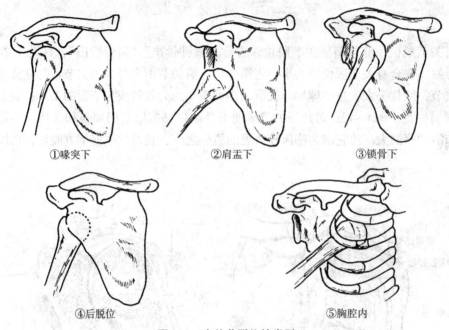

①喙突下　　　　　　②肩盂下　　　　　　③锁骨下

④后脱位　　　　　　⑤胸腔内

图6-5　肩关节脱位的类型

【临床表现与诊断】

1.病史 有明显的外伤史，或习惯性脱位者受外力作用。

2.症状和体征 肩部疼痛、肿胀、活动障碍。前脱位时，患者头部常倾向伤侧，常用健手扶托患肢前臂，患肩呈"方肩"畸形（见图6-6），并固定于肩外展20°～30°位，喙突下、腋窝内或锁骨下可扪及肱骨头，搭肩试验阳性及直尺试验阳性；后脱位时，肩前部塌陷扁平，喙突突出，肩胛冈下可触及肱骨头，上臂呈轻度外展、明显内旋畸形。

3.影像学检查 X线检查可确定脱位的类型、移位程度及有无并发骨折。后脱位应加拍腋窝X线片可协助诊断。另外，CT、MRI检查则有助于软骨和软组织损伤的诊断（图6-7）。

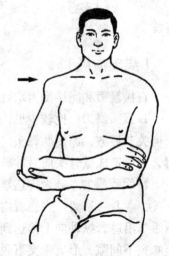

图6-6　肩关节脱位的方肩畸形

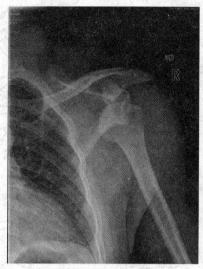 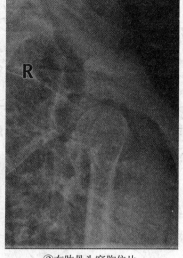

①右肩关节正位片　　　　　　　②右肱骨头穿胸位片

图6-7　右肩关节脱位 X 线片

【治疗】

1.保守治疗

（1）手法复位

1）肩关节前脱位　临床最常见，复位方法较多，可酌情选取。

①手牵足蹬法：此法简便，由一人完成，临床比较常用。患者仰卧，用棉垫或软布垫于患侧腋下，保护软组织。术者立于患侧，两手握住患肢腕部，用近患侧的足（右侧脱位用右足，左侧脱位用左足）抵于腋窝内，在肩关节外旋、稍外展位沿患肢纵轴方向缓慢有力地牵引，继而逐渐内收、内旋患肢，利用足跟为支点的杠杆作用，将肱骨头撬挤于关节盂内，当有回纳感时，复位即告成功（图6-8）。注意在足蹬时，不可使用暴力，以免引起腋窝血管、神经损伤。

②拔伸托入法：患者取坐位，术者立于患侧，以两手拇指压其肩峰，其余四指插入腋窝托住肱骨干。第一助手站于患者健侧肩后，两手斜形环抱固定患者，第二助手一手握患侧肘部，一手握腕上部，外展外旋患肢，由轻而重地向前外下方做拔伸牵引。与此同时，术者插入腋窝的手将肱骨头向外上方钩托，第二助手拔伸的同时逐渐将患肢内收、内旋，直至肱骨头有回纳感，复位即告完成（图6-9）。

③牵引回旋法：患者取坐位或仰卧位，术者一手握住患肢腕部，另一手握住肘部，屈肘90°，沿肱骨长轴做持续牵引。先将上臂外展、外旋，然后将上臂内收，使肘部紧贴胸壁并移向中线，再使上臂内旋，将患侧手掌搭于对侧肩部即可复位（图6-10）。

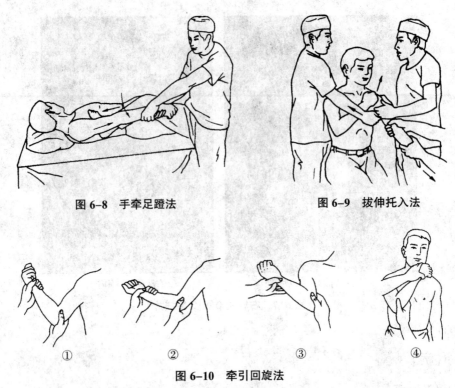

图 6-8　手牵足蹬法　　　　　　　　　　图 6-9　拔伸托入法

图 6-10　牵引回旋法

①牵引下外展上臂；②牵引下外旋上臂；③牵引下内收肘部；④牵引下内旋上臂

2）肩关节后脱位　临床少见，治疗简单，一般采用牵引推拿法复位。患者取坐位，第一助手用布带绕过胸部向健侧牵拉，第二助手用布带绕过患侧腋下向上向外牵拉，第三助手握着患肢手腕将上臂轻度前屈，向下牵引并外旋，三者配合徐徐牵引（图 6-11）。术者站患者身后，可用一手拇指或掌根向前下将肱骨头推入关节盂。

3）陈旧性脱位　应严格掌握适应证（脱位在 3 个月以内，年青体壮，关节仍有一定活动范围，X 线片显示无明显骨质疏松和关节内外未骨化，无并发骨折及血管、神经损伤者），复位操作需轻柔稳健。手法复位前，先在肩外展位做尺骨鹰嘴牵引 1～2 周，结合推拿按摩及舒筋活络中药熏洗；若脱位时间短，关节活动受限较轻，亦可直接复位。复位在麻醉下进行，先行肩部按摩和做轻微的摇摆活动，复位操作可采用手牵足蹬或杠杆复位法（图 6-12）。

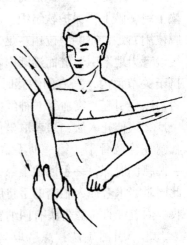

图 6-11　牵引推拿法

（2）固定　一般采用胸壁绷带固定法，将患侧上臂保持在内收内旋位，肘关节屈曲 60°～90°，前臂依附胸前。用纱布棉垫放于腋下和肘内侧，用绷带将上臂包扎固定于胸壁，前臂用颈腕带或三角巾悬托于胸前（图 6-13）。固定时间 2～3 周。目前，肩关节固定支具已经被较好地应用。

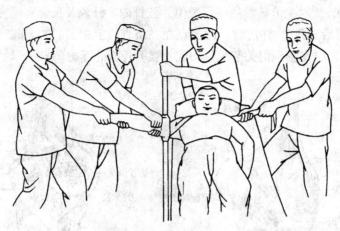

图6-12 卧位杠杆整复法

（3）*药物治疗* 按照脱位三期辨证论治。对于习惯性脱位，应内服补肝肾、壮筋骨的药物，如补肾壮筋汤、健步虎潜丸等。

2. 手术治疗 合并骨折、血管神经损伤、开放性的新鲜脱位，手法复位失败的陈旧性、习惯性脱位者，可行手术治疗，如行切开复位内固定术、关节囊修补（紧缩）术或人工韧带重建术等，从而达到整复脱位、增加肩关节稳定性的目的。损伤严重者可行肩关节融合术或肩关节置换术。

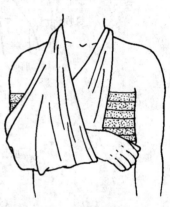

图6-13 胸壁绷带固定法

3. 功能锻炼 固定期间应加强腕和指的活动，2周后去除固定上臂的绷带，维持前臂悬吊于胸前，开始练习肩关节屈伸活动。再1周去除前臂悬吊，练习肩关节各方向活动，如左右开弓、手指爬墙、手拉滑车等，可配合按摩推拿、理疗、针灸等疗法，以加快肩关节功能的恢复。6周内禁止做强力的被动牵拉活动，以免软组织损伤及并发骨化性肌炎的发生。

【预防与调护】

脱位复位后应妥善固定，固定时间要充分，6周内禁止做剧烈的被动牵拉活动，以利软组织修复，防止再脱位和习惯性脱位的发生；固定期间观察患肢血运情况，睡觉时肩后垫薄枕抬高肩部，可减轻疼痛和肿胀。尽早进行功能锻炼，并配合按摩推拿、理疗、针灸等，防止肩关节软组织粘连和挛缩，预防创伤性关节炎的发生。

第四节 肘关节脱位

肘关节脱位是肘部最常见的损伤，多发生于青壮年，老年人和儿童少见。肘关节由肱桡关节、肱尺关节和桡尺近侧关节包在一个关节囊内组成，其关节囊的前后壁薄弱而松弛（图6-14），故肘关节易发生前后脱位。肱骨内、外髁及尺骨鹰嘴突组成重要的骨性标志——"肘后三角"。伸肘时，此三点在一条直线上；屈肘时，此三点形成一等腰三角形（图6-15），是鉴别肘关节脱位和肱骨髁上骨折的标志。

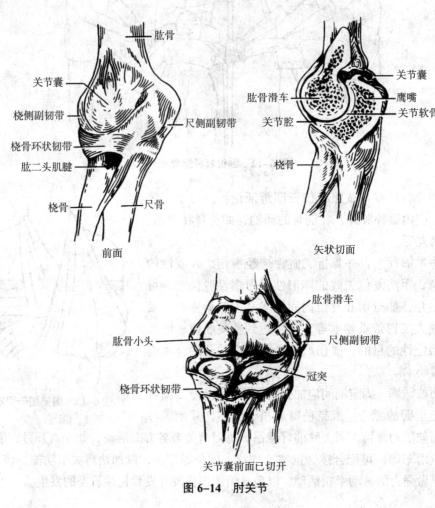

图6-14　肘关节

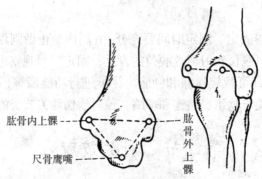

图6-15　肘后三角及肘直线

【病因病机】

肘关节脱位，根据尺桡上关节与肱骨远端的位置可分为前脱位、后脱位、侧方脱位，其中后脱位最为常见；根据整复时间可分为新鲜脱位和陈旧性脱位。肘关节脱位主要由间接暴力（传导暴力和杠杆的作用）所造成。

1. 后脱位　患者跌倒时，肘关节伸直，前臂旋后位，以手掌触地，外力沿尺骨纵轴上传，使肘关节过度后伸，以致尺骨鹰嘴尖端急骤撞击肱骨下端的鹰嘴窝，在肱尺关节处形成杠杆作用（图6-16），使止于喙突上的肱前肌及肘关节囊的前壁被撕裂，肱骨下端向前移位，尺桡骨上段同时滑向肘后方形成肘关节后脱位（图6-17）。

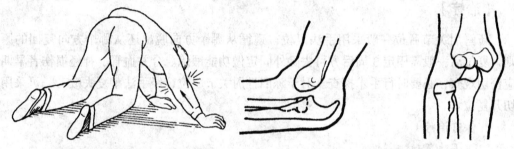

图 6-16　肘关节后脱位机制　　　　　图 6-17　肘关节后脱位

2. 侧方移位　很少单独发生，常合并在前、后脱位之中。手掌着地，肘关节处于内翻或外翻位致肘关节的侧副韧带和关节囊撕裂，发生肘关节侧方脱位。

3. 前脱位　极少见。若屈肘位跌倒，肘尖触地，暴力由后向前先造成尺骨鹰嘴骨折，继之可将尺骨鹰嘴推移至肱骨的前方，发生肘关节前脱位（图6-18）。

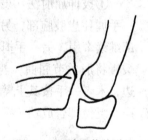

图 6-18　肘关节前脱位

【临床表现与诊断】

1. 病史　有明显的外伤史。

2. 症状和体征　肘关节肿胀疼痛，关节置于45°半屈曲状，伸屈活动受限。后脱位时，肘关节呈靴样畸形（图6-19），肘后可触及移位的尺骨鹰嘴，肘前可触及移位的肱骨下端，"肘后三角"关系失常，关节前后径增宽、左右径正常。前脱位时，肘前隆起，可触及脱出的尺桡骨近端，肘后可触及肱骨远端或游离的鹰嘴骨折片，肘关节屈曲受限，"肘后三角"关系失常。侧方脱位时，肘关节左右径增宽，可呈现肘内翻或肘外翻畸形，"肘后三角"关系失常。

3. 影像学检查　肘关节X线检查可确定脱位的类型、移位程度以及有无并发骨折（图6-20）。

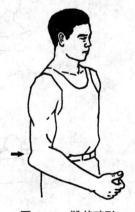

图 6-19　靴状畸形

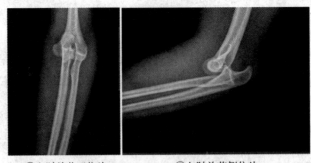

①左肘关节正位片　　　　　②左肘关节侧位片

图 6-20　左肘关节脱位 X 线片

【治疗】

新鲜肘关节脱位一般采用手法复位，遵循从哪个方向脱出还从哪个方向复回的原则，复位后一般需固定 3 周后方可去除外固定做功能锻炼。合并血管、神经损伤者早期应密切观察，必要时行手术探查。对于陈旧性肘关节脱位，经手法整复失败者，可采用切开复位术。

1. 保守治疗

（1）手法复位

1）肘关节后脱位

①拔伸屈肘法：患者取坐位，助手立于背侧以双手握住患肢上臂，术者站在前面，一手握住患肢腕部，另一手握住肘部与助手做 3~5 分钟对抗牵引。然后术者一手握腕部继续牵引，另一手拇指抵住肱骨下端向后上推按，其余四指抵住鹰嘴向前下端提，并缓慢将肘关节屈曲，若闻及入臼声，复位即告成功。患者亦可取卧位，患肢上臂靠床边，术者一手按其上臂下段，另一手握住患肢前臂，顺势拔伸，同时徐徐屈肘，有入臼声，复位即告成功（图 6-21）。

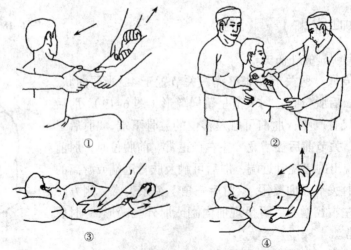

图 6-21　拔伸屈肘法（坐位、仰卧位）

①②坐位拔伸屈肘法；③④仰卧位拔伸屈肘法

②膝顶复位法：患者取坐位，术者立于患侧前面，一手握其前臂，一手握其腕部，同时一足蹬在凳面上，以膝顶在患侧肘窝内。先顺畸形拔伸，然后逐渐屈肘，有入臼声者，患侧手指可摸到同侧肩部，即为复位成功（图6-22）。

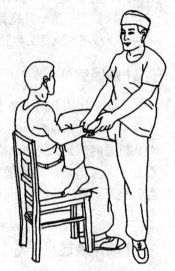

2）肘关节前脱位　患者取仰卧位，一助手牵拉上臂，术者一手握住肘部，另一手握住腕部，稍加牵引，保持患肢前臂旋内，同时在肘关节高度屈曲位向后加压推前臂，听到复位的响声，即为复位。合并有鹰嘴骨折的肘关节脱位，复位时前臂不需牵引，只需将尺桡骨上段向后加压，即可复位。

3）肘关节侧方脱位　处理原则，先整复侧方移位，而后矫正前后移位。术者双手握住肘关节，以双手拇指和其他手指使肱骨下端和尺桡骨近端向对方移动，即可使其复位。

（2）固定　脱位整复后，一般用绷带做肘关节"8"字固定于屈曲位（60°~80°），三角巾悬吊前臂于胸前。1周

图6-22　膝顶复位法

后改为肘屈曲90°前臂中立位，2周后可去除固定。若关节积血较多，可在无菌操作下穿刺抽吸、加压包扎；合并骨折者，则按骨折处理固定（如夹板、石膏等）。目前，肘关节固定支具也被广泛应用。

（3）药物治疗　按照脱位三期辨证论治。

2.手术治疗　手法复位失败、不适合手法整复者，可考虑手术治疗，手术方案依据关节面损伤情况而定。关节软骨面完整的，可行切开复位、细钢针固定术；关节软骨面缺损不全、骨面粗糙的，可做肘关节成形、尺神经前置术，也可行人工肘关节置换术。对于习惯性脱位，可行关节囊和侧副韧带修补术，从而增强对抗脱位的机械作用。

3.功能锻炼　固定期间可做肩、腕及掌指等关节的活动。去除固定后，积极进行肘关节的主动运动，以屈肘为主，因伸肘功能容易恢复。功能锻炼时，可配合理疗或轻手法按摩，但必须避免肘关节强烈的被动活动，以防损伤性骨化性肌炎的发生。

【预防与调护】

肘关节脱位多由外伤引起，平时注意生产生活安全、避免外伤是关键。脱位整复时，手法不可粗暴，固定要松紧适度，严密观察患肢血运情况，预防肌筋膜间隔综合征的发生。鼓励患者早期进行肩、腕及掌指关节活动，解除固定后即主动做肘关节伸屈及前臂旋转活动或辅以理疗，防止关节僵硬或骨化性肌炎的发生，进而使患肢肘关节功能得以尽快恢复。

第五节　小儿桡骨小头半脱位

小儿桡骨头半脱位又称为"牵拉肘"，俗称"肘错环""肘脱环"，多发生于4岁以下

的幼儿，1~3岁发病率最高。桡尺近侧关节由尺骨的桡切迹与桡骨头的环状关节面构成，关节的稳定主要依靠环状韧带的约束来维持（图6-23）。幼儿时期环状韧带松弛，且桡骨头发育尚不完善，头、颈的直径几乎相等，故小儿桡骨头半脱位是幼儿常见的肘部损伤之一。

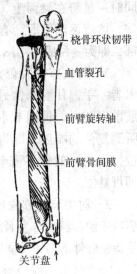

桡骨环状韧带
血管裂孔
前臂旋转轴
前臂骨间膜
关节盘

图6-23 桡尺近侧关节

【病因病机】

本病多因患儿肘关节在伸直位，腕部受到纵向牵拉所致，如穿衣、上阶梯或跌倒时，其手被大人用力向上提拉所致。主要病机是肘部突然受到牵拉力，桡骨头向下滑移，肱桡关节间隙加大，关节内负压骤增，关节囊和环状韧带被吸入肱桡间隙，桡骨头被环状韧带卡住，阻碍桡骨头回复而形成桡骨头半脱位。

【临床表现与诊断】

1.病史 幼儿患肢有被牵拉损伤史。

2.症状和体征 伤后患儿哭闹，拒绝活动及亦怕别人触动患肢。患肢垂于体侧，肘关节呈半屈曲位，前臂旋前，不能抬举取物。桡骨头处可有压痛，肘部无明显肿胀和畸形。

3.影像学检查 X线检查无异常发现。

【治疗】

1.保守治疗

（1）**手法复位** 嘱家长抱患儿坐位，术者面对患儿而坐。术者一手握住患儿肘部，以拇指在肘窝前下方偏桡侧处按压住桡骨头，另一手握住患侧腕部。稍加牵引至肘关节伸直位，并迅速将前臂旋后，同时拇指向后方按压桡骨头，然后屈曲肘关节并内旋前臂，常可听到轻微的入臼声，患侧手可触及同侧肩部，复位即告成功（图6-24）。复位后疼痛立即消失，患儿哭闹停止，患肘活动自如，可以上举、取物。

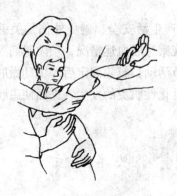
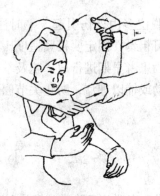

图6-24 小儿桡骨小头半脱位手法复位

（2）固定 复位后无需特殊固定，用三角巾悬吊前臂 2 ~ 3 天即可，亦可不固定。对于反复多次发生脱位者，复位后宜行石膏托固定 2 周。

（3）药物治疗 一般不需要药物治疗。

2. 手术治疗 陈旧性桡骨半头脱位，手法复位失败者可用手术疗法。习惯性桡骨头半脱位，18 岁以后可采用切开复位，修补、重建环状韧带，严重者行桡骨头切除术。

3. 功能锻炼 固定期间，上肢可进行自由活动，但不能牵拉患肢，以免脱位再次发生。

【预防与调护】

桡骨头半脱位发生后，容易复发，应嘱患者家长为小儿穿、脱衣服或行走玩耍时避免用力牵拉患肢。首次脱位应三角巾悬吊 2 ~ 3 天，减少患肢活动，以利环状韧带的修复，预防脱位的发生。随幼儿年龄的增长，桡骨头的发育逐渐完善，5 岁以后，一般不再发生。

第六节 髋关节脱位

髋关节脱位，古称"胯骨出""大腿根出臼"，多见于青壮年男性，是下肢常见的脱位之一。髋关节由髋骨的髋臼与股骨头构成杵臼关节，髋臼较深，关节周围有坚强的肌肉和韧带保护（图 6-25），故一般不易脱位。一旦损伤形成脱位，则可并发严重的软组织损伤，患者亦会陷于严重休克状态。

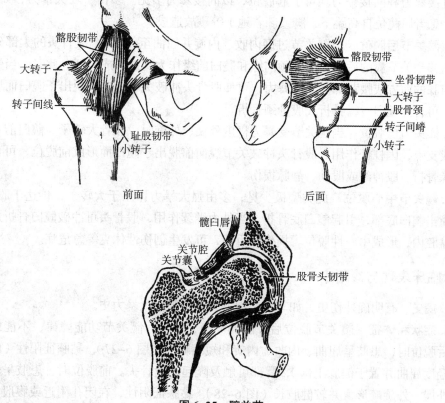

图 6-25 髋关节

【病因病机】

髋关节脱位，根据脱位后整复的时间，可分为新鲜脱位和陈旧性脱位两种。根据脱位后股骨头所处的位置（髂前上棘与坐骨结节连线的前后），可分为后脱位、前脱位及中心脱位3种类型（图6-26）。前脱位又可分为耻骨部脱位和闭孔脱位；后脱位又可分为髂骨脱位和坐骨脱位，临床以后脱位多见。

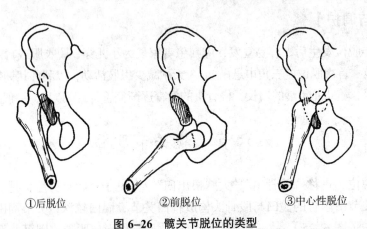

①后脱位　　　　　　②前脱位　　　　　　③中心性脱位

图6-26　髋关节脱位的类型

直接暴力和间接暴力均可引起脱位，以间接暴力多见。多由于较大暴力，如车祸、坠堕（患者屈髋位自高跳下，脚或膝着地）等事故造成。

1. 髋关节后脱位　当髋关节过度内收、内旋并屈曲至90°时，股骨头的大部分离开髋臼而移到关节囊的后方，股骨颈前缘和髋臼前缘作为支点形成杠杆。此时，当受到来自腿与膝的前方或腰背部的外部暴力，可使股骨头冲破关节囊向后脱出于髋臼而形成后脱位，可合并髋臼后缘骨折或股骨颈骨折。

2. 髋关节前脱位　当髋关节受暴力极度外展、外旋时，股骨大转子与髋臼前上缘接触形成支点，因杠杆作用，股骨头冲破关节囊向前脱出于髋臼而形成前脱位，可合并髋臼前缘骨折、股神经或股动、静脉损伤。

3. 髋关节中心脱位　此类型极少见，多由强大暴力作用于大转子，传达于股骨头，直接撞击髋臼底部，引起髋臼底骨折。当外力继续作用，股骨头可冲破髋臼骨折片而移位于盆腔内，形成中心性脱位。损伤严重的，可发生创伤性休克等急危症。

【临床表现与诊断】

1. 病史　有明确外伤史，如车祸、塌方、坠堕等强大暴力史。

2. 症状和体征　髋关节脱位后，髋部疼痛、肿胀，髋关节功能障碍，不能站立行走。后脱位时，患肢呈屈曲、内收、内旋和短缩畸形（图6-27），黏膝征阳性（患肢膝关节轻度屈曲并置于健膝上部），臀部可触及隆起的股骨头。前脱位时，患肢呈轻度屈曲、外展、外旋畸形，并较健肢长（图6-28），黏膝征阴性，在闭孔附近或腹股沟处可触及股骨头。中心脱位时，股骨头移位不大者，诊断较困难，只有局部疼痛、肿胀及轻度活动障碍；若移位较大，患肢可有短缩畸形，大转子塌陷，大转子及患肢纵轴叩击痛，患侧下腹部可有压痛。

3.影像学检查 X线检查可确定脱位的类型、移位程度及有无并发骨折（图6-29）。

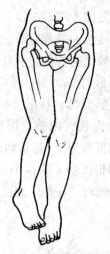 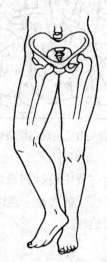

图 6-27　髋关节后脱位畸形　　　　**图 6-28　髋关节前脱位畸形**

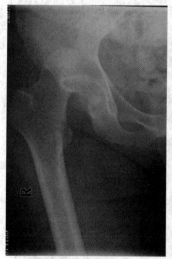 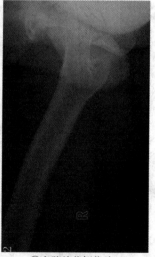

①右髋关节正位片　　　　　②右髋关节侧位片

图 6-29　右髋关节脱位 X 线片

【治疗】

1.保守治疗

（1）手法复位

1）髋关节后脱位

①屈髋拔伸法：患者仰卧，用宽布条固定患者骨盆及健侧下肢（或助手用两手固定

骨盆），术者面向患肢骑跨在屈髋屈膝各 90°的小腿上，用一侧上肢前臂及肘窝部环扣

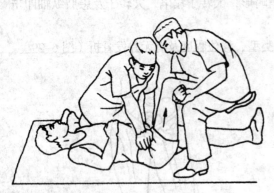

图 6-30 髋关节后脱位屈髋拔伸法

患肢腘窝部。先在内旋、内收位顺势拔伸，然后垂直向上牵拉，使股骨头接近关节囊破裂口，稍将患肢旋转，促使股骨头滑入髋臼，当听到入臼声后，再将患肢伸直，即可复位（图 6-30）。

②回旋法：患者仰卧，助手以两手按压髂前上棘固定骨盆。术者立于患侧，一手握住患肢踝部，另一手以前臂及肘窝托提患肢腘窝部，在向上提拉的过程中，将髋关节内收、内旋、极度屈曲（尽量使膝部贴近腹壁），然后将患肢外展、外旋、伸直。在此过程中可听到股骨头入臼声时，复位即告成功（图 6-31）。因为此法的屈曲、外展、外旋、伸直是一连续动作，形状恰是一个问号（左侧）或反问号（右侧），故又称划问号复位法。

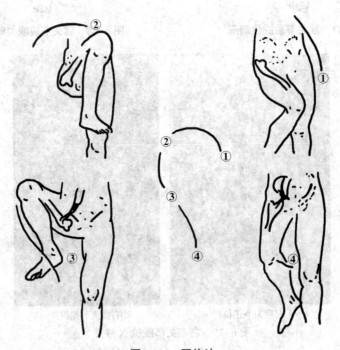

图 6-31 回旋法

2）髋关节前脱位

①屈髋拔伸法：患者仰卧，一助用两手按压髂嵴固定骨盆，另一助手握住患肢小腿并屈曲其膝关节，在髋外展、外旋位徐徐向上拔伸至屈髋 90°；同时，术者用双手环抱患侧大腿根部，向后外方用力按压，使股骨头回纳髋臼内（图 6-32）。

②反回旋法：其操作步骤与后脱位相反，先将髋关节外展、外旋，然后屈髋、屈膝，再内收、内旋，最后伸直患肢。

3）中心性脱位

①拔伸扳拉法：若轻微移位可用此法。患者仰卧，一助手握患肢踝部，使足中立、髋外展30°位，轻轻拔伸旋转；另一助手把住患者腋窝做相对拔伸牵引。术者立于患侧，先用宽布带绕过患侧大腿根部，一手推骨盆向健侧，另一手抓住绕过患侧大腿根部之布带向外拔伸，即可将内移之股骨头拉出（图6-33）。

②牵引复位：适用于股骨头突入盆腔较严重者。患者仰卧，患侧行股骨髁上牵引，重量8～12 kg，可逐步复位。若复位不成功，可在大转子部做前后位骨圆针贯穿或钻入一带环螺丝钉，做侧方牵引，重量5～7 kg。在向下、向外两个分力作用下，可将股骨头牵出。经床边 X 线摄片，确定已将股骨头拉出复位后，减轻牵引重量至维持量，继续牵引8～10周（图6-34）。

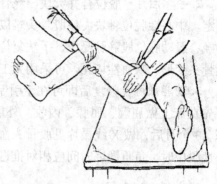

图 6-32 前脱位屈髋拔伸法

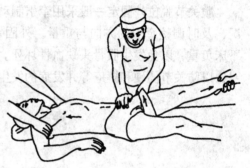

图 6-33 髋关节中心性脱位拔伸扳拉法

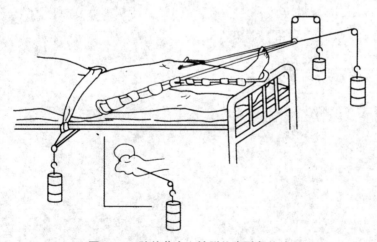

图 6-34 髋关节中心性脱位牵引复位法

（2）固定 复位后，可采用皮肤牵引或骨牵引固定，患肢两侧置沙袋防止内、外旋，牵引重量5～7 kg。后脱位一般维持在髋外展30°～40°的旋中位3～4周；前脱位维持在髋内旋、内收伸直位牵引4周；中心性脱位维持在中立位6～8周，3个月后方可开始负重行走。

（3）**药物治疗**　按照脱位三期辨证论治。

2. 手术治疗　脱位合并大块臼缘骨折，妨碍手法复位者，可行切开复位，螺丝钉内固定。中心性脱位骨块夹住股骨头难以脱出者，考虑手术切开复位。有坐骨神经、闭孔神经、股动脉、股静脉受压，手法复位不能解除者，则应尽快切开解压、探查。若发生股骨头变形、缺血性坏死，可采用人工股骨头置换术。

3. 功能锻炼　整复后即可在牵引制动下，行股四头肌及踝关节锻炼。解除固定后，可先在床上做屈髋、屈膝、内收、外展及内旋、外旋锻炼，以后逐步做扶拐不负重锻炼。3 个月后，做 X 线摄片见股骨头血供良好，方能下地做下蹲、行走等负重锻炼。中心性脱位时，负重锻炼时间应相对推迟。

【预防与调护】

髋关节脱位外固定一般采用牵引制动，固定期间要注意牵引的方向、患肢的血运情况，及时调整牵引的方向与重量。外固定的时间要长，尤其对合并骨折时，不能早期下床负重，以免发生股骨头缺血性坏死。固定期间，鼓励患者积极进行功能锻炼，勤翻身，以防关节僵硬和褥疮等并发症的发生。

第七章　筋　伤

第一节　概　述

筋主要是指人体皮肤、皮下浅筋膜、深筋膜、肌肉、肌腱、腱鞘、韧带、关节囊、滑膜囊、椎间盘、周围神经和血管等软组织。

凡因各种急性外伤或慢性劳损，以及风寒湿邪侵袭等原因造成的人体筋的伤害，统称为"筋伤"，西医学称为软组织损伤。

【病因病机】

暴力伤害、持续劳损和风寒湿邪侵袭是引起筋伤疾病的主要外因。直接、间接暴力伤害多引起急性筋伤。反复、长期地作用于人体某一部位的较小的外力劳损多引起慢性筋伤。风寒湿邪多乘虚侵袭，可使急性筋伤缠绵难愈或使慢性筋伤症状加剧。体质是筋伤的内部因素，个人体质差异与筋伤发病、症状表现、病机转变和预后密切相关。

筋伤可造成受伤局部的疼痛、肿胀、畸形和功能障碍。急性筋伤受伤局部出现组织细胞断裂或死亡、皮下出血和水肿。慢性筋伤受伤局部出现组织增生、肥厚、粘连，细胞变性、挛缩、钙化。筋伤同时可引起皮肉筋骨、脏腑、经络、气血全身系列反应。

【分类】

临床中筋伤分类主要有以下几种：

1. 根据筋伤的时间分

（1）急性筋伤　亦称为新伤，是突然暴力造成的损伤，一般指伤后不超过 2 周的新鲜损伤。急性筋伤的特点：一般有明显的外伤史，局部疼痛、肿胀及有血肿、瘀血、瘀斑，功能障碍等症状较明显。

（2）慢性筋伤　亦称为陈伤、宿伤。一般是指急性伤筋后因失治或治疗不当而形成的慢性筋伤。筋伤后超过 2 周以上未愈者，即属慢性筋伤。慢性劳损造成的筋伤也属此类。根据其发病原因可分为原发性筋伤和继发性筋伤两种。原发性筋伤系指在较小外力长期作用下或受反复轻伤所引起的慢性软组织劳损，故又称积累性损伤。其好发于多动关节及负重部位。由于局部频繁活动，劳累过度，致使肌筋疲劳与磨损，气血运行不畅，筋失荣养。继发性筋伤是由于急性筋伤失治或治疗不当，迁延日久所致的慢性软组织损伤。由于外伤瘀血凝结，积久不散，或与风寒湿邪相杂合，痹阻经络，以致伤处气血滞涩，血不养筋，筋肉挛缩等。

2. 根据受伤的方式分

（1）扭伤 任何关节（包括可动关节和微动关节）由于旋转、牵拉或肌肉猛烈而不协调的收缩等间接暴力，使其突然发生超出正常生理范围的活动时，会使肌肉、肌腱、韧带、筋膜或关节囊被过度扭曲、牵拉或引起撕裂、断裂或移位，也可能引起关节的错缝。例如，踝关节因行走或奔跑于不平坦的道路上，或由高处跌下，或因踏入凹陷处，使足突然发生内翻或外翻，引起踝关节侧副韧带的损伤，即属于扭伤。

（2）挫伤 是指因直接暴力、跌仆撞击、重物挤压等作用于人体而引起的闭合性损伤，以外力直接作用的局部皮下或深部组织损伤为主。轻则局部出现血肿、瘀血，重则肌肉、肌腱断裂，关节错缝或血管、神经严重损伤，可伤及气血、经脉，甚至伤及脏腑而造成内伤。如棍棒直接打击胸部或胸部受重物挤压而造成的胸壁软组织损伤，即属于挫伤。

（3）碾压伤 由于钝性物体的推移挤压与旋转挤压直接作用于肢体，造成以皮下及深部组织为主的严重损伤，往往形成皮下组织的挫伤及肢体皮肤的撕脱伤。如上肢被绞入机器传动皮带内或被慢行的汽车轮挤压等造成的损伤，即属于碾压伤，常伴有不同程度的皮肤撕脱或皮肤套式撕脱等严重损伤。

3. 根据筋伤的病理分

（1）筋伤血瘀 指软组织受损后，未发生完全断裂成筋位明显异常者。由于损伤，血离经隧，小血管前撕裂，浆液渗出，形成反应性肿胀，使气血循行不畅，血瘀不通，经络阻滞，但一般不致引起严重的功能障碍。

（2）筋位异常 指肌腱、韧带、关节软骨盘等组织由于损伤发生位置改变，亦即筋歪、筋走、筋翻错缝等。临床如桡骨小头半脱位、腓骨肌肌腱滑脱等。由于筋位改变，导致关节功能发生障碍。若仔细触摸，可发现肌腱、韧带等组织有位置改变。

（3）筋撕裂伤 指由于扭、挫、牵拉等强大外力造成的某一部位的筋部分撕裂损伤，一般腰部、腕部、踝部及指骨间关节的扭伤多导致不同程度的撕裂。由于致伤外力的大小、作用方向和致伤的部位不同，导致筋伤程度也各异。例如，肌腱周围的筋膜被撕裂，使肌腱失去维系的组织，肌腱发生移位，即所谓的筋走、筋歪、筋离等。又如肌肉、滑膜、关节囊撕裂，可因组织坏死、变性、瘢痕化而导致肌肉、筋膜的挛缩僵硬，痿软无力，即所谓的筋硬、筋缩、筋软、筋痿等。

（4）筋断裂伤 断裂伤的机制与撕裂伤相同，只是体质、部位及致伤外力大小有别而造成了某些筋的全部断裂损伤。一般来说，造成断裂伤所受的外力要比造成撕裂伤所受的外力大，可导致严重的功能障碍和明显的局部疼痛、肿胀、瘀血、瘀斑、畸形等临床表现。例如，从高处跳下者，如配合失调，足尖着地后跟腱仍强力收缩，或起跑弹跳，腓肠肌收缩过猛造成的跟腱断裂，除足的跖屈功能丧失外，筋断而致的腓肠肌挛缩及跟腱断裂处的凹陷空虚更为明显。

（5）骨错缝 指可动关节和微动关节在外力作用下发生的微细离位，也称为关节骨缝错开，多因扭伤、挫伤而发生。骨错缝可引起关节功能活动障碍和局部疼痛、肿胀等。

4. 根据筋伤后皮肤有无创口分

（1）开放性筋伤 皮肤有创口。

（2）闭合性筋伤 皮肤无创口。

【临床表现及诊断】

1. 临床表现 筋伤的临床表现主要是疼痛、肿胀、畸形和功能障碍等，但因致伤外力的大小、性质和程度的不同，也各不相同。

（1）疼痛 肢体受外来暴力撞击、强力扭转或牵拉压迫等，首先引起受伤处局部疼痛。一般来说，急性损伤疼痛较剧烈，慢性损伤疼痛较缓和，多为胀痛、酸痛，或与活动牵拉有关。神经挫伤后有麻木感或电灼样放射性剧痛。肌肉、神经或血管损伤一般在受伤后立即出现持续性疼痛，而肌腱、筋膜、肋软骨等损伤产生的疼痛常在突然发作后缓解一段时间，然后疼痛又逐渐加重。

（2）肿胀 一般筋伤均有不同程度的局部肿胀，其程度多与外力的大小、损伤的程度有关。外力小，损伤程度轻，局部肿胀也就轻；外力大，损伤程度重，局部肿胀就较严重。伤后血管破裂形成血肿，肿胀局部呈现青紫色的瘀血、瘀斑，一般比较局限，出血量较多的局部血肿有波动感。血管未破者常因神经反射引起血管壁渗透性增加而形成肿胀。较大面积的碾挫伤，因损伤面积较大，渗出液也较多，肿胀多发生在浅表层，波动感较明显，临床上称为潜行剥脱伤。此外，临床上还常见一种慢性肿胀，多表现为患肢远端肿胀，末端温度降低，肤色暗或发绀，晚期呈现慢性充血，患肢远端处于低位时肿胀明显加重，又称为体位性水肿。其主要是由于四肢筋伤后伤情较重，经络受损，气血运行不畅；或包扎固定过紧，影响气血流通；或患肢下垂多，活动少，局部静脉回流不畅，多见于年老体弱患者。

（3）畸形 筋伤后可能出现畸形，但与骨折畸形有明显区别。筋伤畸形多由肌肉、韧带断裂收缩所致。如肌肉、韧带断裂后，可出现收缩性隆凸，断裂缺损处有空虚凹陷畸形。例如，前锯肌损伤可以出现翼状肩胛畸形，检查时要仔细辨别，并与健侧肢体对比。

（4）功能障碍 筋伤后的肢体由于疼痛和肿胀，大多会出现不同程度的功能障碍。检查关节的运动和活动范围及肌力，对于损伤部位的诊断帮助很大。有无超过正常运动范围的活动，对鉴别肌肉、肌腱或韧带等属撕裂伤还是断裂伤有很大意义。神经系统损伤后可以引起支配区域感觉障碍或肢体功能丧失。因神经损伤、肌腱断裂引起的功能障碍，其特点是主动活动障碍、被动活动正常。若关节主动活动和被动活动都受限者，一般是因为损伤后肌肉、肌腱、关节囊粘连、挛缩而引起关节活动障碍。

2. 诊断 筋伤应根据病史、临床表现、体格检查、影像学检查等收集的资料，综合分析，作出诊断。一般来说，急性筋伤发病突然，有明确的外伤史，局部症状明显，比较容易诊断。慢性筋伤外伤史不明显，发病慢，局部症状出现缓慢，往往容易漏诊或与误诊，要注意鉴别诊断。

【并发症】

筋伤除可产生局部症状外，常会引起一系列的反应和并发症。筋伤常见的并发症有以下几种。

1. 早期并发症

（1）骨折 筋伤时在肌腱附着点可发生撕脱骨折。轻微、反复或持续的肌肉收缩，如长跑、长途行军等，应力集中作用于骨骼某一处而引起的骨折，称疲劳性骨折，如第2、3跖骨疲劳性骨折。

（2）关节脱位 筋的主要功能是联属关节，络缀形体，主司关节运动。由于筋伤或断裂，或内分泌紊乱、炎症等因素，致韧带松弛，在肌肉牵拉、肢体重力等外力作用下，关节稳定性遭到破坏，引起关节半脱位或全脱位。如膝关节十字韧带损伤可并发膝关节半脱位，颈部炎症并发寰枢椎半脱位、盆腔炎症并发骶髂关节骨错缝等。

（3）神经损伤 筋损伤同时可合并神经损伤，如坐骨神经损伤、臂丛神经损伤、腓总神经损伤等，根据肢体运动、感觉功能丧失范围，肌肉有无明显萎缩等，可判定神经损伤部位。

（4）血管损伤 筋损伤同时可合并血管损伤，如肱动脉损伤、腘动脉损伤等。

2. 晚期并发症

（1）肌肉萎缩 筋伤后由于气血瘀阻、疼痛和包扎固定而使肢体活动减少，肌肉收缩能力减弱，造成血液循环障碍，日久导致不活动的肢体肌肉萎缩，称之为失用性肌萎缩。此外，营养不良性肌萎缩是指原因不明的肌肉变性疾病，特点是有遗传病变，多局限于肢体的某一肌群，萎缩程度较明显，恢复慢，预后较差。下运动神经元或周围神经损伤，亦常见肌肉萎缩。

（2）关节强直 筋伤后由于失治、误治，常常引起筋的挛缩和粘连，使关节主动活动和被动活动受限而出现关节强直。特别是手部筋伤治疗要注意早期功能锻炼，以预防指骨间关节强直的发生。

（3）骨质疏松 筋骨与五脏六腑的关系密切，特别是肝肾两脏。肝主筋的运动、主藏血，肾主藏精、生髓、合骨，肝肾亏损加上筋伤表现出腰腿活动不灵。因肝血不足，血不养筋，甚则出现手足拘挛、肢体麻木、屈伸不利。骨的坚硬依赖肾精的濡养，肾精充足则骨髓生化有源，骨骼得到骨髓的滋养而坚固有力。如肾气衰弱，肾精不足，则骨髓空虚，化源不足，成骨功能减退而发生骨质疏松，表现为骨骼脆弱、两下肢痿软乏力、腰酸背痛、活动受限等。临床上筋伤患者长期卧床，肢体固定或失用后，亦可发生失用性骨质疏松。

（4）组织粘连 筋伤后血溢脉外，修复时纤维机化易致修复部位与周围组织粘连而影响关节活动，如膝关节侧副韧带的损伤、手部肌腱的损伤等。因此，治疗时要注意早期功能活动锻炼，预防筋伤修复过程中造成的粘连。

（5）肥厚增生与管腔狭窄 在慢性筋伤中，筋的损伤与修复同时并存，日久筋会发生增生肥厚变性。如指屈肌腱、椎管内黄韧带，这些筋又在管腔之中，若增生肥厚变性，势必造成管腔狭窄，产生临床症状。

（6）钙化、骨化和骨质增生　急性筋伤后局部出血，日久血肿机化，使受伤组织增生和钙化。此外，由于积累性劳损，亦可导致劳损的韧带产生钙化，劳损的关节边缘骨质增生。如颈部项韧带的钙化、腰椎和膝关节骨质增生等。

（7）关节游离体　伤筋时有软骨损伤，在后期可演变为小骨块，脱落而成游离体。

【治疗】

1. 筋伤的治疗原则

（1）筋骨并重　筋与骨在生理和病理上有密切关系，肝主筋，肾主骨，故有"肝肾同源"之说。筋伤与骨伤可同时发生，也可单独发生，并能相互影响。

筋的损伤性痉挛可使骨关节处于交锁或错位，反之，骨关节错位也可改变筋的正常生理位置而使筋受损伤。日常所见的长期姿势不正确或用力不当，可致肌肉、韧带和筋膜损伤，如老年腰椎间盘退变缩小、椎间隙狭窄、韧带松弛、椎体失稳，轻微的外力可使椎间关节突关节产生移位而产生各种下腰痛症状。因此，临床治疗应注重"筋骨并重"的原则，弄清筋与骨关节间的病理变化，既要治疗筋的损伤，又要治疗骨关节的损伤，这样便可事半功倍，此即为"筋柔才骨正，骨正才筋柔"。

（2）内外兼治　人体是统一的整体，无论是跌打损伤，还是外邪侵袭，损伤筋骨，经络受累，将使气血运行紊乱，严重者消耗津液，伤及脏腑。若脏腑气血受伤，可导致经络失调，加重外伤病情。所以，外伤与内损密切相关，彼此影响。在筋伤治疗中需要把握"内外兼顾"的原则，既要外治筋骨、皮肉损伤，又要内治脏腑、气血的病变。临床上可根据损伤的病理变化，或以外治为主，或以内治为主，或内、外治并重，灵活运用。通过针对性的治疗，尽量做到内外兼顾。这对于提高治疗效果、巩固疗效，有着极为显著的作用。

（3）急慢各异　筋伤临床上有急、慢性损伤之分。急性筋伤因暴力所致，气滞血瘀，肿痛明显；慢性筋伤常因反复损伤或治疗不当，迁延日久，缠绵难愈，脏腑、气血虚弱，筋骨失养，风寒湿邪乘虚而入，致四肢拘挛，活动不能。两者病因病机上的区别，决定了它们在治法上的差异。急性筋伤多以行气活血、消肿止痛为主；慢性筋伤则宜补益扶正，兼祛除外邪。由于急性筋伤可因失治、误治而成慢性，慢性筋伤也可由外力诱因而急性发作，临床上常可见病证实中夹虚、虚中夹实、虚实夹杂，变证多端。故治疗之法，应重视辨证，具体分析，"病无常形，治无常法，医无常方，药无常品"，绝不能拘泥于一方一法。

（4）保健与治疗结合　一部分筋伤是因人们缺乏足够的自我预防保健知识所引起的，特别是慢性筋伤，治疗过程中常出现功能恢复缓慢或留有后遗症。所以，应将治疗与预防、保健密切结合起来，其目的就是尽快促使组织愈合，功能恢复。保健应当是积极的，除避免过度疲劳、注意休息外，还可采取药物调补和功能锻炼等方法。实践证明，功能锻炼对于筋伤恢复确有良效，《吕氏春秋》有"形不动则精不流，精不流则气郁"的记载。合理的肢体关节活动和全身锻炼，能推动气血流通，促进祛瘀生新，使筋骨关节得到滋养，有利于慢性筋伤的修复。但是，锻炼必须持之以恒，才能取得效果。

2. 筋伤的治疗方法 主要有保守治疗、手术治疗和功能锻炼三大类。临床可根据筋伤的具体情况选择运用。

【预防与调护】

筋伤的治疗首先在于防止其发生，其次对于已经发生的筋伤要防止其进一步发展恶化。同时，筋伤是一种慢性康复过程，再好的治疗手段也不可能替代机体的自我修复过程，反之则是"拔苗助长"，所以"三分治、七分养"，要做好筋伤的调护。

第二节 上肢筋伤

肩关节周围炎

肩关节周围炎是一种以肩关节长期疼痛、关节粘连、活动受限为特点的筋伤，简称"肩周炎"。好发于 50 岁以上的老年人，故称为"五十肩"；又因为发病时与肩部受凉有关，俗称"漏肩风""冻结肩"。

【病因病机】

患者因年老体衰，肝肾亏虚，气血不足，筋失所养，复加劳损或风寒湿邪乘虚侵入，累及肩周多个部位的滑囊、肌腱和韧带，导致肩关节的关节囊与关节周围软组织发生范围较广的慢性无菌性炎症反应，引起软组织的广泛性粘连，使肩关节活动发生障碍。

【临床表现与诊断】

1. 病史 多见于中老年人，多数患者呈慢性发病，病程较长，短则 3~6 个月，长可达 1~2 年。

2. 症状和体征

（1）急性期 初时肩周微有疼痛，常不引起注意。1~2周后，疼痛逐渐加重，肩部酸痛，夜间尤甚，肩关节外展、外旋活动开始受限，逐步发展成肩关节活动广泛受限。不能做梳头、脱衣、插裤袋等动作。

（2）粘连期 以肩关节活动严重障碍为主，而疼痛明显减轻。肩部周围可发生不同程度的肌肉萎缩，出现肩峰突起、上臂上举不便、后伸欠利等症状。

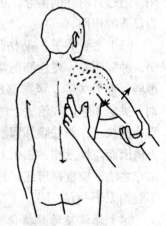

图 7-1 肩外展试验

（3）缓解期 为本病的恢复期或经治疗后的治愈过程。疼痛减轻，活动功能逐步恢复。

肩前、后、外侧均可有压痛，肩外展试验阳性（图 7-1），即肩外展功能受限，继续被动外展时，肩部随之高耸。此时一手触摸住肩胛骨下角，一手将患肩继续外展时，可感到肩胛骨随之向外上转动，说明肩关节已有粘连。

3. 影像学检查　X 线检查多为阴性。

【治疗】

以手法治疗为主，配合药物、理疗及练功等治疗。

1. 保守治疗

（1）手法治疗　对初期患者，先用轻柔的手法在局部治疗，以止痛解痉、舒筋活络。晚期患者疼痛已减，须用稍重手法，如扳、拔伸、摇等手法并配合肩关节各功能的被动活动。

患者取端坐位，术者立于患侧，一手握其手部逐渐牵引，使肩部外展，另一手放在肩部以拇指拨肩部痛点，以松解粘连。同时使肩肘外展、外旋及后伸，然后做患肢内旋、后伸及高举活动，并点按肩部痛点，最后自上而下揉搓患肢数遍。手法治疗时，会引起不同程度的疼痛，要注意用力适度，以患者能忍受为度，隔日治疗 1 次，10 次为 1 个疗程（图 7-2）。

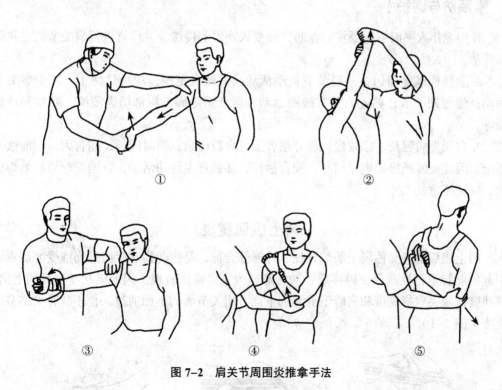

图 7-2　肩关节周围炎推拿手法

（2）药物治疗

①内治：治以补气血、益肝肾、温经络、祛风湿为主，内服独活寄生汤或三痹汤等。体弱血亏较重者，可用当归鸡血藤汤加减。

②外治：急性期疼痛、触痛敏感及肩关节活动障碍者，可选用海桐皮汤热敷熏洗或

寒痛乐热熨，外贴伤湿止痛膏等。

（3）物理疗法　可采用超短波、磁疗、蜡疗、光疗、热疗等，以减轻疼痛，促进恢复。

（4）封闭疗法　早期疼痛明显患者可选用痛点封闭。

（5）其他疗法　可配合针灸治疗。

2.手术治疗　晚期肩周炎患者因关节活动严重受限，或因惧怕疼痛不能进行康复锻炼者，则可进行手术治疗。目前手术方式以微创治疗为主，可进行麻醉下关节腔封闭配合手术松解，也可在关节镜直视下松解。

3.功能锻炼　练功疗法是治疗过程中不可缺少的重要步骤，早期患者肩关节的活动减少，主要是由于疼痛和肌肉痉挛所引起，此时可加强患肢的外展、上举、内旋、外旋等功能活动；粘连僵硬期，患者可在早晚反复做外展、上举、内旋、外旋、前屈、后伸、环转等功能活动，如"内外运旋""叉手托上""手拉滑车""手指爬墙"等动作。锻炼必须酌情而行，循序渐进，持之以恒，久之可见效果。否则，操之过急，有损无益。

【预防与调护】

1.中老年人平时肩部要注意保暖，勿受风寒湿邪侵袭，并经常进行肩关节的自我锻炼活动。

2.急性期以疼痛为主，肩关节被动活动尚有较大范围，应减轻持重，减少肩关节活动；慢性期关节已粘连，关节被动活动功能严重障碍，肩部肌肉萎缩，要加强功能锻炼。

3.肩周炎病程长，疗效慢，部分患者虽可自行痊愈，但时间长，痛苦大，功能恢复不全。因此要鼓励患者树立信心，配合治疗，加强自主练功活动，以增强疗效，缩短病程，加速痊愈。

冈上肌肌腱炎

冈上肌肌腱炎又称冈上肌综合征、外展综合征，是指劳损和轻微外伤或受寒后逐渐引起的肌腱退行性改变，以疼痛、功能障碍为主要临床表现。冈上肌起于肩胛冈上窝，其肌腱在喙突肩峰韧带和肩峰下滑囊的下面、肩关节囊的上面通过，止于肱骨大结节的上方（图7-3）。

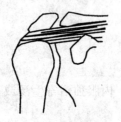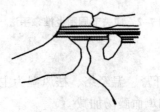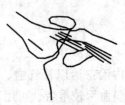

图7-3　冈上肌肌腱解剖示意图

【病因病机】

当肩外展至 90°时，冈上肌腱很易受到摩擦，日久呈慢性炎症性改变，即冈上肌肌腱炎。一般起病缓慢，常因轻微的外伤史或受凉史，或单一姿势工作、劳动而诱发本病。中年以上患者，可因肩部急性扭伤，加重冈上肌腱的退变而转为冈上肌肌腱炎。

【临床表现与诊断】

1. 病史　局部有急慢性损伤或劳损史。

2. 症状和体征　多数呈缓慢发病，肩外侧渐进性疼痛，用力肩外展时疼痛较明显，肱骨大结节处或肩峰下有压痛，活动受限，"疼痛弧"试验阳性，为本病的主要临床特征。

3. 影像学检查　X 线检查多为阴性，冈上肌腱钙化时，X 线片可见局部有钙化影。

【治疗】

本病以手法治疗为主，配合药物、固定、练功等治疗。

1. 保守治疗

（1）**手法治疗**　急性期以轻柔的手法为主，慢性期手法宜稍重。

患者正坐，术者先用拿法，拿捏冈上部、肩部、上臂部，自上而下，以疏通经络；然后术者用拇指在冈上肌部位做局部弹拨、按揉、分筋法，以舒筋活络；最后术者一手按肩部，一手拿腕部，相对用力拔伸肩关节，拿腕之手做肩摇法。再以两手扣住患侧手大、小鱼际部，在向下牵引的同时做上肢的牵抖法，以滑利关节。

（2）**药物治疗**

①内治：急性期以舒筋活血、通络止痛为主，内服舒筋活血汤加减；慢性期可内服舒筋丸。局部疼痛畏寒者，可内服大活络丸或小活络丸；兼有血虚者，可内服当归鸡血藤汤。

②外治：急性期疼痛较重时，外敷消瘀止痛膏或三色敷药；后期外贴伤湿止痛膏等，亦可用熏洗或腾药热熨患处。

（3）**固定疗法**　急性期肿痛难忍者可用三角巾悬吊，做短期制动。

2. 手术治疗　经过保守治疗无效者或冈上肌腱变性断裂者，则考虑进行手术治疗，手术方式有传统切开手术、关节镜手术。目前以关节镜微创治疗为主要方向，可以直视下清创炎性组织，在肌腱断裂处进行复位固定。

3. 功能锻炼　肿痛缓解后进行功能锻炼，如肩外展、前屈、外旋、甩手、上举等活动，以舒筋活络，恢复肩臂活动功能。

【预防与调护】

中老年人，尤其是平时缺乏锻炼者，在肩部活动时要避免突然、强力的动作，特别是在大角度的外展、后伸、上举等动作时更要注意，以防止本病的发生。发病后肩部疼痛明显时，应避免上肢外展、外旋等用力动作，肩部注意避风寒。中后期肩痛缓解后，逐步开始功能锻炼。

肱骨外上髁炎

肱骨外上髁炎亦称肱桡关节滑囊炎、肱骨外髁骨膜炎，因网球运动员较常见，故又称网球肘。

【病因病机】

本病多因慢性劳损致肱骨外上髁处形成急、慢性炎症所引起。肱骨外上髁是前臂腕伸肌的起点，由于肘、腕关节的频繁活动，反复前臂旋转伸腕，使腕伸肌的起点反复受到牵拉刺激，引起部分撕裂和慢性炎症或局部的滑膜增厚、滑囊炎等变化。本病多见于特殊工种，如砖瓦工、木工、网球运动员等。

【临床表现与诊断】

1.病史 多数起病缓慢，局部有急慢性损伤或劳损史。

2.症状和体征 初起在肘关节外侧感觉酸胀、疼痛，休息减轻，劳累后加重。疼痛常向上臂和前臂桡侧放射。做拧毛巾、扫地、端壶倒水等动作时疼痛加剧，前臂无力，甚至持物落地。肱骨外上髁及肱桡关节间隙处有明显的压痛点，腕伸肌紧张试验阳性。

3.影像学检查 X线检查多属阴性，偶见肱骨外上髁处骨质密度增高的钙化阴影或骨膜肥厚影像。

【治疗】

本病以手法治疗为主，配合药物、理疗、针灸、小针刀和水针疗法等治疗。

1.保守治疗

（1）**手法治疗** 用肘部弹拨法、分筋法、屈伸法、顶推法。

患者正坐，术者先用拇指在肱骨外上髁及前臂桡侧痛点处做弹拨、分筋法；然后术者一手由背侧握住腕部，另一手掌心顶托肘后部，拇指按压在肱桡关节处，握腕部之手使桡腕关节掌屈，并使肘关节做屈、伸的交替动作，同时另一手于肘关节由屈曲变伸直时在肘后部向前顶推，使肘关节过伸，肱桡关节间隙加大；如有粘连时，可撕开桡侧腕伸肌之粘连（图7-4）。

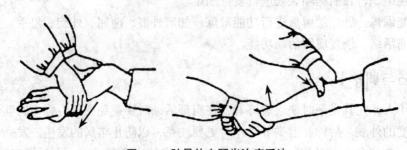

图7-4 肱骨外上髁炎治疗手法

（2）药物治疗

①内治：治宜养血荣经、舒筋活络，内服活血汤、舒筋汤等。

②外治：外敷定痛膏或用海桐皮汤熏洗。

（3）物理疗法　可采用超短波、磁疗、蜡疗、光疗、离子透入疗法等，以减轻疼痛、促进炎症吸收。

（4）针灸疗法　以痛点及周围取穴，隔日1次。或用梅花针叩打患处，再加拔火罐，3~4天1次。

（5）小针刀疗法　局部麻醉后，患侧取伸肘位，术者左手拇指在桡骨粗隆处将肱桡肌拨向外侧，将小针刀沿肱桡肌内侧缘刺入，直达肱桡关节滑囊和骨面，做切开剥离2~3次即可出针，无菌纱布覆盖针孔，患肘屈伸数次。

（6）水针疗法　用2%盐酸普鲁卡因2mL加醋酸泼尼松龙12.5mg做痛点封闭，每周1次，连续3次。或用当归注射液2mL做痛点注射，隔日1次，10次为1个疗程。

2. 手术治疗　经过保守治疗无效者可考虑关节镜治疗。关节镜手术可以直视下清创炎性组织，在肌腱断裂处进行复位固定。

3. 功能锻炼　疼痛发作期应减少活动，必要时可做适当固定，选择三角巾悬吊或前臂石膏固定3周左右，待疼痛明显缓解后，应及时解除固定并逐渐开始肘关节功能活动，避免伸肌总腱过度牵拉的动作。

【预防与调护】

肱骨外上髁炎是由于肘、腕关节的频繁过度活动，腕伸肌的起点反复受到牵拉刺激而引起，因此，应尽量避免其剧烈和超负荷活动。

腕管综合征

腕管是指腕掌侧的掌横韧带与腕骨所构成的骨-韧带隧道。腕管中有正中神经、拇长屈肌腱和4个手指的指深屈肌腱、指浅屈肌腱。正中神经居于浅层，处于肌腱与腕横韧带之间（图7-5）。腕管综合征是指正中神经在腕管中受压，从而引起以手指麻痛乏力为主要临床表现的综合征。以手工作业者多见。

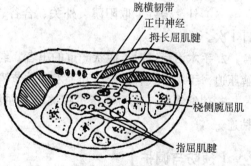

图7-5　腕管示意图

【病因病机】

腕部的创伤，如桡骨下端骨折、腕骨骨折脱位、腕部扭挫伤、腕部慢性损伤，或腕管内有腱鞘囊肿、脂肪瘤等原因，致腕管内容积减少。由于腕管内腔缩小，指屈肌腱和正中神经与腕横韧带来回摩擦，引起肌腱、肌腱周围组织及滑膜水肿、肿胀、增厚，使管腔内压力增高，压迫正中神经，发生腕管综合征。

【临床表现与诊断】

1. 病史　常有慢性劳损史或外伤病史。

2. 症状和体征　患者桡侧 3 个半手指麻木、刺痛或有烧灼样痛、肿胀感。白天劳动后夜间加剧，甚至睡眠中痛醒，局部性疼痛常放射到肘部及肩部。患手握力减弱，拇指外展、对掌无力，握物、端物时偶有突然失手的情况。夜间、晨起或劳累后症状加重，活动或甩手后症状可减轻。寒冷季节患指可有发冷、紫绀等改变。病程长者大鱼际萎缩，患指感觉减退，出汗减少，皮肤干燥脱屑。

叩击腕部屈面正中时，可引起手指正中神经分布区放射性触电样刺痛。屈腕压迫试验，即掌屈腕关节的同时压迫正中神经 1 分钟，患指症状明显加重。

3. 影像学检查　X 线检查多属阴性。某些病例同时患有肥大性关节炎、桡骨远端骨折及腕部骨折脱位，导致 X 线检查异常。

【治疗】

本病以手法治疗为主，配合练功、药物、针灸治疗，必要时行手术治疗。

1. 保守治疗

（1）**手法治疗**　先在外关、阳溪、鱼际、合谷、劳宫等穴位及痛点处，施以按压、揉摩手法；然后将患手在轻度拔伸下，缓缓旋转、屈伸腕关节数次；术者左手握患腕上，右手拇、食指捏住患手拇、食、中、无名指远节，向远心端迅速拔伸，以发生弹响为佳。以上手法可每日做 1 次，局部不宜过重过多施用手法，以减轻已增加的腕管内压。

（2）**药物治疗**

①内治：治宜祛风通络，内服大活络丹。

②外治：外贴宝珍膏或万应膏，并用八仙逍遥汤或海桐皮汤熏洗。

（3）**针灸治疗**　取阳溪、外关、合谷、劳宫等穴，得气后留针 15 分钟，每日或隔日 1 次。

2. 手术治疗　对于症状严重的患者，经治疗无效时，可考虑手术切开腕横韧带以缓解压迫，手术方式有传统切开手术和关节镜微创手术，均能达到效果。

3. 功能锻炼　练习手指、腕关节的屈伸及前臂的旋转活动，防止失用性肌萎缩和粘连。

【预防与调护】

1. 手及腕劳动强度大时应注意劳动期间休息，防止腕部正中神经持续性受压，中年女性在劳动中更要注意这一点。另外，在劳动前和劳动后放松腕部，充分活动腕关节，有助于防止腕管综合征的发生。

2. 对腕部创伤要及时、正确处理，尤其是腕部的骨折、脱位，要对位良好。

3. 已发生腕管综合征者，施行理筋手法之后要固定腕部，可用纸壳夹板，也可以将前臂及手腕部悬吊，不宜做热疗，以免加重病情。

4.经保守治疗无效者，应尽快手术治疗，防止正中神经长时间受压而变性。

狭窄性腱鞘炎

腱鞘是一种保护肌腱的鞘管，具有约束肌腱的作用，避免骨骼和其他组织对肌腱的压迫和摩擦，从而使肌腱有充分的活动度。当腱鞘因反复摩擦致使鞘管肥厚狭窄时，肌腱在腱鞘内活动困难，从而引起腱鞘炎。多发生于桡骨茎突（图7-6）和指屈肌腱腱鞘处（图7-7），分别称为桡骨茎突狭窄性腱鞘炎和指屈肌腱腱鞘炎，指屈肌腱腱鞘炎又称弹响指。

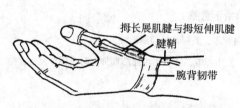

图7-6 桡骨茎突部的肌腱及腱鞘

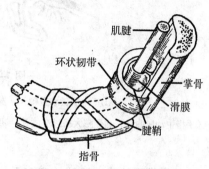

图7-7 指屈肌腱腱鞘模式图

【病因病机】

本病多为慢性积累性损伤所引起。局部长期过度劳累可导致肌腱在共同的腱鞘中频繁地来回磨动，日久劳损，即可使腱鞘发生损伤性炎症，造成纤维管的充血、水肿，鞘壁增厚，管腔变窄，肌腱变粗，肌腱在管腔内滑动困难而产生相应的症状。体弱血虚，血不荣筋者更易发生本病。若局部病变迁延日久，腱鞘纤维化和挛缩，腱鞘腔越发狭窄，使症状更为顽固。

【临床表现与诊断】

1.桡骨茎突狭窄性腱鞘炎

（1）病史　本病多见于中年妇女，发病缓慢。

（2）症状和体征　腕部桡侧疼痛，提物乏力，尤其不能做提壶倒水等动作。桡骨茎突处有隆起，或可有结节，在桡骨茎突及第1掌骨基底部之间有压痛。部分患者局部有微红、微肿、微热，疼痛可放射至手部。握拳尺偏试验阳性。

（3）影像学检查　X线检查多属阴性。

2.指屈肌腱腱鞘炎

（1）病史　有手部劳损病史，多见于中年妇女及手工劳动者，好发于拇指及中指。

（2）症状和体征　初起为患指不能伸屈，用力伸屈时疼痛，并出现扣扳机样的弹跳动作，并伴有弹响声（图7-8）。以晨起、劳动后和用凉水后症状较重，活动或热敷后症状减轻。在掌骨头的掌侧面明显压痛，并可触到米粒大的结节。压住此结节，再嘱患者做充分的屈伸活动时，有明显疼痛，并感到弹响由此发出。由于伸屈受限，给工作和生活带来不便，严重者患指屈曲后不能自行伸直，需健手帮助伸直。

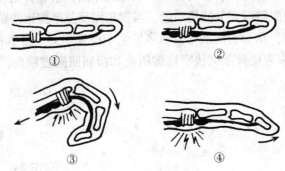

图7-8　弹响指示意图

①正常肌腱和腱鞘；②发病后腱鞘肿胀，肌腱也呈葫芦形肿大；

③手指主动屈曲时，远侧膨大挤过窄的骨－韧带隧道，发生弹响；④手指由屈曲而伸直时也同样发生弹响

（3）影像学检查　X线检查多无异常。

【治疗】

本病以手法治疗为主，配合针灸、小针刀、药物等疗法，必要时行松解术。

1. 保守治疗

（1）手法治疗

①桡骨茎突狭窄性腱鞘炎：患者正坐，术者一手托住患手，另一手于腕部桡侧疼痛处及其周围做上下来回按摩、揉捏；然后按压手三里、阳溪、合谷等穴，并弹拨肌腱4～5次；再用左手固定患肢前臂，右手握住患手，在轻度拔伸下缓缓旋转及伸屈腕关节；最后用右手拇、食二指捏住患手拇指末节，向远心端拉伸，起舒筋解粘、疏通狭窄的作用，结束前再按摩患处一次。理筋手法每日或隔日1次。

②指屈肌腱腱鞘炎：术者左手托住患侧手腕，右手拇指在结节部做按揉弹拨、横向推动、纵向拨筋等动作，最后握住患指末节向远端迅速拉开，如有弹响声则效果较好。每日或隔日做1次。

（2）药物治疗

①内治：治以调养气血、舒筋活络为主，可用桂枝汤加当归、何首乌、威灵仙等。

②外治：外用海桐皮汤熏洗。

（3）针灸治疗　桡骨茎突狭窄性腱鞘炎取阳溪为主穴，配合谷、曲池、手三里、列缺、外关等，得气后留针15分钟，隔日1次。屈指肌腱腱鞘炎取结节部及周围痛点针刺，隔日1次。

2. 手术治疗

（1）小针刀疗法

①桡骨茎突狭窄性腱鞘炎：小针刀刀口线和桡动脉平行，在鞘内纵向疏剥。病情严重者，亦可刺穿腱鞘使刀口接触骨面，刀身倾斜，将腱鞘从骨面上剥离铲起，出针刀，针孔按压至不出血为止。注意勿伤及桡动脉和神经支。

②指屈肌腱腱鞘炎：局麻后，将小针刀平行于肌腱方向刺入结节部，沿肌腱走行方向做上下挑割，不要向两侧偏斜，否则可损伤肌腱、神经和血管。如弹响已消失，手指活动恢复正常，则表示已切开腱鞘。若创口小者可不缝合，以无菌纱布加压包扎即可。

（2）腱鞘松解术　以上方法治疗未见效果者，可在局麻下纵向切开韧带和腱鞘，解除对肌腱的卡压，缝合皮肤切口。

【预防与调护】

患者平时做手部动作要缓慢，避免劳累，少用凉水，以减少局部刺激。对发病时间短、疼痛严重的患者更要充分休息，有助于损伤筋腱的恢复。疼痛严重时，可用夹板或硬纸板固定，以限制活动，可缓解症状。

第三节　下肢筋伤

髋关节一过性滑膜炎

由于髋关节过度外展、外旋，使关节囊被挤压而引起关节滑膜发生的一种非特异性炎症，称为髋关节一过性滑膜炎。主要表现为髋关节短暂性的肿痛、积液及功能障碍，多见于 3～10 岁的儿童，男孩较女孩多见。本病又称为单纯性滑膜炎、急性短暂性滑膜炎、小儿髋关节扭伤、小儿髋关节半脱位等。

【病因病机】

多数患儿发病前有髋部的过度外展、外旋，劳累或感受风寒湿邪史，如跳皮筋、跳跃、奔跑、劈叉、体操等运动损伤。

儿童股骨头尚未发育成熟，髋关节活动度比较大，关节囊比较松弛，当髋关节受到外展牵拉时，股骨头从髋臼内被拉出一部分。由于关节腔内负压的作用，可将髋关节内侧松弛的关节滑膜吸入关节腔内。当股骨头恢复原来位置时，由于部分滑膜嵌顿于关节腔内，使关节不能完全复原。此外，关节内脂肪、韧带也可能被挤压或反折在髋臼与股骨头之间，影响股骨头恢复到原来位置，因而引起髋关节短暂的急性肿痛及渗液的滑膜炎症。为了减轻嵌顿滑膜或脂肪、韧带所受的压迫，骨盆出现代偿性倾斜，使患肢呈假性变长，患儿不敢放开脚步行走。

【临床表现与诊断】

1. 病史　多数起病急骤，起病前患儿多有蹦、跳、滑、跌等外伤史。

2. 症状和体征　髋关节疼痛，行走困难。症状轻者，仅有患肢不适，行走不受限制。症状重者，伤后 2～3 天可出现患肢酸困、疼痛，逐渐发展为患肢不能站立、行走或跛行，可伴有同侧大腿内侧及膝关节疼痛。腹股沟前方及髋关节后方可有压痛，髋关节处于屈曲、内收、内旋位，被动内旋、外展及伸直活动受限，且疼痛加剧，并有不同程度的股内收肌群痉挛。"4"字试验阳性，骨盆倾斜，双下肢外观可不等长。患肢比健肢长 0.5～2cm。

3. 辅助检查

（1）X 线检查　可见关节间隙增宽。髋关节穿刺检查，穿刺液透明，细菌培养阴性。关节囊滑膜组织检查为非特异性炎症变化。

（2）实验室检查　多数病例白细胞计数和血沉均正常，结核菌素试验阴性，抗链球菌溶血素"O"在正常范围以内。

本病应与髋关节滑膜结核、化脓性髋关节炎、风湿热、股骨头缺血性坏死等疾病鉴别。

【治疗】

本病以手法治疗为主，配合药物、卧床休息等治疗。一般 2 周左右疼痛症状消失，痊愈，预后良好。如 2 周后症状不缓解，应与其他病变鉴别诊断。

1. 保守治疗

（1）手法治疗　患儿取仰卧位，术者立于患侧，先用拇指轻柔弹拨患髋股内收肌群，以缓解肌肉痉挛，而后一手虎口压在腹股沟处，另一手握住小腿下端，将下肢拔直，环绕摇晃髋关节，将患侧踝部夹在腋下，在拔伸牵引下，将患侧髋关节尽量屈曲，使膝靠近胸部，足跟接近臀部，令患肢屈髋、内收、内旋，同时缓缓将伤肢伸直，检查双下肢等长、骨盆不倾斜，症状可立即消失。若仍有残留症状，可再施手法 1 次。一般患者经手法治疗后一次可愈。

（2）药物治疗　一般不必服药，可在腹股沟部外用活血消肿止痛中药热敷。

（3）牵引治疗　卧床休息，下肢微屈，皮肤牵引制动患肢。

2. 手术治疗　一般情况下无需手术治疗，但如果因病情发展出现股骨头坏死等并发症时，则需考虑手术治疗，参考股骨头坏死章节。

3. 功能锻炼　疼痛缓解后行患髋屈、伸、收、展及轻度内外旋活动。

【预防与调护】

小儿应避免下肢过度的外展、外旋或内收、内旋活动。若患儿较小，回家时可抱，不可背。治疗期间应卧床休息 2～3 日，避免负重和限制活动，局部可适当热敷，以利滑膜炎症的消退。

梨状肌综合征

梨状肌主要协同其他肌肉完成大腿的外旋动作，梨状肌的体表投影，为尾骨尖至髂后上棘连线，此线中点向股骨大转子顶点作连线，此直线为梨状肌下缘（图7-9）。由于梨状肌损伤、炎症，刺激或压迫坐骨神经引起臀腿痛，称为梨状肌综合征，为临床常见的筋伤疾病之一。

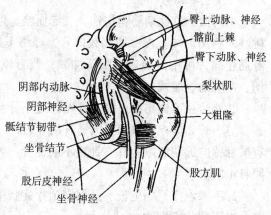

图7-9 梨状肌位置

【病因病机】

梨状肌综合征多由间接外力所致，如闪、扭、跨越、反复下蹲等动作，以及慢性劳损、感受风寒等。

腰部遇有跌闪扭伤时，髋关节急剧外展、外旋，梨状肌猛烈收缩；或髋关节突然内旋，使梨状肌受到牵拉，均可使梨状肌遭受损伤。有坐骨神经走行变异者更易发生。梨状肌的损伤导致局部充血、水肿，肌肉痉挛、肥大或挛缩，压迫、刺激坐骨神经而引起臀部及大腿后外侧疼痛、麻痹，久之可引起臀大肌、臀中肌的萎缩。某些妇女由于盆腔炎、卵巢或附件炎等波及梨状肌，也可引起梨状肌综合征。

【临床表现与诊断】

1.病史 大多数患者有过度旋转髋关节的病史，有些患者有夜间受凉史。

2.症状和体征 臀部疼痛，可向小腹部、大腿后侧及小腿外侧放射。疼痛多发生于一侧臀腿部，髋内旋、内收活动时疼痛加重。严重者自觉臀部有"刀割样"或"烧灼样"疼痛，大、小便或大声咳嗽等引起腹内压增高时可使疼痛加剧，睡卧不宁，甚至走路跛行。

患者腰部无明显压痛和畸形，活动不受限。梨状肌投影点有压痛，可触及条索状隆起的肌束或痉挛的肌肉。直腿抬高试验在小于60°时，梨状肌被拉紧，疼痛明显；而大于60°时，梨状肌不再被拉长，疼痛反而减轻。直腿抬高加强试验阴性，梨状肌紧张试验阳性。梨状肌局部采用2%利多卡因封闭后，疼痛可消失。

3.影像学检查 X线检查多无异常。

【治疗】

本病以手法治疗为主，配合药物、针灸等治疗。

1.保守治疗

（1）**手法治疗** 患者取俯卧位，术者先按摩臀部痛点，使局部略有发热的舒适感，然后术者以双拇指相重叠，触摸钝厚变硬的梨状肌，用力深压并用弹拨法来回拨动梨状肌，弹拨方向应与肌纤维垂直，对较肥胖患者力度不够时，可用肘尖部深压弹拨。弹拨10～20次后，再做痛点按压。最后由外侧向内侧顺梨状肌纤维走行方向做推按捋顺，两手握住患肢踝部牵抖下肢而结束。手法每周2～3次，连续2～3周。

（2）药物治疗

①内治：急性期筋膜扭伤，气滞血瘀，疼痛剧烈，治宜化瘀生新、活络止痛，可用桃红四物汤加减。慢性期病久体亏，经络不通，痛点固定，臀肌萎缩，治宜补养气血、舒筋止痛，可用当归鸡血藤汤加减；兼有风寒湿痹者，可选用独活寄生汤、祛风胜湿汤、宣痹汤等加减。

②外治：可选伤湿止痛膏外贴，或正骨水外搽。

（3）针灸治疗　取阿是穴、环跳、殷门、承扶、阳陵泉、足三里等穴，用泻法，以有酸麻感向远端放散为宜。针感不明显者，可加强捻转。急性期每天针刺1次，好转后隔日1次。

2. 手术治疗　病史长、经保守治疗症状缓解不明显及严重影响患者生活质量者，可考虑进行梨状肌松解术。

3. 功能锻炼　急性期应尽量休息，减少下肢负重及活动，尤其是避免髋关节极度内收、内旋活动，症状缓解后逐渐进行髋关节屈伸及旋转锻炼，逐渐下地活动。

【预防与调护】

急性期疼痛严重者应卧床休息，将患肢保持在外旋、外展位，避免髋关节的旋转动作，使梨状肌处于松弛状态。疼痛缓解后应加强髋关节及腰部活动和功能锻炼，以减少肌肉萎缩，促进血液循环。

膝关节韧带损伤

膝关节韧带损伤是膝关节损伤中常见损伤之一，主要是指前、后交叉韧带，内、外侧副韧带的损伤。上述韧带的主要作用在于稳定膝关节。前交叉韧带起于胫骨上端关节面髁间棘内侧的前方凹陷处，与外侧半月板的前角相连，向上、后、外呈扇形走形，止于股骨外侧髁内侧面的后部，有限制胫骨过分前移的作用；后交叉韧带起于胫骨髁间棘后窝后部，向上、前、内斜行走向，止于股骨内侧髁内面后部，有限制胫骨过度后移的作用。内侧副韧带起于股骨内上髁，止于胫骨内上髁，外侧副韧带起于股骨外上髁，止于腓骨小头。内、外侧副韧带的作用在于限制膝关节过度的内外翻。上述韧带遭受暴力损伤后引起膝关节不稳（图7-10）。

【病因病机】

膝关节韧带损伤多因膝关节受到严重暴力引起。直接暴力是指膝部遭受直接撞击，如运动创伤或交通事故时，间接暴力是指运动中急停、突然改变方向等导致韧带损伤，其中以前交叉韧带损伤最为常见。

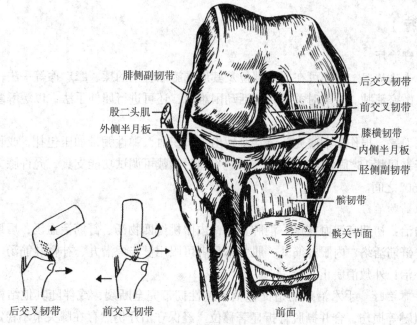

腓侧副韧带
股二头肌
外侧半月板

后交叉韧带
前交叉韧带
膝横韧带
内侧半月板
胫侧副韧带
髌韧带
髌关节面

后交叉韧带　　前交叉韧带　　　　　　前面

图 7-10　膝关节的韧带

【临床表现与诊断】

1. 病史　本病有明显外伤史。

2. 症状和体征　自觉有撕裂感，疼痛剧烈，关节迅速肿胀，严重肿胀者出现皮下瘀斑。部分患者受伤初期时尚可主动屈伸活动，但多数情况下立即出现功能障碍，膝关节呈半屈曲强迫体位。急性症状显著缓解后，尚可恢复日常活动功能，但大部分患者存在关节乏力、不稳定感，在运动中容易反复受伤。运动后出现疼痛或慢性疼痛、反复关节肿胀，远期出现股四头肌萎缩。

前交叉韧带损伤者前抽屉试验阳性，后交叉韧带损伤者后抽屉试验阳性、胫骨平台后坠试验阳性。内、外侧副韧带损伤时侧方应力试验阳性，并在撕裂部出现显著压痛。

3. 影像学检查　X线检查可明确是否存在韧带附着部撕脱骨折。MRI检查可明确损伤部位、程度（图7-11）。膝关节镜检查在其他检查不能确诊时能确定关节内损伤的具体情况，尤其对复合性损伤的诊断和治疗有重要价值。

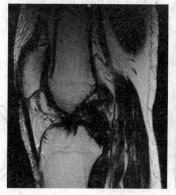
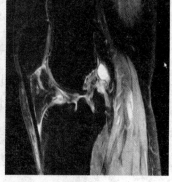

T1WI　　　　　　　　　　T2WI

图 7-11　前交叉韧带断裂 MRI 图像

【治疗】

1. 保守治疗

（1）手法治疗　早期可在损伤部位及其周围施以轻柔的揉、摩、擦等手法，帮助理顺筋经、散瘀消肿。晚期对关节屈伸活动困难者，还可进行屈伸手法，以缓解挛缩，松解粘连。

（2）固定　损伤早期应先关节穿刺抽出关节积血，弹性绷带加压包扎，或长腿石膏托、石膏夹屈膝15º固定4~6周，或3~4周后佩戴可调试功能支具，允许膝关节活动在30º~60º之间。

（3）药物治疗

①内治：初期宜活血祛瘀、消肿止痛，内服桃红四物汤、舒筋活血汤；后期治宜补养肝肾、舒筋活络，内服补筋丸，肌力不足者可服用健步虎潜丸、补肾壮筋汤。

②外治：外敷消瘀止痛膏。

2. 手术治疗　手术治疗的指征包括单纯性韧带完全断裂，或伴随其他结构如半月板、腘肌腱等损伤，合并撕脱骨折显著移位。经保守治疗仍然存在膝关节不稳定，或对膝关节负荷要求较高的患者也应进行手术治疗。随着关节镜技术的发展，关节镜监视下进行韧带手术已基本替代了传统的切开手术，具有创伤小、恢复快等优点。常见手术方式为韧带重建术，原则为稳定性功能重建与等长重建。

3. 功能锻炼　早期进行股四头肌等长收缩锻炼，拆除石膏后在支具保护下逐步增加膝关节活动范围，同时重点加强股四头肌及腘绳肌肌力训练，正常活动应在关节运动范围及肌力恢复后进行。

【预防与调护】

平时生活中应避免膝关节遭受外力打击或做骤然扭转、伸屈动作。若意外损伤则需制动休息，局部支具保护，在非负重下行膝关节功能锻炼。若施行手术治疗，术后当天开始进行股四头肌舒缩锻炼，术后第2天在支具保护下免负重状态进行活动范围锻炼，并可下地免负重伸直位行走，术后4周开始部分负重，6周完全负重，并可开始下地有限度的活动范围行走。

膝关节半月板损伤

半月板损伤是膝关节损伤中常见损伤之一，多见于青壮年，男性多于女性，尤其常见于运动员、矿工。多由创伤、关节退变、先天发育等因素引起。半月板的主要功能是传递载荷、稳定关节（图7–12）。

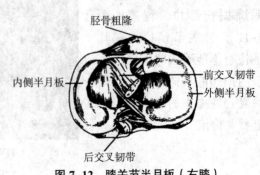

图7–12　膝关节半月板（右膝）

【病因病机】

半月板损伤的外力因素常见于膝关节由半屈曲位向伸直位运动过程中，伴有旋转和挤压，从而使半月板破裂。除外力之外，半月板自身退变，导致内部结构变性脆性增加，也是破裂的重要原因。另外，半月板的先天畸形，如外侧盘状半月板，由于体积过大更易于损伤。

半月板损伤属于中医"筋伤"范畴，暴力作用于膝关节，引起膝部经脉受损，经络阻塞，不通则痛，营血离经，阻塞络道，瘀滞于皮肤腠理，"血有形，病故肿"，因而出现肿胀、关节屈伸不利等。本病病位在膝，与肝、肾关系密切。

【临床表现与诊断】

1.病史 多数患者有膝关节突然或反复轻微扭伤史。

2.症状和体征 膝关节肿胀、疼痛和功能障碍。疼痛通常局限于损伤侧，如广泛疼痛者，多源于积液或积血使滑膜膨胀。肿胀见于大多数患者，损伤初期肿胀严重，随着病程日久，肿胀逐渐减轻。部分患者有时发生关节交锁，活动中突然强直于固定体位，同时出现剧烈疼痛，需经自己或他人协助将患肢旋转、摇摆后，突然出现弹响才能恢复，随即疼痛减轻。陈旧性损伤患者由于关节稳定性减弱及股四头肌萎缩肌力减退，常常出现"打软腿"现象。膝关节损伤侧间隙有位置局限而固定的压痛点，膝关节回旋挤压试验、挤压研磨试验阳性。

3.影像学检查 X线检查的直接意义不大，但有助于排除膝关节骨性病变或其他疾患，MRI检查可明确损伤的部位、类型及程度，确诊率高（图7-13）。膝关节镜是诊断半月板损伤的金标准，现已成为一种诊断和治疗半月板损伤的有效方法。

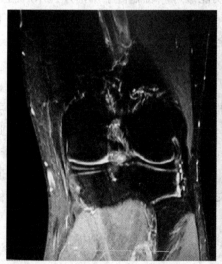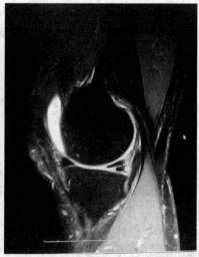

图7-13 右膝内侧半月板后角水平撕裂MRI图像

【治疗】

1. 保守治疗

（1）手法治疗　早期：在膝关节周围施以轻柔的揉、摩、擦等手法，帮助理顺筋经、散瘀消肿。关节交锁者可在膝关节内外翻的同时施以轻柔的旋转手法予以解锁。晚期：关节屈伸活动困难者，可进行屈伸手法，以缓解挛缩，松解粘连。

（2）固定　长腿石膏或膝关节支具固定膝关节于伸直位4～6周。

（3）药物治疗

①内治：初期治宜活血化瘀、消肿止痛，内服桃红四物汤加牛膝、防风，或舒筋活血汤；后期治宜温经通络止痛，内服健步虎潜丸或补肾壮筋汤、大活络丸等。

②外治：初期外敷消瘀止痛膏等药；后期可用四肢损伤洗方或海桐皮汤熏洗患处。

2. 手术治疗

（1）适应证　明确诊断且经非手术治疗无效；症状影响日常生活、工作或运动；特殊体征检查阳性；呈交锁状态或经常发生交锁；合并有交叉韧带或侧副韧带损伤的患者。

（2）禁忌证　体内全身或局部存在感染灶者。目前常用的手术方法包括半月板修补术和半月板部分切除术。

3. 功能锻炼　早期进行股四头肌的等长锻炼，在疼痛可耐受下进行主动活动范围锻炼，活动度逐渐增加，疼痛消失后可进行抗阻肌力训练。

【预防与调护】

平时生活中应避免膝关节骤然扭转、伸屈动作。若半月板损伤已经明确，则制动休息，局部支具保护，在非负重下行膝关节功能锻炼。若施行手术治疗，术后当天开始股四头肌舒缩锻炼，术后第2天在支具保护下免负重状态下活动范围锻炼，并可下地免负重行走，术后4周开始部分负重，6周完全负重。

踝关节扭挫伤

踝关节扭挫伤是日常生活中最常见的损伤，多见于青壮年人。踝关节周围主要的韧带有内侧韧带、外侧韧带、下胫腓韧带。内侧韧带又称三角韧带，起于内踝，此韧带相对坚强，不易损伤；外侧韧带起自外踝，可分为距腓前韧带、跟腓韧带、距腓后韧带，分别向前、向下和向后内止于距骨和跟骨，相对薄弱，容易损伤（图7-14）。下胫腓韧带又称胫腓联合韧带，为胫骨与腓骨下端之间的骨间韧带，是保持踝穴间距、稳定踝关节的重要韧带。

踝关节扭挫伤以外侧副韧带损伤最为多见，下胫腓韧带单独损伤较为少见，常与踝关节骨折脱位合并存在。

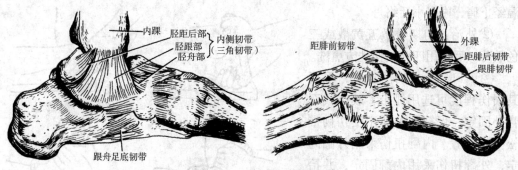

内踝 胫距后部
 胫跟部 } 内侧韧带
 胫舟部 (三角韧带)

距腓前韧带

外踝
距腓后韧带
跟腓韧带

跟舟足底韧带

图 7-14 踝关节周围韧带

【病因病机】

踝关节扭伤由间接暴力所致。踝关节内翻位受伤，导致外侧副韧带损伤。踝关节外翻位受伤，引起内侧副韧带损伤。当足部内翻跖屈位受伤，可造成距腓前韧带的损伤。

在少数情况下，踝关节遭受侧方直接暴力侵犯，踝关节强力被动内翻或外翻，引起踝关节挫伤，此时多伴有皮肤破损，暴力强大可能合并骨折和脱位。

【临床表现与诊断】

1.病史 多有明显的踝部扭伤史。

2.症状和体征 踝关节骤然出现肿胀、疼痛，不能走路或尚可勉强行走，但疼痛加剧，局部压痛。伤后 2~3 天局部可出现瘀斑。内翻扭伤时，在外踝前下方肿胀、压痛明显，若足部做内翻动作时，则外踝前下方发生剧痛；外翻扭伤时，在内踝前下方肿胀、压痛明显。若足部做外翻动作时，则内踝前下方发生剧痛。

3.影像学检查 严重扭伤疑有韧带断裂或合并骨折脱位者，应做与受伤姿势相同的内翻或外翻位 X 线检查。一侧韧带撕裂往往显示患侧关节间隙增宽，下胫腓韧带断裂可显示内外踝间距增宽。

【治疗】

本病以手法治疗为主，严重者外固定，配合药物、练功等治疗。

1.保守治疗

（1）手法治疗 对单纯韧带扭伤或韧带部分撕裂者，可进行理筋手法。瘀肿严重者，则不宜重手法。患者平卧，术者一手托住足跟，一手握住足尖，缓缓做踝关节的背伸、跖屈及内翻、外翻动作，然后用两掌心对握内外踝，轻轻用力按压，有散肿止痛作用，并由下而上理顺筋络，反复进行数遍，再按摩商丘、解溪、丘墟、昆仑、太溪、足三里等穴（图 7-15）。

（2）药物治疗

①内治：初期治宜活血祛瘀、消肿止痛，内服七厘散及舒筋丸；后期宜舒筋活络、

温经止痛，内服小活络丹。

②外治：初期外敷五黄散或三
色敷药；后期用四肢损伤洗方熏洗。

（3）固定　损伤严重者，根据
其损伤程度可选用绷带、胶布或石
膏外固定，保持踝关节于受伤韧带
松弛的位置。内翻扭伤采用外翻固
定，外翻扭伤采用内翻固定，并抬
高患肢，以利消肿，暂时限制行走。
一般固定3周左右。若韧带完全断
裂者，固定4~6周。

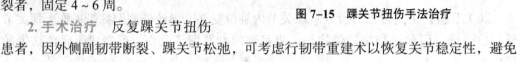

图7-15　踝关节扭伤手法治疗

2. 手术治疗　反复踝关节扭伤
患者，因外侧副韧带断裂、踝关节松弛，可考虑行韧带重建术以恢复关节稳定性，避免
后期并发症的发生。

3. 功能锻炼　固定期间做足趾伸屈活动；解除固定后开始锻炼踝关节的伸屈功能，
并逐步练习行走。

【预防与调护】

踝部扭挫伤早期，瘀肿严重者可局部冷敷，忌手法按摩。踝关节的严重扭伤、韧带
撕裂伤，易造成韧带松弛，要注意避免反复扭伤，以免形成习惯性踝关节扭挫伤。

第四节　躯干筋伤

颈椎病

颈椎病又称颈椎综合征或颈肩综合征，是由于损伤或颈椎、颈椎间盘、椎周软组织
退行性改变引起脊柱平衡失调，激压颈部脊神经根、交感神经、血管和脊髓引起的一
系列综合症候群。主要症状有颈、肩、臂疼痛，伴有手指麻木、头痛、眩晕、恶心、呕
吐、视物模糊、耳鸣、行走困难，甚至肢体瘫痪。本病是一种中、老年常见病和多发
病，男性发病略高于女性。临床常分为颈型、神经根型、椎动脉型、交感型和脊髓型
5型。

【病因病机】

颈椎及颈椎间盘的退变是颈椎病发生的内因，颈部的急性损伤与慢性劳损是颈椎病
常见的外因。随着年龄的增长，椎间盘将发生退行性变、脱水，纤维环弹力减退，椎间
隙变窄，周围韧带松弛，椎体失稳而位移，椎体边缘骨质增生，黄韧带肥厚、变性，钩
椎关节增生及关节突关节的继发性改变等。颈部外伤、劳损或受风寒湿邪侵袭，也可加

速颈椎间盘组织及骨与关节发生退行性变。这些原因可导致颈椎内外力平衡失调，使颈椎椎管或椎间孔变形狭窄，直接刺激、压迫脊神经根（图7-16）、脊髓、椎动脉及交感神经等，从而引起相应的临床症状。

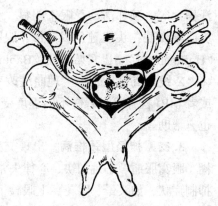

图 7-16　颈神经根受压

【临床表现与诊断】

1. **神经根型颈椎病**　颈肩背疼痛，并向一侧或两侧上肢放射。疼痛多为酸痛、钝痛或灼痛，可伴有针刺样、刀割样或电击样窜痛，上肢沉重无力、麻木或有虫爬等异样感觉，握力减退或持物易坠落。颈部活动明显受限，病变颈椎棘突、椎旁和患侧肩胛骨内上角、胸大肌区常有压痛。麻木和疼痛部位往往相同，多出现在手指、前臂和肩，可有肌肉萎缩。臂丛神经牵拉试验、椎间孔压缩试验、头顶叩击试验阳性。

　　X 线侧位片可见颈椎生理曲度改变，如生理前突减小、消失或反弓，椎间隙变窄，钩椎关节骨刺，轻度滑脱和项韧带钙化。斜位片可见钩椎关节骨刺突向椎间孔，椎间孔变小（图 7-17）。CT 或者 MRI 检查可显示椎间盘突出、椎管和神经管狭窄及脊神经根受压情况。

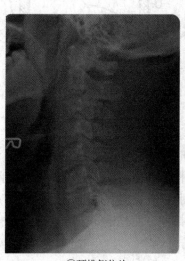
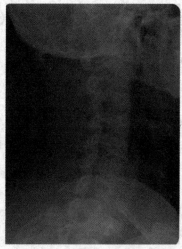

①颈椎侧位片　　　　　　　②颈椎斜位片

图 7-17　颈椎病 X 线片

　　2. **脊髓型颈椎病**　慢性进行性四肢瘫痪，四肢肢体感觉、运动功能障碍及膀胱直肠括约肌功能障碍。下肢单侧或双侧发沉、发麻，行走困难；肌肉发紧、发抖，抬步慢，不能快走，双足有踩棉花感，严重可现步态蹒跚易跌倒；上肢肌肉麻木无力、颤抖、疼痛、烧灼感，甚至四肢瘫痪、小便潴留或失禁。常伴头颈部疼痛、面部发热、出汗异常等。颈部活动受限不明显，上肢活动欠灵活，肌张力可能增高，腱反射（肱二头肌腱和肱三头肌腱、膑韧带、跟腱反射）可亢进。常可引起病理反射，如霍夫曼征（Hoffmann征）、巴宾斯基征（Babinski征）阳性，甚至踝阵挛或髌阵挛等。

X线检查可见颈椎生理曲度改变，颈椎骨质增生，椎间隙狭窄，椎间孔缩小。CT或者MRI检查可见脊髓不同程度受压。此外，肌电图检查、脊髓碘油造影检查对诊断也有帮助。

3. 交感神经型颈椎病　出现交感神经兴奋症状，如头晕、头痛、枕部痛、视物模糊、眼窝胀痛、心跳加快、心律失常、血压升高、肢体发凉、畏寒、多汗；或交感神经抑制症状，如头晕、眼花、上眼睑下垂、流泪、心动过缓、血压偏低、胃肠蠕动增加或嗳气等。头颈转动时颈部不适和疼痛的症状可明显加重，压迫颈椎可诱发或加重交感神经症状。

4. 椎动脉型颈椎病　头痛、眩晕、耳鸣、耳聋、恶心、呕吐、持物落地、猝倒等，或发作性视觉障碍和意识障碍。常因头部转动或侧弯至某一位置时易诱发或加重。颈肩痛、颈枕痛与神经根型颈椎病相似。颈椎棘突部有压痛，旋转颈椎试验阳性。

X线正、斜位片可见钩椎关节处有骨赘形成，并向侧方突出；椎动脉造影可辨别椎动脉是否正常，有无压迫、纡曲、变细或者阻滞，脑血流图可见基底动脉两侧不对称（图7-18）。

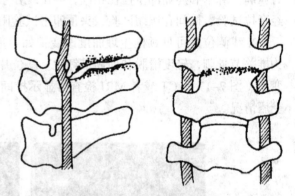

图7-18　椎动脉受压示意图

【治疗】

1. 保守治疗

（1）**手法治疗**　脊髓型颈椎病手法治疗时需非常谨慎，避免加重病情。

1）**准备手法**　患者取坐位或俯卧位，术者用推、敲、拍、揉、拨等手法在患者颈肩部阿是穴、斜方肌、肩胛提肌、竖脊肌、胸锁乳突肌等肌群进行操作，以使患者适应手法，松解肌肉痉挛。再用拔伸法进行颈椎拔伸，使颈椎间隙增宽，扩大椎间孔，减轻神经根的刺激和压迫。

2）**治疗手法**

①患者取端坐位，头部前屈至适当的角度。术者一手用拇指压住患椎棘突侧，另一手用肘部托住患者颌部，向上牵引，同时向患侧旋转头部，两手相对用力扳动颈椎。

②患者取仰卧位，肩后用枕头垫高。术者立于床头，一手托住患者枕后，另一手托住颌部，将患者头部至枕上拉起，使颈与水平面呈45°角，持续牵引1~2分钟，然后轻轻将头向左右旋转和前后摆动，此时常可听见弹响声。

3）整理手法 术者推、敲、拍、揉患者颈肩部，上下往返数遍，再直擦颈椎两侧以透热为度，拿肩井，搓、抖上肢以缓解治疗手法引起的不适，整理治疗效果。

手法操作时，要注意动作宜轻柔和缓，力度适中，不宜粗暴、猛烈地旋转头部，以免发生寰枢椎骨折、脱位或椎动脉在寰椎上面被枕骨压伤等；更不宜做颈侧方用力的推扳手法，以免引起脊髓损伤、四肢瘫痪，脊髓型颈椎病、动脉硬化的老年患者尤应注意。

（2）牵引治疗 适用于各型颈椎病，对早期病例更为适宜，但对病程较长的脊髓型颈椎病，有时可使症状加重，故应当慎用。采用枕颌布带牵引法，轻症患者可采用坐位间断牵引，每日 1～3 次，每次 0.5～1 小时；重症患者可行持续卧位牵引，每日牵引 6～8 小时，牵引重量从 3～4kg 开始渐加至 5～6kg。以后根据患者的性别、年龄、体质强弱、颈部肌肉情况和临床症状酌情处理。牵引时颈部轻度前屈。

牵引的最初几天，少数患者可有头晕、头胀或颈背部疲劳感，交感神经型和椎动脉型颈椎病患者更易发生。遇到这种情况，应该从小重量、短时间开始牵引。以后根据每个患者的具体情况，逐渐增加牵引重量和延长牵引时间。个别患者不能耐受牵引治疗，则应改用其他治疗方法。

（3）针灸治疗 根据临床症状的不同，可选用阿是穴、风池、肩井、颈部夹脊穴、天宗、曲池、列缺、合谷等穴。

（4）药物治疗

①内治：祛风散寒，通络止痛，用桂枝加葛根汤加减；补中益气，用补中益气汤加减；祛湿化痰，散瘀通络，用温胆汤加减；补益肝肾，用六味地黄加减；平肝潜阳，用天麻钩藤饮加减；活血化瘀，疏通经络，用补阳还五汤加减。

②外治：活血止痛药或药膏患部外用。

（5）局部封闭治疗 做痛点局部封闭，常用药物为醋酸强的松龙加普鲁卡因。

2. 手术疗法 颈椎病保守治疗无效，则可考虑手术治疗，如颈椎间盘前路切除椎体间植骨融合术、后路椎间盘突出切除术、前路椎体间开窗扩大椎管术或椎体部分切除术等。

3. 功能锻炼 颈椎病患者需要适当休息。急性发作期应局部外固定，采用围领或颈托，有利于组织水肿的消退和巩固疗效。慢性期以活动为主，特别是长期伏案工作者应注意休息，做颈项活动锻炼，如前屈、后伸、左右旋转及左右侧屈等，各做 3～5 次。此外，还可以做体操、打太极拳、做健美操等。

【预防与调护】

在工作和生活中注意暴力外伤，选择合适的坐姿和睡姿，纠正不良的工作和生活姿势，避免长时间保持单一姿势，尤其是低头伏案。加强颈部功能锻炼可预防颈椎的退行性改变，减轻和减少颈椎病的发病。多数神经根型、椎动脉型和交感神经型颈椎病预后良好，部分患者可能会反复发作。脊髓型颈椎病可能持续进展，预后较差

腰椎间盘突出症

腰椎间盘突出症又称腰椎间盘纤维环破裂症，是由于退行性变或外力作用，使腰椎间盘纤维环破裂、髓核突出，压迫神经根、血管、脊髓、马尾神经而引起腰痛，并伴有坐骨神经放射性疼痛等症状的一种病变。本病好发于青壮年，男性患者多于女性，下腰部椎间盘为本病的好发部位，第4、5腰椎之间的椎间盘病变最常见，第5腰椎与骶骨之间的椎间盘病变次之。

【病因病机】

因年龄增长，椎间盘退行性变是造成纤维环破裂、髓核突出的基本原因。急性或慢性损伤为发生椎间盘突出的主要外因，多是在姿势不当或准备欠充分的情况下搬动或抬举重物，或长时间弯腰后猛然伸腰、猝倒时臀部着地等引起发病，腰部直接外伤引起本病者比较少见。在某些情况下，甚至由于腰部的轻微扭动，也可导致腰椎间盘突出的发生，如弯腰洗脸时、打喷嚏或咳嗽后也能引起本病。另外，汽车和拖拉机驾驶员在驾车过程中，长期处于坐位及颠簸状态，使腰椎间盘承受的压力增大，腰椎穿刺、遗传因素、年龄大小等亦与本病的发生有关。

纤维环破裂时，突出的髓核挤压神经根，为造成腰腿痛的根本原因。髓核处于半液体状态时，突出的组织可以消散、吸收，神经根压迫症状也随之减轻或消失。如果髓核已变性，成为透明或纤维软骨碎片或钙化等，则会长期压迫神经根，引起明显、持久的神经痛（图7-19）。

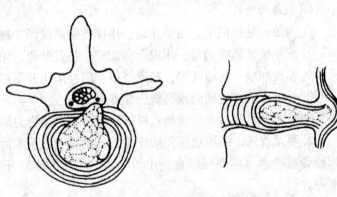

图7-19 腰椎间盘突出示意图

【临床表现与诊断】

1. 病史 有腰部扭伤病史。

2. 症状和体征 伤后出现严重腰痛，轻者尚可耐受，重者卧床不起，翻身极为困难。卧床后急性腰痛逐渐减轻，数日或数周后感到腿部不适或疼痛，以下位腰椎间盘突出常见，腰4、腰5和骶1神经根受压而出现坐骨神经支配区域痛，表现为沿患侧臀部、大腿后侧、小腿外侧和足外侧部麻木或放射痛。当椎间盘突出较多或中央型突出，可为两侧下肢疼痛。腰腿痛可因咳嗽、打喷嚏、用力排便等腹腔内压升高而加剧，步行、弯腰、伸膝起坐等牵拉神经根的动作也使疼痛加剧，屈髋屈膝、卧床休息可使疼痛减轻。故患者在行走时常取前倾位，卧床休息时取弯腰、侧卧、屈髋、屈膝的"三屈位"，严重的患者取胸膝卧位姿势睡觉。

多数腰椎间盘突出为单侧发病，产生同侧症状。有时髓核自后纵韧带两侧突出，这种类型出现双下肢症状，多为一先一后，一轻一重，似有交替现象。亦有髓核突出于椎管前方中部而出现中央型突出，或偏左，或偏右；或压迫马尾，而出现马鞍区麻痹及两下肢神经根压迫症状。

本病主要体征有：

（1）腰部畸形　脊柱腰段生理性前曲减少或消失，甚至变为反曲。由于髓核向后突出，腰部被动前屈可缓解神经根所受的压迫。腰椎侧屈发生较晚，多数出现在腰腿痛持续时间较久的病例。脊柱侧屈可以屈向患侧，亦可屈向健侧，均为保护性体位。当椎间盘突出压迫神经根内下方时，脊柱向患侧弯曲；当椎间盘突出压迫神经根外上方时，则脊柱弯向健侧，均可不同程度减轻神经根的受压，临床上以后者多见，检查可见腰肌紧张明显，以患侧为甚（图7-20）。

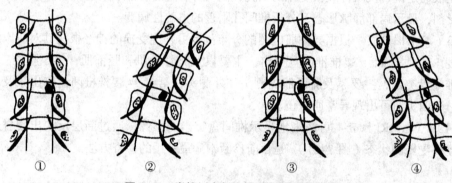

①　　　②　　　③　　　④

图7-20　脊柱侧弯与髓核突出位置的关系

（2）腰活动受限　急性期因保护性腰肌紧张，腰椎各方向活动均受限。慢性期主要以腰部前屈和向患侧侧屈受限较明显，强制弯曲时加重放射痛。

（3）椎旁压叩痛并向同侧下肢放射　腰椎间隙棘突旁有深压痛，压痛点对诊断定位有重要意义。急性期可出现广泛性压痛，但总有一个压痛点最为明显。按及压痛点或叩击腰椎可产生腰部剧痛，并向患侧下肢放射，直到足跟。沿坐骨神经体表投影通路有压痛，如环跳、承扶、委中、承山等穴。若俯卧位检查局部压痛不明显时，患者可取站立后伸位，并向一侧弯曲，使腰肌松弛，再压棘突旁，若为椎间盘突出，可产生明显压痛及放射痛。

（4）直腿抬高试验及加强试验　二者均呈阳性。

（5）感觉障碍　突出的椎间盘压迫神经根会出现相应的神经所支配区域皮肤感觉减退或麻木。上腰部脊神经根受压引起的障碍主要出现于大腿前面、小腿内侧，腰部脊神经根受压引起的障碍则出现于大腿后面及小腿上外侧、踇趾根部，骶1神经根受压表现在足外侧及外踝部。中央型椎间盘突出压迫马尾神经，可出现马鞍区麻木，膀胱、肛门括约肌功能障碍。

（6）肌力减退或肌萎缩　第3、4腰椎椎间盘突出，股神经受累时，股四头肌肌力减弱、肌肉萎缩；腰（腰4、5）椎间盘突出，坐骨神经受累时，腓肠肌肌张力减弱，姆伸肌肌力减弱；腰 5、骶 1 椎间盘突出，骶神经受累时，足跖屈力减弱，病程久者常有足背伸肌群萎缩，胫骨前嵴突出征象。

（7）反射减弱或消失　腰 4 神经根受压，则膝腱反射减弱或消失；如骶神经根受压，则跟腱反射减弱和消失。

3. 影像学检查

（1）X 线检查　正位片可显示腰椎侧弯，椎间隙变窄；侧位片显示腰椎生理前曲减少或消失，后期椎体相对边缘有硬化和隐窝等不整表现，椎体边缘有骨赘形成。

（2）脊髓造影检查　可提高本病的诊断率。椎间盘造影可显示椎间盘突出的具体情况，但难度较大；蛛网膜下隙充盈情况能较准确地反映硬膜脊受压程度和受压部位，以及椎间盘突出部位和程度；硬膜外造影，造影剂注入硬膜外腔，可显示硬脊膜外腔轮廓和神经根的走向，反映神经根受压的状况；上行静脉造影，经股静脉插管至腰静脉，注入造影剂，显示局部静脉形态，分析椎间孔附近的占位性病变。

（3）肌电图检查　根据异常肌电图的分布范围可判定受损的神经根及其对肌肉的影响程度。通常第 4、5 腰椎椎间盘突出，主要累及腓骨长肌和胫前肌；第 5 腰椎、第 1 骶椎椎间盘突出，主要累及腓肠肌内侧头和外侧头；第 3、4 腰椎椎间盘突出累及肌肉较多，股四头肌可出现异常肌电位。

（4）CT、MRI 检查　可清晰地显示椎间盘突出的影像，通过断层反映出硬脊膜囊及神经根受压的状态（图 7-21），是目前诊断本病最常用的检查方法。

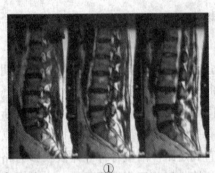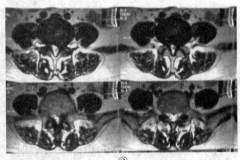

①　　　　　　　　　②

图 7-21　腰椎间突出症 MRI 图像
①矢状位示 L4～L5 椎间盘脱垂；②水平位示 L4～L5 左侧突出

【治疗】

1. 保守治疗

（1）手法治疗

①准备手法：患者取俯卧位，术者用推、敲、拍、揉等手法自肩向下按摩脊柱两侧膀胱经，至患肢承扶穴处改用揉捏法，下抵殷门、委中、承山穴，反复数次。术者两手交叉，右手在上，左手在下，手掌向下用力推压脊柱，从胸椎至骶椎，反复数次，着重于腰椎，调理松解肌肉。

②治疗手法：术者用中指或拇指分别拨、理、点阿是穴，后采用对抗拔伸法（图7-22）、直腿抬高法（图7-23）、侧卧扳腿法（图7-24）、俯卧运腰法（图7-25）和牵引按压法（图7-26），帮助突出的椎间盘回纳。

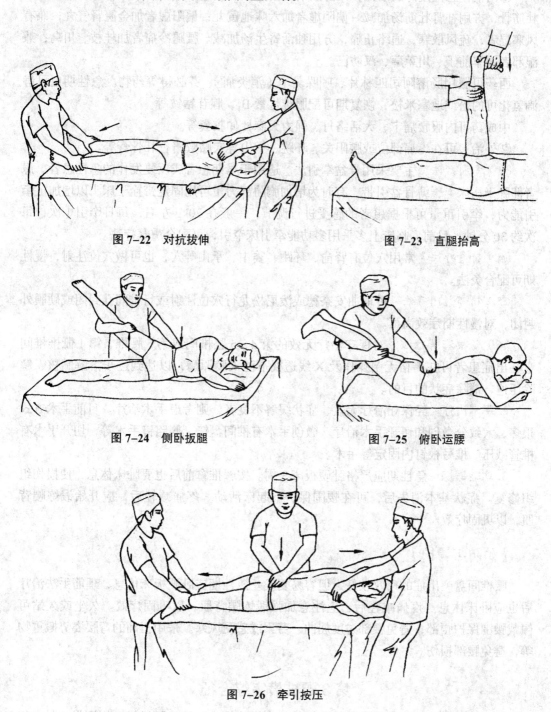

图7-22 对抗拔伸　　　　　　　　　　　　　图7-23 直腿抬高

图7-24 侧卧扳腿　　　　　　　　　　　　　图7-25 俯卧运腰

图7-26 牵引按压

③整理手法：术者先用推、敲、拍、揉脊柱两侧膀胱经至患肢，后用牵抖法、揉摇

法整理治疗效果。

（2）药物治疗

①内治：急性期舒筋活血，用舒筋活血汤加减、腰痛宁等；病久者，滋补肝肾、强壮筋骨，方用补肾壮筋汤加减。偏阴虚者加六味地黄丸；偏阳虚者加金匮肾气丸；兼有风寒湿者，疏风散寒，通络止痛，方用独活寄生汤加减。腰腿冷痛者加桂枝、川乌；兼湿邪者加车前子、川草薢、汉防己。

西药可服用肠溶阿司匹林片、吲哚美辛（消炎痛）、芬必得等药物。急性期也可静滴氢化可的松或地塞米松，恢复期可配服维生素 B_1、腺苷钴铵等。

中成药可内服腰痛宁、大活络丹、强力天麻杜仲胶囊等。

②外治：可在疼痛部位或腰阳关、环跳、承山等穴贴敷麝香壮骨膏等。

（3）牵引疗法　主要采用骨盆牵引法。适用于早期患者或反复发作的急性患者。患者仰卧于病床上，缚骨盆引带，有时为增加胸胁部力量可用固定带拴于床头以增加抗牵引能力，牵引重量可根据患者的感受进行调节，一般在 20kg 左右，每日牵引 1 次，每次约 30 分钟。目前，临床上多采用多功能牵引床牵引，可配合熏蒸疗法。

（4）针灸疗法　常用穴位有肾俞、环跳、委中、承山等穴，也可做穴位注射，慢性期可配合灸法。

（5）局部封闭疗法　可取曲安奈德或泼尼松龙行穴位注射或行椎间孔封闭或硬膜外封闭，对慢性期疗效尚可。

（6）髓核溶解疗法　对保守治疗无效的第 4、5 腰椎间或第 5 腰椎、第 1 骶椎椎间盘突出症患者可在严格无菌操作及 X 线透视下注入胶原酶，以达到逐步溶解髓核、解除压迫、消除症状的目的。

2. 手术治疗　经保守治疗无效、症状缓解不良者，则考虑手术治疗。目前手术方式很多，大致分微创和切开手术治疗。微创手术有椎间盘镜、侧路镜手术等，切开手术有椎管减压、椎弓根钉内固定等手术。

3. 功能锻炼　急性期应严格卧硬板床 3 周。按摩推拿前后也要卧床休息，使损伤组织修复。症状基本消失后，可在腰围保护下起床活动。疼痛减轻后，应开始锻炼腰背肌，以巩固疗效。

【预防与调护】

腰椎间盘突出症的疗效较好，但容易复发。急性期应卧硬板床休息，理筋手法治疗后也应卧床休息。疼痛减轻后，应注意加强锻炼腰背肌，以巩固疗效。久坐或久站可佩戴腰围保护腰部，避免腰部过度屈曲、劳累或感受风寒。采用正确的弯腰姿势搬重物等，避免腰部损伤。

第 3 腰椎横突综合征

第 3 腰椎横突综合征，又称第 3 腰椎横突滑膜囊炎、第 3 腰椎横突周围炎，是由于腰部肌肉在第 3 腰椎横突处反复摩擦，产生炎症反应，刺激周围神经，造成慢性腰痛，出现以第 3 腰椎横突处压痛为主要特征的慢性腰痛疾病。本病多见于青壮年，尤以体力劳动者常见。

【病因病机】

第 3 腰椎位于脊柱腰曲前凸顶点，为 5 个腰椎体的活动中点，活动度较大。其两侧的横突最长，横突是腰肌和腰方肌的起点，并有腹横肌、背阔肌的深部筋膜附着其上，故腰腹部肌肉弹力收缩时，此处受力最大，易使附着点处撕裂致伤。伤后局部发生炎性肿胀、充血、液体渗出等病理变化，以后可产生骨膜、纤维组织、纤维软骨等增生。臀上皮神经发自腰 1～腰 3 脊神经后支的外侧支，穿横突间隙向后，再经过附着于第 1 腰椎～第 4 腰椎横突的胸腰筋膜深层，分布于臀部及大腿后侧皮肤。故第 3 腰椎横突处周围组织损伤可刺激该神经纤维，日久神经纤维可发生变性，导致臀部及腿部疼痛。

第 3 腰椎横突部的组织损伤缘于急性损伤处理不当或慢性劳损，引起横突周围瘢痕粘连、筋膜增厚、肌腱挛缩等病理改变，风寒湿邪侵袭可加剧局部炎症反应。

腰部一侧的第 3 腰椎横突损伤可使同侧肌紧张或痉挛，日久继发对侧腰肌紧张，导致对侧第 3 腰椎横突受累、牵拉而发生损伤，故临床上常见双侧出现症状。

【临床表现与诊断】

1. 病史 常有腰部扭伤史。

2. 症状和体征 腰部及臀部弥散性疼痛，有时可向大腿后侧及至腘窝处扩散，一般不超过膝关节。腰部活动时或活动后疼痛加重，有时患者翻身及行走均感困难，晨起或弯腰时疼痛加重。检查可见竖脊肌外缘第 3 腰椎横突尖端处有局限性压痛，痛点固定，有时压迫该处可引起同侧下肢反射痛，反射痛的范围多不过膝。早期可见患侧腰部及臀部肌肉痉挛，表现为局部隆起、紧张，晚期则患侧肌肉萎缩。直腿抬高试验可呈阳性，但多超过 50°，加强试验阴性。

3. 影像学检查 X 线检查可见第 3 腰椎横突明显过长，有时左右两侧横突不对称或向后倾斜。

【治疗】

1. 保守治疗

（1）手法治疗

①准备手法：患者取俯卧位，双下肢伸直。检查者首先以推、敲、拍、揉等手法作用于脊柱两侧的竖脊肌，直至骶骨或臀及大腿后侧，并按揉腰腿部的膀胱经腧穴，施术以患侧为主。达到理顺腰、臀、腿部肌肉，解除痉挛，缓解疼痛的目的。

②治疗手法：用拇指分别拨、理、点第 3 腰椎横突尖端两侧，以剥离粘连、活血散瘀、消肿止痛。手法应由浅入深，由轻到重。再采用动法，扳腿使腰部反复后伸，或斜扳腰部，或采用晃腰手法使腰部肌肉进一步放松。

③整理手法：采用推、敲、拍、揉作用于腰骶及腿部，上下往返数遍，以缓解治疗手法的不适感，整理治疗效果。

（2）药物治疗

①内治：急性发作期行气活血、通络止痛，用和营止痛汤加虎杖、地龙。如效果不显，可加地鳖虫、五灵脂。慢性劳损期补肾强筋、温经散寒通络，可用金匮肾气丸加减。

②外治：麝香壮骨膏或温经通络膏外贴，或局部涂擦红花水等。

（3）针刺治疗　取阿是穴，进针深度为 3～5cm，留针 10～15 分钟。每日 1 次，10 次为 1 个疗程。也可用小针刀疗法，以剥离粘连。

（4）局部封闭疗法　取泼尼松龙 25mg 加 1% 普鲁卡因 4mL，于压痛点明显的第三腰椎横突处做骨膜及周围组织的浸润注射。每 5～7 日做 1 次，可做 2 或 3 次。

（5）物理疗法　可局部热敷、熏洗、蜡疗或用 TDP、红外线、频谱仪治疗。

2. 手术疗法　非手术疗法反复治疗无效，且腰部长期疼痛无法正常工作和生活者，可考虑行手术治疗。在局麻或连续硬膜外麻醉下，行胸腰筋膜松解加横突部软组织剥离术。必要时，可行第 3 腰椎横突切除术。

3. 功能锻炼　患者身体直立，两足分开，与肩同宽，两手叉腰，两手拇指向后挺按第 3 腰椎横突，揉按局部，然后旋转、后伸和前屈腰部，以利于舒通筋脉，放松腰肌，解除粘连，消除炎症。

【预防与调护】

第 3 腰椎横突综合征经积极治疗多能缓解症状，但较容易复发。平时应注意避风寒，并加强腰背肌功能锻炼，注意坐姿并经常变换腰部体位。应避免过度或过久的腰部活动，以免加重损伤。

第八章 骨 病

第一节 化脓性骨髓炎

化脓性骨髓炎是化脓性细菌感染骨骼引起的炎症反应，按病情发展分为急性和慢性骨髓炎。本病的感染途径大致分为 3 种：①血源性感染：致病菌由身体其他部位的感染性病灶，如上呼吸道感染、泌尿生殖系统感染等部位，经血液循环播散至骨骼，称血源性骨髓炎；②创伤后感染：如开放性骨折或骨折手术后出现的感染，称为创伤后骨髓炎；③邻近感染灶：邻近软组织感染直接蔓延至骨骼，如糖尿病引起的足部骨髓炎，也称为外来性骨髓炎。

本病多见于 10 岁以下的儿童，好发于四肢长管状骨的干骺端，下肢多见，尤以股骨下端和胫骨上端多见。本病属于中医"附骨痈"（急性化脓性骨髓炎）和"附骨疽"（慢性化脓性骨髓炎）的范畴。

【病因病机】

急性化脓性骨髓炎主要由化脓性细菌引起骨组织感染，其致病菌以金黄色葡萄球菌最为多见，其次为溶血性链球菌和白色葡萄球菌。菌栓进入骨营养动脉后往往受阻于长骨干骺端的毛细血管内，原因是此处血流缓慢，容易使细菌停滞。儿童骨骺板附近的微小终末动脉与毛细血管往往更为弯曲而成为血管襻，该处血流丰富而流动缓慢，使细菌更易沉积，因此儿童长骨干骺端为好发部位。血源性骨髓炎的病理特点是骨质破坏和新骨形成同时存在。早期以破坏、坏死为主，后期以新骨形成为主。

骨内感染病灶形成后，因周围为骨质，引流不畅，造成毒素吸收，组织坏死，引起严重的脓毒血症。其全身性的病情发展取决于患者的抵抗力、细菌毒力和治疗措施的得当与否，一般有 3 种转归：①身体抵抗力强，细菌毒力弱，能获得及时有效的治疗，病变可能痊愈或形成局限性脓肿；②身体抵抗力弱，细菌毒力强，病灶迅速扩大，形成弥漫性骨髓炎；③引起脓毒血症、菌血症和败血症等全身感染性病变。在病灶局部，病变产生一系列病理变化：形成脓肿；形成死骨；形成包壳。

中医学认为本病主要是由于热毒注骨、创口毒盛、正虚邪侵所致。

1. 热毒注骨 患疗毒疮疖或麻疹、伤寒等病后，余毒未尽，热毒深蕴于内，伏结入骨成疽；或因跌打闪挫，气滞血瘀，经络阻塞，积瘀成疽，循经脉流注入骨，繁衍聚毒为病。

2.创口毒盛 跌打、金刃所伤，皮破骨露，创口脓毒炽盛，入骨成疽。

3.正虚邪侵 正气内虚，毒邪侵袭，正不胜邪，毒邪深窜入骨成疽。

【临床表现与诊断】

1.急性化脓性骨髓炎 最典型的全身症状是恶寒、高热、呕吐，呈脓毒症样发作。儿童多见，以胫骨上段和股骨下段最多见，起病急骤，持续高热在39℃以上，寒战，汗出而热不退，全身不适，倦怠，食欲不振，局部疼痛剧烈，舌质红，苔黄腻，脉弦数。进而患处搏动性疼痛加剧，肢体不能活动，呈环状肿胀，皮肤红热，附近肌肉痉挛，骨的干骺端压痛明显，患者拒按患处及拒绝做被动活动检查。自然病程可以维持3~4周。脓肿穿破后疼痛即刻缓解，体温逐渐下降，脓肿穿破后形成窦道，病变转入慢性阶段。

实验室检查：白细胞总数、血沉、C反应蛋白增高。血培养常为阳性。穿刺抽出的脓液可培养出致病菌。

X线检查：急性化脓性骨髓炎起病10~14天内，X线检查往往无明显异常，两周后X线检查可见到局部骨质稍有破坏，骨小梁开始紊乱，并有斑点状骨质吸收，髓腔内有透亮区，有骨膜反应，周围软组织肿胀，肌肉间隙模糊。3~4周以上可见骨膜下反应新生骨，病变进一步发展，局部形成死骨。

CT、MRI检查、核素显像有助于早期发现感染灶，早期确诊（图8-1）。

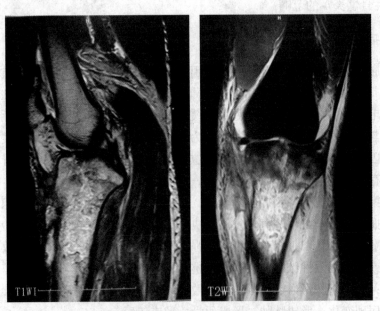

图8-1 胫骨近端急性化脓性骨髓炎MRI图像

2.慢性骨髓炎 由因急性化脓性骨髓炎未能彻底控制，反复发作演变的结局。全身症状轻微，仅局部一个或多个窦道，反复排出脓液或死骨，窦口周围皮肤色素沉着，变为瘢痕组织；患肢增粗、变形，或有肢体不等长等畸形；可合并病理骨折或脱位。急性发作时窦道瘢痕处红肿，有明显压痛，局部出现波动性肿块，穿破后流出脓液或小死骨。由于病程日久，全身常见形体瘦弱，面色苍白，神疲乏力，出虚汗，食欲减退，局部肌肉萎缩，舌质淡红，苔白，脉细弱。

实验室检查：局部肿块未破溃时，白细胞总数、血沉、C反应蛋白可能增高。若窦口经久不愈，大多数患者白细胞总数、血沉、C反应蛋白不增高。

X线检查：X线检查可见骨膜下层状新骨形成，骨质硬化，密度增加，形成包壳，内有死骨或死腔。死骨的密度高，边缘不规则，周边的密度较低。长骨可增粗，密度不均匀，轮廓不规则，可出现畸形。小儿可见骨骺被破坏，甚至消失。

CT、MRI检查：有助于明确诊断。

【治疗】

急性化脓性骨髓炎争取早期诊断，早期治疗。根据疾病发生的阶段，结合患者抵抗力的强弱和致病菌毒力的大小选择有效的中西药物，采用局部固定及手术疗法。

1. 保守治疗

（1）中医辨证内治

1）急性化脓性骨髓炎

①初期：即化脓性骨髓炎急性炎症期。治宜清热解毒、化瘀通络，用仙方活命饮或黄连解毒汤合五味消毒饮加减。

②成脓期：即骨膜下脓肿形成期。治宜和营托毒、托里透脓，用五味消毒饮、黄连解毒汤合透脓散加减。

③溃后：脓毒已溃。治以扶正托毒、去腐生新。初溃脓多稠厚，略带腥味，气血充实者，宜托里排脓，用托里消毒饮加减；溃后脓液清稀、量多质薄，气血虚弱者，宜补益气血，用八珍汤或十全大补汤加减。

2）慢性化脓性骨髓炎

①急性发作期：治宜清热解毒、托里排脓，方用透脓散合五味消毒饮加减。

②非急性发作期：治宜扶正托毒、益气化瘀，方用神功内托散加减。正气虚弱、气血两虚者，宜用十全大补汤、八珍汤加减。

（2）外治

1）初期 选用拔毒生肌散、双柏散、金黄膏等外敷患肢肿痛处。同时配合患肢制动及避免负重，可用小夹板或持续牵引，以缓解肌肉痉挛，减轻疼痛，防止畸形和病理性骨折及脱位。

2）成脓期 局部继续外敷拔毒消疽散，患肢行牵引制动。

3）溃后 ①疮口可用冰黄液冲洗，并根据有无脓腐情况，分别选用九一丹、八二丹、生肌散药捻或黄连液纱条插入疮口中，每日换药1次。外敷玉露膏或生肌玉红膏。②如疮口太小或疮口僵硬，腐肉不脱，可选用白降丹、红升丹、千金散药捻，插入疮口内，使疮口扩大，脓腐易出。③溃后而身热不退、局部肿痛、脓泄不畅者，多数是引流不畅，常需扩大疮口，以利引流脓毒。④疮口腐肉已脱，脓水将尽时，选用八宝丹、生肌散换药，促其生肌收口。

（3）西医治疗　骨髓炎为全身感染的一部分，应及早采用足量而有效的抗菌药物肌内注射或静脉滴注。常用的抗生素有青霉素类、头孢菌素类、万古霉素、林可霉素、利福平、氨基糖苷类抗生素、氟喹诺酮类、甲硝唑。初起时应选用广谱抗生素联合使用，待致病菌分离和敏感试验有结果后，再针对性给予适宜抗生素。抗生素的使用至少应持续至体温下降、症状消失两周左右。加强全身支持疗法，维持水电解质平衡、酸碱平衡。

2. 手术治疗　急性化脓性骨髓炎诊断一经明确，在大剂量抗生素不能控制症状或诊断穿刺时在骨膜下或骨髓腔内抽吸到脓液或渗出液，必须尽早切开骨膜，进行钻孔，开窗引流。慢性化脓性骨髓炎常用手术方式有单纯死骨摘除术、蝶形凿骨术、庆大霉素珠链置入法等。

【预防与调护】

1. 支持对症处理：注意休息，加强全身营养支持，增强身体抵抗力。

2. 早期应用夹板、石膏托或皮肤牵引，抬高患肢并保持功能位，以利患肢休息，防止畸形和病理性骨折，并有利于炎症消退。急性炎症消退后用管型石膏固定，如有窦道可在石膏上开窗换药。固定 2～3 个月后拍 X 线片检查，如包壳不够坚固，则继续用石膏托保护 2～3 个月。

第二节　化脓性关节炎

化脓性关节炎系关节腔内的化脓性感染，儿童多见，男多于女，以膝关节、髋关节最多见。本病属于中医"无头疽"范畴。

【病因病机】

本病源于关节内化脓性细菌感染所致。感染途径多为细菌由身体其他部位的化脓性病灶，经血液循环传播所致，少数可由外伤创口直接感染、人工关节感染，或由附近的骨髓炎直接蔓延所致。

本病的病变过程可以分为 3 个阶段，这种发展是一个渐进演变的过程，有时并无明显界限，有时某一阶段可独立存在。①浆液渗出期：关节滑膜充血、水肿、白细胞浸润，关节腔内有浆液性渗出液，关节软骨尚未被破坏。这一阶段若治疗正确，渗出液可被吸收，关节功能不受影响。②浆液纤维蛋白渗出期：渗出液增多且黏稠混浊，关节内纤维蛋白沉积而造成关节粘连。由于中性多核细胞释放大量溶酶体类物质，关节软骨遭破坏，导致关节功能障碍。③脓性渗出期：滑膜和关节软骨被破坏，关节活动有严重障碍，甚至完全强直。

中医学认为，本病主要是由于正虚邪乘，或热毒余邪，流注关节，或瘀血停滞，化热成毒所致。

1. 正虚邪乘　腠理不密，夏秋之间为暑湿所伤，继而露卧贪凉，寒邪外束，客于经络，皆因真气不足，邪得乘之，经脉受阻，乃发本病。

2. 热毒余邪，流注关节　疔、疮、疖、痈、切口感染等失于治疗，或虽治而余毒未尽；或因挤压、碰撞，邪毒走散，流注经络关节。

3. 瘀血停滞，化热成毒　积劳、过累，肢体经络受损，或跌仆闪挫，瘀血停滞，郁而化热成毒，恶血热毒凝于关节。

【临床表现与诊断】

1. 病史　有身体其他部位感染史或外伤史。

2. 症状和体征

（1）全身表现　急骤起病，有寒战、高热、全身不适、食欲减退等急性感染症状。体温可高达 40℃ 以上，小儿可能发生惊厥或表现为脓毒血症或败血症。

（2）局部表现　受累关节剧痛，可有红肿、热和压痛，皮温升高，患肢不能负重，活动关节有剧痛，常处于半屈曲位。

3. 辅助检查

（1）实验室检查　血液检查血白细胞计数及中性粒细胞计数升高，红细胞沉降率升高。血培养常为阳性，如早期为阴性，可多次反复培养，有利于诊断。

（2）影像学检查

①X 线检查：X 线片显示早期关节间隙增宽，脱位、半脱位或骨骺滑脱，关节囊肿胀，骨质疏松，周围软组织肿胀；晚期关节间隙狭窄，骨质破坏，破坏区周围骨质增生、硬化，关节边缘骨赘增生。最后关节间隙消失，呈纤维强直或骨性强直。有时可见关节周围软组织呈片状或条形钙化，附着于关节邻近骨的边缘。（图 8-2）

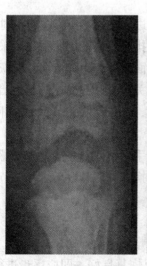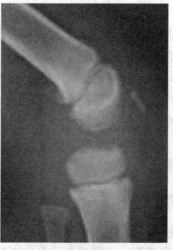

图 8-2　膝关节化脓性关节炎 X 线片

② MRI、CT 检查：CT 检查能够显示关节的骨质破坏和脓肿侵犯的范围，较平片敏感；MRI 检查显示关节周围软组织情况及关节内骨质、软骨、韧带等情况，是目前了解局部情况最好的手段。

【治疗】

根据不同的病理阶段和患者体质状况及其病因，有针对性地选方用药，内外同治，中西医结合治疗。

1. 保守治疗

（1）中医辨证内治

①初期：治宜清热解毒，利湿化瘀，方用黄连解毒汤、五神汤。

②酿脓期：治宜清热解毒，凉血利湿，方用五味消毒饮合黄连解毒汤。

③脓溃期：将溃未溃或初溃脓泄不畅，治宜托里透脓，方用托里消毒饮或透脓散；溃后正虚，应补益气血，方用八珍汤加减。

（2）外治

①局部敷药：选用拔毒生肌散或玉露膏、金黄膏等。

②关节腔穿刺：病变关节积液肿胀，有波动时行关节腔穿刺，抽液后注入冰黄液或黄连素液。每日或隔日 1 次。

③患肢制动：选用皮肤牵引、夹板或石膏托固定制动。

（3）西医治疗

①全身支持疗法：注意降温、补液、纠正水电解质代谢紊乱，加强营养，提高抵抗力。如发生感染性休克，应积极行抗休克治疗。

②局部抗生素的应用：早期应用足量有效抗生素，并根据关节液细菌培养和药物敏感试验结果，合理选择抗生素。

2. 手术治疗

（1）切开排脓，抗生素置入一期缝合术　进入脓性渗出期，应及时切开排脓。

（2）闭合性持续冲洗——吸引疗法　切开排脓、病灶彻底清除后采取闭合性持续冲洗——吸引疗法，可控制感染和防止关节软骨面破坏，为关节功能的恢复创造条件。

（3）关节镜治疗　利用此法治疗化脓性膝关节炎，与以往的其他治疗方法比较，可彻底清除关节腔内的脓苔滑膜和炎性纤维组织，还可清除关节后方的坏死组织及增生滑膜，比切开手术更为彻底。

（4）矫形术　对于畸形影响功能者，需行手术治疗。一般要求在感染控制 1 年后才能进行，否则易致感染复发。可以考虑关节置换术、截骨矫形术和关节融合术。

【预防与调护】

1. 避免可能引起化脓性关节炎的疔、疮、疖、痈及外伤。

2. 恢复期炎症消失，病灶愈合，全身情况恢复良好，即应逐步进行关节功能锻炼，可用五加皮汤或海桐皮汤熏洗僵硬关节。

第三节 骨关节结核

骨关节结核是结核杆菌侵入骨与关节而引起的继发性感染性疾病。该病以 10 岁以下儿童和青壮年多见，男性多于女性，其中脊柱结核约占 50%，负重关节如髋关节、膝关节、踝关节结核等发病率也较高。本病属于中医学"骨痨"的范畴。

【病因病机】

骨关节结核多继发于肺结核，其次是消化道结核、淋巴结结核，或由邻近的结核病灶直接侵袭骨关节。当结核杆菌侵入骨关节后，引起的病理变化可分为渗出期、增殖期、干酪样变性期，三期不能截然分开。病理演变有两种结果：一是病灶可逐渐修复，由纤维化、钙化或骨化，渐趋静止或愈合；二是病灶发展，进而干酪样物液化，形成脓肿，破坏加重。骨与关节结核的最初病理变化是单纯性滑膜结核或单纯性骨结核，以后者多见。在发病初期，病灶局限于长骨干骺端，关节软骨面完好。如果在此阶段结核便被很好地控制住，则关节功能不受影响。如果病变进一步发展，结核病灶侵及关节腔，破坏关节软骨面，称为全关节结核。全关节结核若不能控制，便会出现破溃，产生瘘管或窦道，并引起继发性感染，此时关节已完全毁损，必定会遗留各种关节功能障碍。

中医学认为，本病主要因阳虚痰凝、阴虚内热、肝肾亏虚所致。

1.阳虚痰凝 阳虚致脾不化湿，肺不布津，水湿津液凝聚而生痰，痰浊滞留筋骨，易生本病。

2.阴虚内热 阴虚不能制阳，虚阳偏盛而化热，虚火耗津，血凝气滞，气机不畅，病邪乘虚而入。

3.肝肾亏虚 肝肾亏虚是发生本病之本。肝血亏虚，血不养筋，筋失所荣；肾精不足，精不生髓，骨失所养；儿童先天不足，肾气未充，骨骼稚嫩，易感本病。

【临床表现与诊断】

1.病史 既往可有肺结核病史或结核病接触史。

2.症状和体征

（1）全身表现 本病发病多隐匿、缓慢、常无明显症状，随着病情发展，可出现发热、盗汗、倦怠乏力、食欲不振、体重减轻、贫血、两颧潮红、舌红少苔，脉沉细数等阴虚内热表现。后期可出现面色无华、舌淡苔白、头晕目眩、心悸怔忡等气血亏虚表现，偶有高热、寒战等全身中毒表现。

（2）局部表现

①疼痛：初期仅感患处隐隐作痛，活动时疼痛加重，有叩击痛。夜间熟睡，无意转动可激发剧烈疼痛。

②肌肉痉挛：表现为局部肌肉紧张，使关节活动不利。

③肿胀：病变关节呈梭形肿胀，不红不热，主要为滑膜增厚，关节积液和周围组织渗液所致。久则周围肌肉萎缩，局部肿胀更加明显。

④患肢肌肉萎缩：病变部位的远近端肢体由于活动减少，营养不良，而明显消瘦。

⑤功能障碍：早期因疼痛和肌肉痉挛而出现强迫体位，功能受限，后期因关节结构破坏和筋肉挛缩而产生功能障碍。

⑥畸形：多为关节破坏、关节挛缩、关节脱位或半脱位所引起，多数表现为屈伸畸形。

⑦寒性脓肿：病变的骨关节脓腐形成肿胀隆起，局部皮肤无明显红热（即将破溃的脓肿中央可有透红），按之柔软，触诊有波动感，即为寒性脓肿。脓液可沿软组织间隙向他处流注，在远离病变部位形成压痛不著、不易破溃的冷脓肿。

⑧窦道、瘘管形成：寒性脓肿溃破后，即形成窦道，可有"豆腐渣"样碎块或死骨碎块流出。结核窦道，难以自闭，日久不愈，疮口凹陷、苍白，周围皮肤长期被分泌物浸淫，皮色紫暗。

⑨淋巴结肿大：病变关节附近淋巴结肿大。

⑩其他：脊柱结核可并发截瘫，早期发现为肌力减弱、腱反射亢进、感觉减退，以及膀胱括约肌、肛门括约肌功能障碍，晚期全关节结核可继发病理性半脱位、脱位或病理性骨折。

3. 辅助检查

（1）实验室检查

①血常规检查：病久患者红细胞计数和血红蛋白含量可能偏低，长期混合感染或严重的多发结核患者，贫血更加明显，白细胞计数正常或稍高。

②血沉：血沉加快虽不是结核病所特有，但测定血沉对诊断结核具有重要的辅助作用。病变活动期血沉加快，稳定期或恢复期血沉多为正常。

③结核菌素试验：结核菌素试验阳性仅表示有结核感染或接种过卡介苗；如果结核菌素试验强阳性，则可能有活动性结核病变。结核菌素试验阴性表示未受到结核菌感染，或为感染早期，或为无反应的重症结核病患者。

（2）细菌学检查　抽取脓液或关节液做结核菌培养或涂片寻找抗酸杆菌，对于明确诊断及鉴别诊断具有重要价值，但培养时间较久。

（3）病理检查　对于早期和不易诊断的滑膜结核和关节结核可取活体组织做病理检查，一般即可确诊。

（4）影像学检查

①X线检查：是诊断骨与关节结核的重要手段之一。通过X线平片不但能确定病变的部位和程度，而且能明确病变的性质和病理改变。单纯骨结核主要呈不规则透光区，其边缘无硬化增密现象，破坏区内有时可见较小的密度增高影；全关节结核主要表现为关节边缘局限性破坏凹迹，或边缘不规则，随后关节面破坏，关节间隙变窄或消失，或发生关节脱位，关节附近骨骺萎缩，有明显增生现象（图8-3）。

②其他检查：CT或MRI检查及超声、关节镜检查对早期明确诊断和定位很有意

义（图 8-4）。

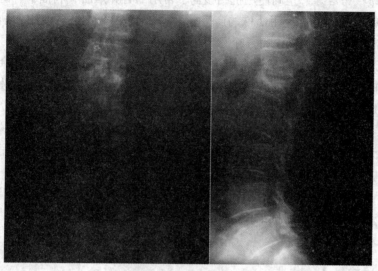

图 8-3　脊柱结核 X 线片

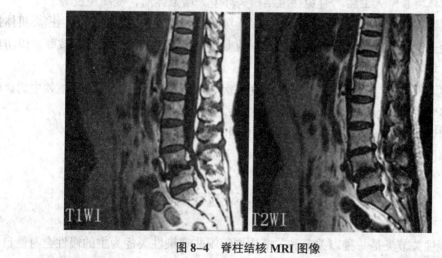

图 8-4　脊柱结核 MRI 图像

【治疗】

1. 保守治疗

（1）中医辨证治疗

①阳虚痰凝：治以温阳通脉、散寒化痰，方用阳和汤加减。外用回阳玉龙膏、阳和解凝膏，配合隔姜灸。

②阴虚内热：治以养阴清热托毒，方用六味地黄丸合清骨散、透脓散加减。脓已成可穿刺抽脓，或切开引流。

③肝肾亏虚：治以补养肝肾，方用左归丸。若窦道管口凹陷，周围皮色紫暗，虽脓

尽而不易收口，可外用生肌玉红膏。

（2）抗结核药治疗　　正确使用抗结核药，常用的有异烟肼、利福平、链霉素、乙胺丁醇、卡那霉素等，为避免耐药株的产生多采用2~3种药物联合使用。早期可每日给药，病情控制后可间断给药。每3个月为1个疗程，可用1~3个疗程。

2. 手术治疗　　病灶清除是最常用、最基本的手术方法，其目的是清除冷脓肿、死骨、结核性肉芽、增生肥厚的滑膜、坏死的软骨、瘢痕及一切坏死组织，改善病灶区血运，提高病灶区内抗结核药物浓度，防止病灶内结核毒素的吸收。

适应证：①有明显死骨、较大脓肿或经久不愈的窦道；②单纯滑膜结核或骨结核经非手术治疗无效，即将发展成全关节结核者；③脊柱结核合并瘫痪者；④早期全关节结核为了抢救关节功能，也应及时清除病灶。

禁忌证：①患者其他脏器有活动性结核或严重疾病；②全身中毒症状严重，伴有贫血，不能耐受手术者；③对抗结核药产生耐药性，或抗结核药治疗无效者；④年龄过大或过小，体弱不能耐受手术者。

【预防与调护】

1. 注意环境和个人卫生　　避免接触结核病环境，增强体质，提高免疫力。

2. 生活调理　　注意休息，加强营养，保持房间通风透光，以调畅气机，提高机体抗病能力，促进恢复。注意保暖，防止感冒。截瘫患者要定时翻身、腰骶部按摩，以防压疮形成。

3. 饮食调理　　骨与关节结核为慢性消耗性疾病，宜食富有营养的食物，如牛奶、鸡蛋等；宜多食用富含维生素的新鲜蔬菜和水果；避免食用油炸食品。

4. 精神调理　　鼓励患者树立战胜疾病的信心，配合治疗。

5. 正确使用抗结核药　　按疗程足量使用，无特殊情况不得停药。

第四节　类风湿关节炎

类风湿性关节炎是一种以关节和关节周围组织非感染性炎症为主的慢性全身性自身免疫性疾病，又称类风湿病。多见于女性，好发于手、足、腕等小关节，症状反复发作，呈对称性分布。本病属于中医学"痹证"范畴。

【病因病机】

本病的确切病因和病理机制仍未完全明确，一般认为与内分泌失调、免疫紊乱、过敏、感染、家族遗传等因素有关。病情的进一步发展常可出现关节以外的病理改变，如心脏、血管炎、皮下结节，以及心、肺和眼的病变。

中医学认为，本病以本虚标实为主要病机，肝脾肾虚为本，湿滞、瘀阻为标。正虚卫外不固，脏腑经络功能低下是本病发生的内因；寒冷、潮湿、疲劳、创伤及精神刺激、营养不良均可成为本病的诱因。

【临床表现与诊断】

1. 病史 大多起病隐匿，少数患者呈急性发病。

2. 症状和体征 临床表现随发作方式、受累部位、严重程度和进展速度而异。大多数患者隐匿起病，但亦有急性发作。初起时，全身可表现为低热、倦怠、乏力、肌肉酸痛、纳呆、消瘦、贫血等，患者仅感觉少数（1~2个）关节疼痛。数周或数月后，渐发现少数关节肿胀和活动受限，并逐渐累及其他对称关节。受累关节以手关节、膝关节、趾骨间关节最常见，在手关节又以掌指关节及近侧指骨间关节最常见，其次为踝关节、肘关节、肩关节。每个患者的受累关节不等，病情轻重亦极不一致。常见的局部症状和体征为关节疼痛、晨僵、肿胀、活动障碍、关节畸形。

3. 辅助检查

（1）实验室检查 主要为血液和关节液检查。约70%的病例可出现类风湿因子阳性，发作期血沉、C- 反应蛋白、纤维蛋白原升高提示炎症存在，缓解期可正常，而类风湿自身抗体检查有特异性，目前较常用。血常规检查一般都有轻到中度贫血。关节液混浊，草黄色，黏稠度降低，黏蛋白凝固力差，糖含量降低。中性粒细胞计数可达（10~50）×10^9/L，细菌培养阴性，补体水平下降。

（2）影像学检查

① X 线检查：早期可见关节周围软组织肿胀，骨质疏松，骨皮质密度降低，正常骨小梁排列消失，严重者呈炭画样，关节间隙因积液而增宽。中期关节软骨面边缘骨质腐蚀，关节软骨下有囊腔形成，关节间隙因软骨面破坏而变狭窄。晚期关节软骨面完全破坏消失后，关节即纤维性或骨性强直于畸形位置（图 8-5）。

② CT、MRI 检查：有助于显示类风湿关节炎早期病变。

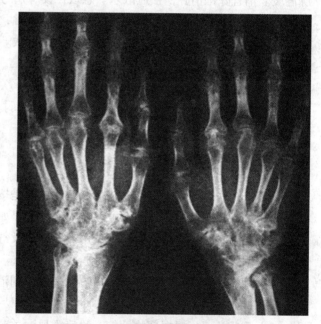

图 8-5 类风湿关节炎晚期 X 线表现

4. 诊断标准 目前临床上常采用美国风湿病协会（ARA）1987年提出的诊断标准：①晨僵至少1小时（≥6周）。②至少3个关节区的关节炎。关节肿痛及双侧近侧指骨间关节、掌指关节、腕关节、肘关节、跖趾关节、踝关节、膝关节共14个关节区中至少3个区（≥6周）。③手关节炎。关节肿胀累及近端指骨间关节，或掌指关节，或腕关节（≥6周）。④对称性关节炎。同时出现左右两侧的对称性关节炎（近侧指骨间关节，或掌指关节及跖趾关节不要求完全对称）（≥6周）。⑤皮下结节。⑥类风湿因子阳性。⑦手和腕关节 X 线片显示受累关节侵蚀或骨质疏松。

符合以上 7 项条件中至少 4 项者，可诊断为类风湿性关节炎。

【治疗】

类风湿关节炎的治疗原则应强调早期治疗、联合用药、个体化治疗和关节的功能锻炼。以期达到让患者增强信心，缓解疼痛，消除肿胀，防止畸形及纠正关节畸形，改善肢体功能的目的。

1. 保守治疗

（1）中医辨证内治

①行痹：肢体关节疼痛，游走不定，屈伸不利，可伴有恶风、发热等表证，舌苔薄白或薄白腻，脉浮。治宜祛风除湿，通络止痛。防风汤加减。

②痛痹：肢体关节疼痛剧烈，遇寒更甚，疼痛不游走，痛处皮色不红，触之不热，苔薄白，脉弦紧。治宜散寒止痛，祛风活络。乌药汤加减。

③着痹：肢体关节疼痛重滞、肿胀，疼痛固定，手足沉重，肌肤麻木，舌苔白腻，脉濡缓。治宜除湿消肿，祛风散寒。薏苡仁汤、川芎茯苓汤或除湿蠲痛汤加减。

④热痹：关节疼痛，局部灼热红肿，痛不可触，得冷则舒，疼痛可游走，涉及多个关节，或发热、口渴、烦躁等，舌苔黄燥，脉滑数。治宜清热通络，疏风除湿。白虎汤加桂枝汤合宣痹汤加减。

⑤尪痹：病程日久，关节疼痛持续但不剧烈，关节变性、僵硬、屈伸不利，肌肉萎缩，严重者出现显著畸形，舌质淡，苔白，脉细弱。治宜补肾祛寒，通经活络。桂枝汤、真武汤加减。

（2）外治

①中药外用：可应用中药外敷、熏洗疗法。

②针灸疗法：辨证配穴，选择弹刺区的原则是按病取经，经穴相配，循经弹刺，远近结合，中、轻刺激结合。同时可配合穴位注射：如复方当归液穴位注射。

③理筋手法：局部肿痛者，可选用点穴镇痛及舒筋手法；关节活动不利、功能障碍者，可选用活节展筋手法。

④物理疗法：理疗可增强局部血液循环，起到消炎、退肿、镇痛的效果。功能锻炼的方法可保持和增进关节功能。

（3）西药治疗　根据药物性能，治疗类风湿关节炎的药物可分为 3 类，即非甾体抗炎药、改善病情抗风湿药、糖皮质激素。

①非甾体抗炎药：作用发挥快，但须与改善病情抗风湿药同服。常用药物有塞来昔布、美洛昔康、双氯芬酸钠、吲哚美辛、舒林酸、阿西美辛等，以及萘普生、布洛芬等。

②改善病情抗风湿药：起效较慢，一般认为，类风湿性关节炎诊断明确都应使用改善病情抗风湿药。如甲氨蝶呤、柳氮磺嘧啶、来氟米特、氯喹和羟氯喹、生物制剂和免疫性治疗；其他改善病情抗风湿药，如金制剂、青霉胺、硫唑嘌呤、环孢素等。

③糖皮质激素：本药有较强的抗炎作用，起效快，易复发，不宜长期应用。在关节炎急性发作时可给予短效激素，剂量依病情严重程度而调整。泼尼松一般不超过每日10mg。有系统症状，如伴有心、肺、眼等器官和神经系统受累的重症患者，可予泼尼松每日 30 ~ 40mg，症状控制后递减，以每日 10mg 或低于 10mg 维持。关节腔注射激素有利于减轻关节炎症状，改善关节功能，但 1 年内不宜超过 3 次。

2. 手术治疗 四肢关节病变经正规保守治疗，关节肿痛仍无明显改进者，可行关节滑膜切除术。病变已静止，关节尚有一定活动度，但明显畸形者，可行截骨矫形术。对破坏严重的负重关节，如膝、踝、髋关节，条件尚可，则可行关节成形术或人工关节置换术。

【预防与调护】

1. 适量活动 缓解期可适当活动，配合按摩、练功、体操、适当疗养，以不感到疲倦为度。加强功能锻炼，防止肌肉萎缩和关节挛缩。急性期可适当休息。疼痛明显者，可以制动。

2. 注意保暖 本病需注意保暖。

3. 交代病情 向患者讲明本病的性质及本人的病情，鼓励患者树立与疾病作斗争的信心。

4. 饮食调节 包括富含蛋白质及维生素的饮食，针对贫血及骨质疏松可补充铁剂、维生素 D 和钙剂等。

第五节 强直性脊柱炎

强直性脊柱炎是脊椎的慢性进行性炎症，是以骶髂关节和脊柱附着点炎症为主要病变的疾病，主要累及脊柱、中轴骨和四肢大关节。本病一般先侵犯骶髂关节、髋关节，逐步累及腰、胸、颈椎，终至脊柱的椎间关节和肋椎关节，最终出现韧带骨化、脊柱强直、驼背，甚至丧失劳动能力。好发年龄为 15 ~ 30 岁，其中以 16 ~ 25 岁的年龄组发病率最高，男性多见。本病属于中医学"骨痹""肾痹"等范畴。

【病因病机】

本病基本病理为原发性、慢性、血管翳破坏性炎症，韧带骨化属继发的修复性过程。病变一般自骶髂关节开始，缓慢沿着脊柱向上伸延，累及椎间小关节的滑膜和关节囊及脊椎周围的软组织，至晚期可使整个脊柱周围的软组织钙化、骨化，导致严重的驼背。病变也可同时向下蔓延，波及双髋关节，少数也可累及膝关节。

中医学认为，本病可因先天禀赋不足或后天调摄不宜，房事不节，以及惊恐、郁怒、病后失调等，致气血不足，肝肾亏虚，督脉失荣，风寒湿邪乘虚侵袭，营卫气血凝滞不行，经络受阻，筋骨无以充养。至虚之处易留邪为患，督脉痹阻，气血不行，致脊柱受损、疏松、变形，不能直立、弯腰、垂项、突背，身体羸瘦，以致出现病变。

【临床表现与诊断】

1.症状和体征　本病以隐匿发病者居多，约占80%，亦有少数患者急性发作。一般全身症状较轻，急性发作或重症者可有明显疼痛、低热、疲劳、厌食、贫血等。早期表现为骶髂关节及下腰部疼痛，疼痛和腰僵逐渐为持续性，疼痛性质亦变为深部钝痛、刺痛、酸痛或兼有疲劳感。疼痛和脊柱活动受限逐渐上行性扩展到胸椎及颈椎，只有少部分女性患者呈下行性发展。病变累及胸椎和肋椎关节时，患者可出现胸痛、胸部呼吸活动度减弱，或有肋间神经痛症状。随着病情发展，整个脊柱周围软组织钙化、骨化，导致严重的驼背样畸形。外周关节受累以侵犯髋关节为著，腰骶症状出现后即出现双侧髋关节疼痛、活动受限。亦有少部分患者，始发症状可以是膝关节、踝关节，以及大转子、坐骨结节、跟骨结节和耻骨联合等肌腱附着点出现疼痛或压痛。

2.辅助检查

（1）实验室检查　无特异性表现。血液检查对诊断本病帮助不大。早期活动期，80%的患者血沉加快，但亦有20%的患者并不加快。CRP、IgA、IgM浓度升高，血清白蛋白减少，总补体升高，抗核抗体阴性。90%以上的患者HLA-B27组织相容性抗原为阳性。

（2）X线检查　早期骶髂关节骨质疏松，关节边缘呈虫蛀状改变，间隙不规则增宽，软骨下骨有硬化致密改变；以后关节面渐趋模糊，间隙逐渐变窄，直至双侧骶髂关节完全融合（图8-6）。椎间小关节出现类似变化，随病变发展，椎间盘的纤维环和脊柱前、后纵韧带发生骨化，形成典型的"竹节样"脊柱（图8-7）。病变晚期累及髋关节呈骨性强直。

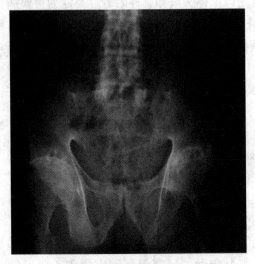

图8-6　骶髂关节炎Ⅳ级X线片

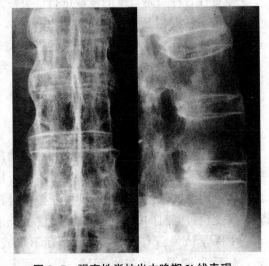

图8-7　强直性脊柱炎中晚期X线表现

3.诊断标准　目前诊断采用1984年修订的强直性脊柱炎纽约分类标准：①下腰痛

至少 3 个月，疼痛随活动改善，休息不减轻。②腰椎在前后和侧屈方向活动受限。③胸廓扩展范围小于同年龄和性别的正常值。④X 线检查提示双侧骶髂关节炎为Ⅱ～Ⅳ级或单侧骶髂关节炎Ⅲ～Ⅳ级。

X 线片提示的Ⅲ～Ⅳ单侧骶髂关节炎或Ⅱ～Ⅳ级双侧骶髂关节炎，并分别附加上①～③条中任何一条，即符合强直性脊柱炎的诊断条件。

【治疗】

1. 保守治疗

（1）中医辨证内治 治疗以祛风、散寒、活血、通络、补肾、健骨为主，有一定疗效。

（2）外治 中药外用、针刺、按摩及超短波、脉冲磁疗、中频脉冲治疗等均对缓解关节及软组织有益，可选择使用。间断使用支具可预防和矫正各种畸形，有一定意义。

（3）西药治疗

①非甾体抗炎药：用于缓解疼痛、晨僵，增加关节活动度。常用药物有双氯芬酸、萘丁美酮、美洛昔康、塞来昔布、吲哚美辛栓。

②改善病情抗风湿药：用于控制病情活动，抑制病变的发展。常用药物有柳氮磺吡啶、甲氨蝶呤、硫唑嘌呤、沙利度胺等。

③糖皮质激素：临床上一般少用糖皮质激素，但在合并急性虹膜睫状体炎等关节外表现者可考虑使用。对顽固性关节积液者，也可给予关节腔糖皮质激素注射治疗。

④肿瘤坏死因子拮抗剂：包括重组人可溶性肿瘤坏死因子受体融合蛋白（如依那西普）、抗肿瘤坏死因子的单克隆抗体（如英利西单抗和阿达木单抗）。这些制剂在治疗强直性脊柱炎的晨僵、腰背痛和肌腱末端炎等方面有显著疗效。

2. 手术治疗
经保守治疗无效者，可配合手术治疗，以挽救、改善关节功能，疗效较好。早期可做滑膜切除术，中期可行关节清理术，晚期可根据病情选择关节松解术、关节融合术、关节成形术及人工关节置换术。对严重驼背畸形而影响平视者，可在腰椎行脊柱截骨成形术。

【预防与调护】

1. 适量活动
缓解期可随意活动，以不感到疲倦为度。急性期可适当休息。疼痛明显者，可以制动。

2. 注意姿势
本病呈渐进性，故日常生活中应注意行走、卧姿，因屈曲体位颈腰背部疼痛稍减，但此姿势将造成日后不可逆的驼背畸形，故应特别交代，尤其睡卧时应卧硬板床，仰卧位，以免驼背加重。

3. 防止外伤
本病椎骨或周围软组织外伤后病情会加重，故日常生活中应注意防止意外伤害的发生，以免加重病情。

4. 交代病情
向患者讲明本病的性质及本人的病情，鼓励患者树立与疾病作斗争的信心。

5. 饮食调节　包括富含蛋白质及维生素的饮食，针对贫血及骨质疏松可补充铁剂、维生素 D 和钙剂等。

第六节　骨关节炎

骨关节炎是一种慢性退行性骨关节病，以关节软骨退行性变伴软骨下骨质硬化和继发性骨质增生为特征的慢性关节疾病。本病以关节疼痛、活动受限和关节畸形为主要症状，多见于 50 岁以上的中老年人，女性发病率明显高于男性。好发于负重大、活动多的关节，如膝关节、髋关节等处，以膝关节最为常见。本病属于中医"痹证"范畴。

【病因病机】

本病病因及病理机制仍未完全明确，一般认为是多种致病因素包括机械性和生物性因素的相互作用造成软骨破坏所致，其中年龄被认为是最重要的危险因素，其他因素包括外伤、体力劳动、肥胖、生化、遗传、炎症、代谢等。这些因素可导致软骨可聚蛋白聚糖、透明质酸和胶原的降解。另外，氧自由基代谢、细胞因子、生长因子、免疫因素等都与之有关。其病理学特点为关节软骨的变性、龟裂，软骨下骨硬化和囊性变，以及边缘性骨赘形成。

中医认为本病主要是由肝肾亏损、慢性劳损所致。

1. 肝肾亏损　肝藏血，血养筋，故肝之合筋也。肾主储藏精气，骨髓生于精气，故肾之合骨也。诸筋者，皆属于节，筋能约束骨节。由于中年以后肝肾亏损，肝虚则血不养筋，筋不能维持骨节之张弛，关节失滑利，肾虚而髓减，致使筋骨均失所养。

2. 慢性劳损　过度劳累，日积月累，筋骨受损，营卫失调，气血受阻，经脉凝滞，筋骨失养，致生本病。

【临床表现与诊断】

1. 病史　原发性关节炎多发生在 50 岁以后，女性多于男性。继发性骨性关节炎的发病年龄相对较小。

2. 症状与体征　主要为关节疼痛，早期为钝性，以后逐渐加重，可出现典型的"休息痛"与"晨僵"，患者会感到静止时疼痛，即关节处于一定的位置过久，或在清晨起床时，感到关节疼痛与僵硬，稍活动后疼痛减轻；如活动过多，因关节摩擦又产生疼痛。颈椎发生本病时，可有颈项疼痛不适，或上肢放射性疼痛；腰椎发生本病时，腰部疼痛不适，常伴有下肢放射性疼痛。体格检查时可见患病关节肿胀、肌肉萎缩，关节主动或被动活动时可有软骨摩擦音，有不同程度的关节活动受限和周围的肌肉痉挛。

3. 辅助检查

（1）实验室检查　无特异性表现。关节液检查可见白细胞计数升高，偶见红细胞。

血液与关节液的检查对排除其他原因引起的关节疼痛有鉴别诊断价值。

（2）X线检查 早期可无任何变化，但在应力位拍片时，可以发现关节间隙不对等而提示有软骨损伤的可能，随着病情进展，可见软组织肿胀、关节缘增生骨赘、关节间隙变窄。膝关节表现为内、外两侧间隙不均等，或胫股间隙改变不多而髌股间隙明显变窄，软骨下骨硬化或囊性变。MRI检查则可显示关节软骨面的情况，骨端是否水肿和硬化及半月板、韧带的状态。影像学的表现必须与临床结合才能确切评价其意义，若与临床症状并不一致时，以临床症状为主（图8-8）。

4.**诊断标准** 以膝骨关节炎为例，目前按中华医学会骨科分会参照国际公认的诊断标准制定的骨关节炎临床诊治指南（2007年版）：①近1个月反复发生的关节痛。②X线片（宜站立位或负重位）示关节间隙变窄，软骨下骨硬化和

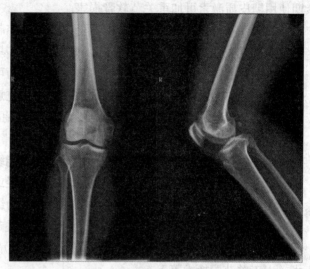

图8-8 膝关节骨关节炎X线片

（或）囊性变、关节缘骨赘形成。③关节液检查无明显改变（清亮、黏稠，WBC < 2000个/mL）。④X线片改变不明显，但为 ≥ 40岁中老年。⑤有少于（含）30分钟的晨僵。⑥活动时有关节摩擦音（感）。

综合临床、实验室及X线检查，符合①、②或①、③、⑤、⑥或①、④、⑤、⑥条可诊断为膝关节炎。

【治疗】

1.保守治疗

（1）中医辨证内治

①肝肾亏损：治以补益肝肾，方用左归丸。

②慢性劳损：早期气血虚弱，治以补气补血，方选八珍汤、十全大补汤。晚期出现肝肾不足者，可用左归丸以滋补肝肾；若肾阳虚者，方用肾气丸以温补肾阳；若肾阴虚者，方用六味地黄丸以滋补肾阴。

（2）外治

①中药外用：多用祛风散寒、活血通络药以缓解症状。可用海桐皮汤或五加皮汤局部热敷、熏洗；也可局部外敷药膏。

②针灸治疗：能宣通经络，温针则温通经脉气血，皆能祛痹止痛。

③理筋手法：用揉、推、拿等手法在疼痛部位施术，能舒筋通络而减轻疼痛。

④物理治疗：通常可采用直流电离子导入法、超短波电疗法、超声波疗法或磁疗

等，促进炎症吸收，消除肿胀，镇痛。

⑤关节腔注射：在口服药物治疗不显著时，可联合关节腔注射透明质酸钠类黏弹性补充剂；对于口服非甾体抗炎药 4～6 周无效的重症患者，或不能耐受此类药物治疗、持续疼痛、炎症明显者，可行关节腔内注射糖皮质激素类以消除滑膜水肿。但注意若长期使用糖皮质激素可加重关节软骨损害。

（3）西药治疗　治疗骨关节的西药主要分为控制症状的药物和改善病情的药物。控制症状的药物主要有非甾体抗炎药，如对乙酰氨基酚主要用于缓解轻度疼痛，塞来昔布、双氯芬酸钠等可以缓解中重度疼痛。激素类药可以快速缓解症状，但仅用于急性发作期，不能作为常规用药。上述药物在使用中要注意不良反应，根据患者的病情合理应用。这类患者还可使用硫酸软骨素、硫酸氨基葡萄糖等软骨营养药物，可以改善病情，缓解软骨的退变。

2. 手术治疗　骨关节炎后期需行手术治疗才能缓解疼痛和恢复关节功能，手术效果显著。手术的目的是：①进一步协助诊断；②减轻或缓解疼痛；③防止或矫正畸形；④防止关节破坏进一步加重；⑤改善关节功能；⑥为综合治疗的一部分。

手术治疗适用于关节疼痛经各种治疗无效、关节功能障碍影响日常生活者。常用的手术方法有：①游离体摘除术；②关节清理术；③截骨术；④关节融合术；⑤关节成形术（人工关节置换术等）。

3. 其他

（1）患者宣教　适量运动，减少或避免长时间跑、跳、蹲或爬坡等激烈运动。

（2）关节功能训练　如膝关节非负重情况下屈伸活动，以保持关节最大活动度；肌力训练，如股四头肌肌力训练，可以防止肌肉萎缩，维持关节稳定。

（3）支具疗法　主要减少受累关节负重，常用的支具有保温、增加稳定性的护膝及外侧楔状足底板、拐杖等，应根据年龄、生活习惯等加以选择。

【预防与调护】

1. 选择合适活动，控制体重。
2. 调节关节的负荷，适当负荷可使骨强筋健，利于关节发挥正常功能。
3. 关节部位保暖，避免关节受凉。
4. 让患者充分了解本病的性质与后果。

第七节　骨质疏松症

骨质疏松症是指以全身性骨量减少，骨微结构破坏和骨强度降低，即单位体积内骨组织含量低于正常，导致骨脆性增加，易发生骨折为特征的疾病，是一种代谢性骨病。临床表现常为颈腰背疼痛、驼背畸形和骨折。多见于绝经后妇女和老年男性。本病属于中医学"骨枯""骨痿"范畴。

【病因病机】

骨质疏松症是一种病因和发病机制都比较复杂的骨代谢疾病,虽然全部发病因素尚未完全阐明,但是已认识到骨质疏松症与激素调控、营养状态、物理因素、遗传因素、免疫功能及某些药物因素有关。这些因素引起骨质疏松症的机制与肠对钙的吸收减少或肾对钙的排泄增多、重吸收减少,或是引起破骨细胞数量增多且活性增强、溶骨过程占优势,或是引起成骨细胞的活性减弱、骨形成减少有关,最终导致骨代谢的负平衡,骨基质和骨钙含量均减少。

骨质疏松症按其病因分为三大类:一类是原发性骨质疏松症,主要包括绝经后骨质疏松症(Ⅰ型)、老年性骨质疏松症(Ⅱ型);另一类为继发性骨质疏松症,主要包括各种疾病和各种药物所致的骨质疏松症,营养缺乏、遗传缺陷所致的骨质疏松也列为继发性骨质疏松症;还有一类是原因不明的特发性骨质疏松症(包括青少年型)。

中医学认为,本病主要因肾虚精亏、正虚邪侵、先天不足所致。

1.肾虚精亏 肾阳虚衰,不能充骨生髓,致使骨松不健;肾阴亏损,精失所藏,不能养髓。

2.正虚邪侵 正虚而卫外不固,外邪乘虚而入,气血痹阻,骨失所养,髓虚骨疏。

3.先天不足 肾为先天之本,由于先天禀赋不足,致使肾脏素虚,骨失所养,不能充骨生髓。

【临床表现与诊断】

1.病史 原发性骨质疏松症无明确病史,继发性骨质疏松症则有相应病史。

2.临床表现与体征

(1)疼痛 是骨质疏松症最常见、最主要的症状。其最常见的部位是腰背部,负荷增加时疼痛加重伴活动受限,严重时翻身、坐起及行走均有困难。

(2)身长缩短,驼背 骨质疏松症患者,椎体内部骨小梁萎缩、数量减少,疏松而脆弱的椎体受压,导致椎体鱼嘴样变形。

(3)骨折 是骨质疏松症最常见和最严重的并发症,也是摔倒时主要的外部因素,好发于下胸椎、腰椎、股骨近端、桡骨远端等部位。

3.辅助检查

(1)实验室检查 根据需要可选择检测血常规、尿常规、肝功能、肾功能、血清钙、血清磷、血清碱性磷酸酶、血清蛋白电泳等。原发性骨质疏松症的血清钙、血清磷和碱性磷酸酶值均在正常范围,发生骨折时血清碱性磷酸酶值可轻度升高。目前常用骨代谢转换指标:①骨形成指标:血清1型原胶原氨基端前肽、血清骨钙素;②骨吸收指标:血清1型胶原交联羧基末端肽、血清抗酒石酸酸性磷酸酶等。

(2)影像学检查

①X线检查:主要表现为骨密度减低,骨小梁减少、变细、分支消失,脊椎骨小梁以水平方向吸收较快,进而纵向骨小梁也被吸收,残留的骨小梁稀疏排列呈栅状

（图 8-9）。

②骨密度测定：为定量检查，可测出单位面积的骨密度（BMD）或单位容积骨矿量（BMC）的确切数据。现在通常用 T-Score（T 值）表示，即 T 值 ≥ -1.0 为正常，-2.5 < T 值 < -1.0 为骨量减少，T 值 ≤ -2.5 为骨质疏松。

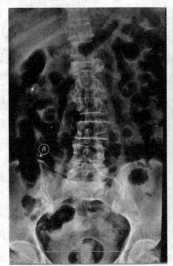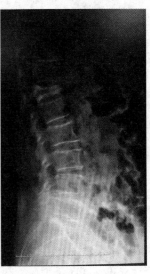

图 8-9　骨质疏松症 X 线片

【治疗】

骨质疏松症的治疗策略较完整的的内容包括基础措施、药物干预及康复治疗。

1. 保守治疗

（1）基础措施

①调整生活方式：保证每天饮食的钙摄入量，同时进行低盐和适量蛋白质的均衡饮食；保证足够的户外活动和日照；避免抽烟、酗酒，慎用影响骨代谢的药物；采取防止跌倒的各种措施；加强自身和环境的保护措施。

②补充钙剂：钙不足是骨质疏松的主要原因，因此保证钙的摄入量是骨质疏松症的基础治疗措施。

③补充维生素 D：维生素 D 可促进肠道钙的吸收，提高血清钙水平，抑制甲状旁腺激素分泌，增加尿钙排泄，维持正钙平衡，降低骨折风险。

（2）中医辨证内治

①肾虚精亏：治以补肾填精，方用左归丸加淫羊藿、鹿衔草；或用中成药骨疏康、仙灵骨葆、骨松宝等。

②正虚邪侵：治以扶正固本，方用鹿角胶丸，方中虎骨改用代用品。治疗须考虑继发疾病的病因，审因而治。

③先天不足：治以填精养血，助阳益气，方用龟鹿二仙胶汤。治疗亦需考虑患者年龄、性别、原发病病因，进行辨证施治。

（3）西药治疗　适用于确诊的骨质疏松症或已发生过脆性骨折，或已有骨量减少并伴有骨质疏松症危险因素者。药物包括雌激素、降钙素、二磷酸盐类、氟化钠、选择性雌激素受体调节剂、甲状旁腺激素等。

2. 手术治疗　适用于并发骨折者，如股骨颈骨折、粗隆间骨折、桡骨远端骨折、脊柱压缩性骨折等，从而达到提高康复水平、改善生活质量的目的。

3. 其他疗法

（1）营养疗法　适当补充蛋白质、钙盐、各种维生素。

（2）病因治疗 对继发性骨质疏松症，要针对原发病进行治疗。

（3）体育疗法 对骨质疏松症有治疗效果的运动方式有以下几种：①有氧运动：如运动性行走、慢跑等；②肌力训练：以较轻承重力为主的渐进性抗阻力运动；③平衡和灵活性训练：如太极拳、体操、舞蹈等。

【预防与调护】

1. 获得理想的骨峰值：骨峰值是人一生中骨量的最高峰。达到骨峰值的年龄为25～40岁。

2. 预防骨量的丢失：进入成年后应重视高危因素，积极预防和及时处理，以减少骨的丢失。

3. 防止跌倒。

第八节 股骨头缺血性坏死

股骨头缺血性坏死包括成人股骨头坏死和儿童股骨头坏死，本节阐述成人股骨头坏死。股骨头坏死可分为创伤性股骨头缺血性坏死与非创伤性股骨头缺血性坏死两大类。创伤性股骨头缺血性坏死多见于股骨颈骨折后；非创伤性股骨头缺血性坏死的发病原因多种多样，多数与过量糖皮质激素的使用或长期酗酒有关，也有部分患者找不到发病原因，称为特发性股骨头缺血性坏死。股骨头坏死好发于20～50岁。中医学归属于"骨蚀""骨痿""骨痹"等范畴。

【病因病机】

所有能引起骨缺血性坏死的病因都可引起股骨头缺血性坏死。通常将其病因归纳为：①创伤因素：常见于股骨颈骨折后，极易造成股骨头缺血性坏死。②激素、酗酒。③其他因素：发育异常、内分泌紊乱、自身免疫性疾病、过敏反应等。这些病因的共同特点是损害了股骨头的血液循环。

尽管本病的病因及发病机制各异，但病理变化基本相同，包括早期的缺血性坏死和后期的修复。但坏死和修复不是截然分开的，当缺血性坏死发展至一定阶段时，修复即自行开始，随后坏死和修复交织进行。

中医学认为，本病主要是由肝肾亏损、正虚邪侵、气滞血瘀所致。

1. 肝肾亏损 肾虚而不能主骨，髓失所养，肝虚而不能藏血，营卫失调，气血不能温煦、濡养筋骨，致生本病。

2. 正虚邪侵 体质素虚，外伤或感受风、寒、湿邪，脉络闭塞，或嗜欲不节，饮酒过度，脉络张弛失调，血行受阻；或因素体虚弱，复感外伤；或体虚患病，用药不当等使骨骼受累。

3. 气滞血瘀 髋部跌打损伤导致气滞血瘀，气滞则血行不畅，血瘀也可致气行受阻，营卫失调，闭而不通，骨失所养。

【临床表现与诊断】

1. 病史 可能有创伤、激素用药、酗酒等病史。

2. 症状和体征 髋部疼痛通常是最早出现的临床症状，有时会牵涉膝部，出现痛性步态，伴有跛行。腹股沟中点附近可有压痛，髋关节周围肌肉及股四头肌萎缩。髋关节活动功能在早期可有外展、内外旋活动轻度受限；晚期由于股骨头塌陷、增生变形、头臼不匹配，髋关节各方向活动均有不同程度受限。

3. 辅助检查

（1）实验室检查 无特殊表现。激素性与酒精性股骨头缺血性坏死的患者可能与易感性代谢的基因多态性差异有关。

（2）影像学检查

①X线检查：对于早期诊断帮助不大，Ⅱ期以上的病变可显示股骨头内多个小囊性改变，斑点状硬化，硬化带出现及软骨下骨折，但有的股骨头缺血性坏死直到股骨头塌陷方能显示阳性。X线摄片要求为双髋正位和蛙位投影，后者可更清楚地显示位于股骨头前方的坏死区、新月征及塌陷（图8-10）。

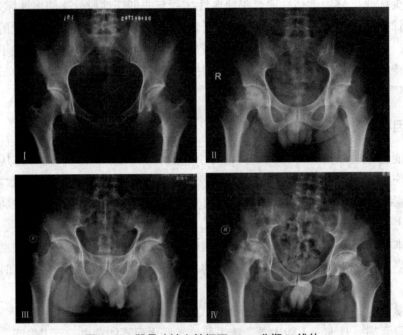

图8-10 股骨头缺血性坏死 Ficat 分期 X 线片

②磁共振成像（MRI）：对骨坏死诊断的特异性和敏感性可达95%～99%，对Ⅰ期、Ⅱ期股骨头缺血性坏死具有较高的诊断价值（图8-11）。

③放射性核素骨扫描：诊断早期骨坏死依赖于成骨活性和血流增加，其敏感度高但特异性低，与X线检查比较，可提前6～9个月确定坏死。

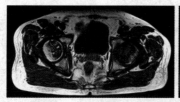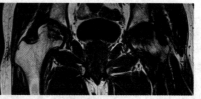

图 8-11 双侧股骨头缺血性坏死 MRI 图像

④ CT 扫描：对 Ⅱ 期、Ⅲ 期病变可更清楚地显示坏死灶边界、硬化带，坏死灶内骨修复情况，特别对于塌陷前已发生的头内隐匿性骨折要早于 MRI 和 X 线片，有利于早期发现潜在塌陷病例。

需要强调的是，坏死早期多数没有任何症状，而一旦出现疼痛，通常提示股骨头已发生塌陷或头内已发生隐匿性骨折，因此，不能以疼痛作为早期诊断的线索。

【分期】

股骨头坏死一旦出现平片改变后，就会不断发展、恶化，股骨头塌陷变形并波及髋臼，最后形成继发性骨性关节炎。1973 年 Marcus 首先根据病情变化规律，从轻到重，提出股骨头坏死的影像学分期方法。在此基础上，后来出现了多种修改方法。目前使用较多的 3 种方法为 Ficat 分期、Steinberg 分期与 ARCO 分期（表 8-1 ~ 表 8-3）。分期的目的是帮助选择合适的治疗方法。

表 8-1　Ficat 分期

分期	症状	影像表现
0 期	无疼痛	平片正常，骨扫描与磁共振出现异常
Ⅰ 期	有疼痛	平片正常，骨扫描与磁共振出现异常
Ⅱ a 期（过渡期）	有疼痛	平片见到囊性变和（或）硬化，骨扫描与磁共振出现异常，没有出现软骨下骨折
Ⅲ 期	有疼痛	平片见到股骨头塌陷，骨扫描与磁共振出现异常，见到新月征（软骨下塌陷）和（或）软骨下骨台阶样塌陷
Ⅳ 期	有疼痛	平片见到髋臼病变，出现关节间隙狭窄和骨关节炎，骨扫描与磁共振出现异常

表 8-2　Steinberg 分期

分期	影像表现
0 期	平片、骨扫描与磁共振正常
Ⅰ 期	平片正常，骨扫描和（或）磁共振出现异常 A 轻度：股骨头病变范围 < 15% B 中度：15% ~ 30% C 重度：> 30%

分期	影像表现
Ⅱ期	股骨头出现透光和硬化改变 A 轻度：< 15% B 中度：15% ~ 30% C 重度：> 30%
Ⅲ期	软骨下塌陷（新月征），股骨头没有变扁 A 轻度：<关节面长度 15% B 中度：关节面长度 15% ~ 30% C 重度：>关节面长度 30%
Ⅳ期	股骨头变扁 A 轻度：< 15% 关节面或塌陷< 2mm B 中度：15% ~ 30% 关节面或塌陷 2 ~ 4mm C 重度：> 30% 关节面或塌陷> 4mm
Ⅴ期	关节狭窄或髋臼病变 A 轻度 B 中度 C 重度
Ⅵ期	严重退行性改变

表 8-3　股骨头坏死国际分期（骨循环学会 ARCO 分期）

分期	病理 / 影像表现
0 期	活检结果符合坏死，其余检查正常
1 期	骨扫描和（或）磁共振阳性 A 磁共振股骨头病变范围< 15% B 股骨头病变范围 15% ~ 30% C 股骨头病变范围> 30%
2 期	股骨头斑片状密度不均、硬化与囊肿形成，平片与 CT 没有 塌陷表现，磁共振与骨扫描阳性，髋臼无变化 A 磁共振股骨头病变范围< 15% B 磁共振股骨头病变范围 15% ~ 30% C 磁共振股骨头病变范围> 30%
3 期	正侧位摄片上出现新月征 A 新月征长度< 15% 关节面或塌陷< 2mm B 新月征长度占关节面长度 15% ~ 30% 或塌陷 2 ~ 4mm C 新月征长度> 30% 关节面长度或塌陷> 4mm
4 期	关节面塌陷变扁，关节间隙狭窄，髋臼出现坏死变化、囊性变、囊肿和骨刺

【治疗】

1. 保守治疗

（1）中医辨证内治

①肝肾亏虚：多见于激素性股骨头缺血性坏死患者，治宜行气活血，辅以补益肝肾、强壮筋骨，偏阳虚者右归丸加减，偏阴虚者左归丸加减。

②正虚邪侵：治以双补气血，方选八珍汤、十全大补汤；若酒蚀痰饮，可选用苓桂术甘汤、宣痹汤。

③气滞血瘀：多见于创伤性股骨头缺血性坏死及非创伤性股骨头缺血性坏死早期，治宜行气活血、通络止痛，方用方桃红四物汤或身痛逐瘀汤加减。

（2）外治　通过中医的外洗、敷贴、针灸、小针刀、理筋等方法，能舒筋通络而减轻疼痛，改善关节活动。

（3）中成药治疗　可选用通络生骨胶囊、仙灵骨葆胶囊、骨疏康等。

（4）西药治疗　目前尚未有疗效确切的西药，有报道针对高凝低纤溶状态可使用抗凝药及扩血管药物等。

2. 手术治疗

（1）保留自身髋关节（保髋）手术　保髋手术的目的是促进坏死修复、预防与纠正塌陷、避免或延缓人工关节置换。目前常用的保髋手术方法有如下几种：①髓芯减压术：适用于 ARCO Ⅰ期、Ⅱ期。②打压支撑植骨术：适用于 ARCO Ⅱ期、Ⅲa期坏死。③钽棒植入术：适用于 ARCO Ⅰ期、Ⅱ期和部分Ⅲ期坏死。④带血管骨瓣移植术或吻合血管腓骨移植术：适用于 ARCO Ⅱ期、Ⅲ期坏死。

（2）人工髋关节置换术　适用于各种症状严重的晚期坏死，但对于年轻患者要非常慎重，避免滥用。

【预防与调护】

1. 保护性负重
一般认为单纯保护性负重不能阻止病情的发展，但有可能延缓塌陷的发生，减轻塌陷程度，减轻疼痛。建议使用双拐以减少疼痛，不提倡使用轮椅。

2. 功能锻炼
功能锻炼要贯彻筋骨并重、动静结合的原则，以主动为主、被动为辅，注意动作协调，循序渐进，并根据不同的分期分型、功能受限程度及体质，选择适宜的站立、坐位、卧位方式进行功能锻炼，着重改善功能与增加肌肉力量；通过锻炼还可以改善头臼之间的匹配，改善局部血液循环，促进坏死修复。

3. 避免长期大剂量使用激素
特别是滥用糖皮质激素，是预防激素性股骨头缺血性坏死的有效方法。

4. 其他
通过多种途径进行科普教育，宣传酗酒的危害，培养健康饮酒习惯，能有效预防酒精性股骨头缺血性坏死。

第九节　骨肿瘤

骨肿瘤是发生于骨或附属组织（血管、神经、骨髓等）的肿瘤，包括原发性肿瘤、继发性肿瘤及瘤样病变等。骨肿瘤有良性和恶性之分：良性骨肿瘤大多能根治，预后良好；恶性骨肿瘤发展迅速，预后不佳，死亡率高，至今尚无满意的治疗方法。还有一类病损称瘤样病变，其组织不具有肿瘤细胞形态的特点，但其生态和行为都具有肿瘤的破坏性，一般较局限、易根治。本病相当于中医学的"骨疽""骨瘤""骨蚀"等范畴。

【病因病机】

骨肿瘤的确切原因，目前仍不是很清楚。但骨肿瘤不同的发病方式提示可能有不同的病因。一般可以归纳为物理因素、化学因素、生物因素、遗传因素、激素因素、营养因素、机体免疫因素等7类。

中医学认为，本病主要是因正虚邪侵、气滞血瘀、肾虚精亏所致。

1. 正虚邪侵　体质强弱与本病的发生、发展、预后有着密切关系。正虚体弱，腠理不密，脏腑脆弱，脏腑功能失常，气虚血亏，气血不和，气血壅塞，结聚成瘤。

2. 气滞血瘀　气血瘀滞，经络阻隔，蕴结日久，骨与气并，日以增大，凝结成块。

3. 肾虚精亏　先天禀赋不足，髓不养骨，或遗传，易生骨肿瘤；肾虚精亏，营卫失调，气血不和，肾气精血俱衰，不以荣骨，骨瘤乃发。

【临床表现与诊断】

1. 病史　详细询问现病史、既往史、家族遗传史等。

2. 症状和体征　骨肿瘤无论良性或恶性，早期全身症状一般不明显。良性骨肿瘤主要表现为局部症状，舌、脉多无明显变化。恶性骨肿瘤后期出现全身衰弱，食欲不振，形体消瘦，精神萎靡，神疲乏力，面色苍白，甚至出现形如枯槁，脉沉细而虚，气血两虚者舌淡苔薄，阴虚火旺者舌红无苔，气滞血瘀者舌紫苔黄。

疼痛常是恶性骨肿瘤首先出现的症状。疼痛的程度、性质、持续时间，对诊断骨肿瘤有着重要意义。若开始轻，呈间歇性，继而持续性剧痛，夜间加重，镇痛剂不奏效者，多系恶性骨肿瘤。隐痛、钝痛、间歇性轻痛，多是良性骨肿瘤。唯有骨样骨瘤以持续性疼痛、夜间尤甚为特点，但服用阿司匹林可缓解。

恶性骨肿瘤肿块常出现在疼痛之后，生长迅速，边缘不清，增大的肿块可有皮温增高，局部静脉曲张，位于长骨骨端、干骺端者可有关节胀和活动受限。良性肿块生长缓慢，常不被发现，偶然被发现却说不出开始时间，肿大的包块对周围组织影响不大，对关节活动很少有影响。位于骨膜下或浅表部位的肿块易被发现，生长于骨髓内或深层部位的肿块常在晚期才被发现。

骨肿瘤所致功能障碍，多是疼痛和肿块影响，但是差异很大。生长迅速的恶性肿瘤，功能障碍明显。良性骨肿瘤，一般无功能障碍。良性肿瘤恶变或病理性骨折时，功能障碍显著。接近关节部位的骨肿瘤，常因关节功能障碍来就诊，有时引起活动受限的原因是关节内的反应性滑膜炎，而非肿瘤本身。

骨肿瘤导致骨质破坏，皮质变薄，轻微外力的作用即可引起病理性骨折。

骨肉瘤好发于 10～15 岁，多见于骨的干骺端；尤文肉瘤更靠近骨干；骨样骨瘤多发于骨干部皮质骨，儿童多见；软骨母细胞瘤多发生在骨骺和邻近或侵犯生长软骨，儿童多见；脊索瘤多发生在颅底和骶骨，常见于 50 岁以上的成年人；转移性骨肿瘤多发生在 50 岁以上的老年人，以躯干骨及四肢近心端多发。

3. 辅助检查

（1）实验室检查　是骨肿瘤的辅助诊断方法。如多发性骨肿瘤有时以贫血为首要症状，且血沉加快，血中、尿中本－周蛋白含量升高；骨肉瘤、骨转移瘤碱性磷酸酶水平升高，但儿童时期或骨折后碱性磷酸酶水平升高则需注意与此鉴别。另外，各系统癌症的实验室阳性结果，对骨转移癌寻找原发病有帮助。

（2）影像学检查

①X 线检查：可以准确反映骨肿瘤的位置、范围和主要病理改变及是否存在病理性骨折，是骨肿瘤诊断中重要的、不可缺少的诊断手段之一。为初步区分骨肿瘤或瘤样病变，以及是良性还是恶性骨肿瘤提供极其重要的依据。

②CT、MRI 检查：CT 检查可提供病损的横断面影像，因而可确定骨肿瘤在骨及周围软组织的侵犯范围。MRI 检查则能更清楚地反映软组织病变范围。

③放射性核素骨扫描：能更早发现肿瘤病灶，明确病损范围及转移病灶，但不能定性。常用的核素有 ^{99m}Tc、^{18}F、^{87m}Sr 和 ^{87}Ga 等。

④数字减影血管造影（DSA）：可显示肿瘤的血供情况，以利于选择性血管栓塞和注入化疗药物。化疗前后对比检查可了解肿瘤性血管的改变，以监测化疗的效果。

⑤病理检查：是确诊骨肿瘤可靠的检查方法。主要有切开活检和穿刺活检两种方法。病理检查必须与临床表现、影像学检查等相结合，才能作出可靠确切的诊断。

4. 骨肿瘤的外科分级

（1）骨肿瘤分期

良性骨肿瘤分为：①潜隐期。②活动性。③侵袭性。

恶性骨肿瘤分为：①Ⅰ低度：无转移。A 间室内；B 间室外。②Ⅱ高度：无转移。A 间室内，如骨内、关节内、肌间隔内；B 间室外，侵及邻近组织。③Ⅲ低或高度：有转移。任何部位。

（2）骨肿瘤的外科分级 GTM 系统

1）肿瘤性质（G）　①G_0 属良性。细胞分化好；X 线显示边缘清晰，可向软组织侵蚀；包膜完整；无转移。②G_1 属低度恶性。核分裂少，细胞分化中等；X 线显示侵蚀；生长慢，可向囊外生；偶有转移。③G_2 高度恶性。核分裂多见，分化差；X 线显示侵蚀破坏；生长快，症状明显；有转移。

2）肿瘤部位（T）　依据肿瘤分布：①T_0 局限于囊内。②T 在间室内。③T_2 在间室外。

3）转移（M）　包括局部及远隔转移。①M_0无转移。②M_1有转移。

GTM系统为骨肿瘤治疗方案的选择提供了方便，但目前只适用于骨骼肌肉系统中起源于中胚层结缔组织肿瘤的分级，不适用于淋巴瘤、白血病、骨髓瘤、转移癌等。

【治疗】

1. 保守治疗　中医治疗正虚邪侵，宜补正祛邪，方选八珍汤或十全大补汤加减；气滞血瘀，治宜行气活血、化瘀止痛，方选桃红四物汤加减；肾虚精亏，治宜补肾填精，方选左归丸加减。

2. 手术治疗　良性骨肿瘤可选用刮除术、切除术，根据情况加植骨术。恶性肿瘤未波及周围软组织时，可选用瘤段切除灭活再植术、瘤段切除人工假体植入术；恶性肿瘤病情严重者，可选用截肢术。

3. 放射治疗　放射治疗的有效作用在于组织的吸收量，对有些肿瘤较敏感，如血管瘤、动脉瘤样骨囊肿；对有些肿瘤中度敏感，如骨巨细胞瘤等；对有些肿瘤不敏感，如骨肉瘤等。因此，放射治疗可用于敏感肿瘤，对于中度敏感的肿瘤应作为辅助治疗，对于不敏感者只能用大剂量作为辅助治疗。

4. 化学药物治疗　化学药物治疗恶性肿瘤，不仅对局部肿瘤有效，对周身多发或转移病灶也起作用。根据作用机制分为干扰核酸合成的药物、干扰蛋白质合成的药物、直接与DNA结合影响其结构和功能的药物、通过改变机体激素状况而起作用的药物等四大类。某些药物对增殖全周期都起作用，有些药物只对瘤细胞增殖周期中的一个期敏感，因此，结合肿瘤细胞增殖动力学知识选择应用药物可以提高疗效。如干扰核酸合成的药物对DNA合成期细胞较敏感，长春碱类药物对有丝分裂期细胞敏感，烷化剂、抗肿瘤抗生素及金属药对整个增殖周期中的细胞均有杀灭作用。

5. 免疫疗法　是用免疫学的方法使机体产生免疫反应，用来遏制肿瘤细胞的生长。在肿瘤治疗中应用比较广泛的免疫疗法为非特异性的，采用卡介苗及短小棒状杆菌在治疗白血病及黑色素瘤时有一定疗效。单克隆抗体治疗肿瘤显示出广阔前景。

【预防与调护】

增强体质，提高抗病能力，包括预防其发生和预防良性骨肿瘤转变为恶性骨肿瘤两个方面。可根据已知有关因素，尽量采取必要措施，力求达到预防其发生的目的。如尽量减少X线辐射、避免接触亚硝胺等化学物质等。对于并发病理性骨折的患者要用石膏外固定，避免加重损伤，又可减轻疼痛，争取修复。晚期恶性骨肿瘤患者往往全身情况很差，应注意饮食调养，清洁卫生。若久病卧床不起者，应注意防止发生褥疮，对止痛药的应用要防止吗啡类、哌替啶等药物成瘾，可与其他止痛药交替使用。

附录 方剂名录

二　画

十灰散（《十药神方》）大蓟　小蓟　荷叶　侧柏叶　茅根　茜草根　大黄　山栀　棕榈皮　牡丹皮

十全大补汤（《医学发明》）党参　肉桂　川芎　地黄　茯苓　白术　甘草　黄芪　当归　白芍

丁桂散（《外科传薪集》）丁香　肉桂

七厘散（《良方集腋》）朱砂　麝香　冰片　乳香　红花　没药　血竭　儿茶

八厘散（《医宗金鉴》）苏木　半两钱　自然铜　乳香　没药　血竭　麝香　红花　丁香　番木鳖

八珍汤（《正体类要》）当归　川芎　白芍药　熟地黄　人参　白术　茯苓　甘草

八仙逍遥汤（《医宗金鉴》）防风　当归　荆芥　川芎　苍术　牡丹皮　川椒　苦参　黄柏　甘草

九一丹（《医宗金鉴》）熟石膏　升丹

人参养荣汤（《太平惠民和剂局方》）党参　炙黄芪　白术　肉桂　陈皮　炙甘草　当归　白芍　熟地黄　五味子　茯苓　远志　生姜　大枣

三　画

三七片（成药）略

三痹汤（《妇人良方》）川续断　杜仲　防风　肉桂　细辛　茯苓　当归　白芍　甘草　秦艽　生地黄　川芎　川独活　黄芪　川牛膝

三品一条枪（《外科正宗》）明矾　砒石　雄黄　乳香

三色敷药（《中医伤科学讲义》）黄荆子　紫荆皮　全当归　木瓜　丹参　羌活　甘草　赤芍　白芷　片姜黄　独活　秦艽　天花粉　怀牛膝　川芎　连翘　威灵仙　木防己　防风　马钱子

下肢洗剂（《中医伤科学讲义》经验方）伸筋草　透骨草　五加皮　三棱　莪术　秦艽　海桐皮　牛膝　木瓜　红花　苏木

大成汤（《仙授理伤续断秘方》）大黄　芒硝（冲服）甘草　陈皮　红花　当归　苏木　木通　枳壳　厚朴

大活络丹（丸）（《兰台轨范》引《圣济总录》）　白花蛇　乌梢蛇　羌活　两头尖　香附　威灵仙　麻黄　贯众　炙甘草　肉桂　藿香　乌药　黄连　熟地黄　大黄　木香　沉香　细辛　赤芍　没药　丁香　乳香　僵蚕　天南星　青皮　骨碎补　豆蔻　安息香　黄芩　玄参　白术　防风　龟甲　葛根　虎胫骨（用代用品）　当归　血竭　地龙　麝香　松香　牛黄　冰片　人参　草乌　天麻　全蝎　何首乌　犀角（用代用品）　龙脑　松脂　蜜糖适量

大黄䗪虫丸（《金匮要略》）　熟大黄　蛴螬　䗪虫　水蛭　虻虫　干漆　桃仁　苦杏仁　黄芩　地黄　白芍　甘草

大红丸（《仙授理伤续断秘方》）　何首乌　制川乌　制天南星　芍药　土当归　骨碎补　牛膝　细辛　赤小豆　自然铜　青桑炭

大补阴丸（《丹溪心法》）　黄柏　知母　熟地黄　龟甲　猪脊髓

万灵膏（《医宗金鉴》）　鹳筋草　透骨草　紫丁香根　麻油　当归　自然铜　没药　血竭　川芎　川牛膝　五加皮　石菖蒲　茅术　木香　秦艽　蛇床子　肉桂　附子　半夏　石斛　草薢　鹿茸　虎胫骨（用代用品）　麝香　黄丹

上肢洗剂（《中医伤科学讲义》经验方）　伸筋草　透骨草　荆芥　防风　红花　千年健　刘寄奴　威灵仙　桂枝　苏木　川芎

小活络丹（《太平惠民和剂局方》）　制川乌　制天南星　制草乌　地龙　没药　乳香　蜜糖适量

小金丹（《外科证治全生集》）　白胶香　草乌头　五灵脂　地龙　制番木鳖　乳香　没药　当归　麝香　墨炭

千金散（《中医外科学》）　全蝎　僵蚕　朱砂　牛黄　冰片　黄连　天麻　胆南星　甘草

四　画

云南白药（成药）　略

太乙膏（《外科正宗》）　玄参　白芷　当归身　肉桂　赤芍　大黄　生地黄　土木鳖　阿魏　轻粉　柳枝　槐枝　血余炭　铅丹　乳香　没药　麻油

五味消毒饮（《医宗金鉴》）　金银花　野菊花　蒲公英　紫花地丁　紫背天葵子

五加皮汤（《医宗金鉴》）　当归　没药　五加皮　皮硝　青皮　川椒　香附子　丁香　麝香　老葱　地骨皮　丹皮

五神汤（《洞天奥旨》）　茯苓　车前子　金银花　牛膝　紫花地丁

少腹逐瘀汤（《医林改错》）　小茴香　干姜　延胡索　没药　当归　川芎　肉桂　赤芍　蒲黄　五灵脂

化坚膏（《中医伤科学讲义》经验方）　白芥子　甘遂　地龙肉　威灵仙　急性子　透骨草　麻根　细辛　乌梅肉　生山甲　血余　江子　全蝎　防风　生草乌　紫硇砂（后人）　香油　东丹

乌头汤（《金匮要略》）　麻黄　芍药　黄芪　制甘草　制川乌

六味地黄丸（《小儿药证直诀》）　熟地黄　山萸肉　牡丹皮　山药　茯苓　泽泻

双柏散（膏）（《中医伤科学讲义》经验方）　侧柏叶　黄柏　大黄　薄荷　泽兰

五 画

正红花油（成药）　略

正骨紫金丹（《医宗金鉴》）　丁香　木香　血竭　儿茶　熟大黄　红花　牡丹皮　甘草

玉露油膏（《药敛启秘》）　芙蓉叶　凡士林

左归丸（《景岳全书》）　熟地黄　怀山药　枸杞　山茱萸肉　川牛膝　菟丝子　鹿角胶　龟甲胶　蜜糖

右归丸（《景岳全书》）　熟地黄　怀山药　山茱萸　枸杞　鹿角胶　菟丝子　杜仲　当归　肉桂　制附子　蜜糖

四生丸（《妇人大全良方》）　生地黄　生侧柏叶　生荷叶　生艾叶

四生散（《太平惠民和剂局方》）　生白附子　生川乌　生南星　生半夏

四君子汤（《太平惠民和剂局方》）　人参　白术　茯苓　炙甘草

四物汤（《仙授理伤续断秘方》）　白芍药　川当归　熟地黄　川芎

四黄膏（散）（《证治准绳》）　黄连　大黄　黄柏　黄芩

归脾汤（《济生方》）　白术　茯神　黄芪　龙眼肉　酸枣仁　党参　炙甘草　当归　远志　木香

白降丹（《医宗金鉴》）　朱砂　雄黄　水银　硼砂　火硝　食盐　白矾　皂矾

生血补髓汤（《伤科补要》）　当归　生地黄　芍药　杜仲　川芎　牛膝　川续断　黄芪　红花　五加皮

生肌玉红膏（《外科正宗》）　白芷　甘草　当归身　血竭　轻粉　白蜡　紫草　麻油

生肌散（膏）（《外科科学》）　制炉甘石　滴乳石　滑石　琥珀　朱砂　冰片

仙方活命饮（《外科发挥》）　炮穿山甲　天花粉　乳香　没药　金银花　陈皮　白芷　贝母　防风　赤芍　当归　甘草　皂角刺（炒）

外敷接骨散（《中医伤科学讲义》经验方）　骨碎补　血竭　硼砂　当归　乳香　没药　川断　自然铜　大黄　土鳖虫

六 画

托里消毒散（饮）（《外科正宗》）　人参　川芎　白芍　黄芪　当归　白术　茯苓　金银花　白芷　甘草　皂角刺　桔梗

当归补血汤（《内外伤辨惑论》）　黄芪　当归

回阳玉龙膏（《外科正宗》）　草乌　干姜　赤芍　白芷　制南星　肉桂

伤湿止痛膏（成药）　略

伤油膏（《中医伤科学讲义》）　血竭　红花　乳香　没药　儿茶　琥珀　冰片　香

油　黄蜡

血府逐瘀汤（《医林改错》）　当归　生地黄　桃仁　红花　枳壳　赤芍　柴胡　甘草　桔梗　川芎　牛膝

壮筋续骨丹（《伤科大成》）　当归　川芎　白芍　炒熟地　杜仲　川断　五加皮　骨碎补　桂枝　三七　黄芪　虎骨（用代用品）　补骨脂　菟丝子　党参　木瓜　刘寄奴　地鳖虫

壮筋养血汤（《伤科补要》）　白芷　当归　川芎　川断　红花　生地黄　牛膝　牡丹皮　杜仲

阳和解凝膏（《外科全生集》）　鲜牛蒡草　鲜凤仙　生川乌　桂枝　大黄　当归　生草乌　生附子　地龙　僵蚕　赤芍　白芷　白蔹　白及　川芎　续断　防风　荆芥　五灵脂　木香　香橼　陈皮　肉桂　乳香　没药　苏合香　麝香

阳和汤（《外科证治全生集》）　熟地黄　肉桂　麻黄　鹿角胶　白芥子　姜炭　生甘草

防风归芎汤（《中医伤科学讲义》）　防风　川芎　当归　荆芥　白芷　细辛　蔓荆子　丹参　乳香　没药　桃仁　苏木　泽兰叶

红灵丹（《中医外科学》）　雄黄　朱砂　水银　火硝　白矾　皂矾

如圣金刀散（《外科正宗》）　松香　生矾　枯矾

七　画

坎离砂（成药）　麻黄　当归尾　附子　透骨草　红花　干姜　桂枝　牛膝　白芷　荆芥　防风　木瓜　生艾绒　羌活　独活　醋

花蕊石散（《太平惠民和剂局方》）　花蕊石　石硫黄

坚骨壮筋膏（《中医伤科学讲义》）　骨碎补　川断　马钱子　白及　硼砂　生草乌　生川乌　牛膝　苏木　杜仲　伸筋草　透骨草　羌活　独活　麻黄　五加皮　皂角核　红花　泽兰叶　虎骨（用代用品）　香油　黄丹

身痛逐瘀汤（《医林改错》）　秦艽　川芎　桃仁　红花　甘草　羌活　没药　当归　灵脂　香附　牛膝　地龙

龟鹿二仙胶囊（《兰台轨范》）　鹿角　龟甲　枸杞子　人参

补中益气汤（《东垣十书》）　黄芪　甘草　人参　当归　橘皮　升麻　柴胡　白术

补肾壮筋汤（《伤科补要》）　熟地黄　当归　牛膝　山萸　茯苓　川断　杜仲　白芍　青皮　五加皮。

补肾活血汤（《伤科大成》）　熟地黄　杜仲　杞子　补骨脂　菟丝子　归尾　没药　黄肉　红花　独活　淡苁蓉

补筋丸（《医宗金鉴》）　五加皮　蛇床子　沉香　丁香　川牛膝　茯苓　白莲蕊　肉苁蓉　菟丝子　当归　熟地黄　牡丹皮　木瓜　怀山药　人参　广木香

陀僧膏（《伤科补要》）　南陀僧　赤芍　全当归　乳香　没药　赤石脂　苦参　百草霜　银黝　桐油　香油　血竭　儿茶　川大黄

鸡鸣散（《伤科补要》） 归尾 桃仁 大黄

驳骨散（《中医伤科学讲义》） 桃仁 栀子 侧柏 生地黄 红花 归尾 大黄 毛麝香 黄连 黄柏 黄芩 骨碎补 薄荷 防风 丹皮 忍冬藤 透骨草 甘草 田三七 蒲公英 石斛 鸡骨香 赤芍 自然铜 土鳖虫

八 画

拔毒生肌散（《武汉中药成方集》） 冰片 红升丹 轻粉 龙骨 炉甘石 黄丹 煅石膏 白蜡

苓桂术甘汤（《伤寒论》） 茯苓 桂枝 白术 炙甘草

虎潜丸（《丹溪心法》） 黄柏 龟甲 知母 熟地黄 陈皮 白芍 锁阳 虎骨（用代用品） 干姜

知柏地黄丸（《医宗金鉴》） 知母 黄柏 熟地黄 怀山药 山茱萸 茯苓 泽泻 牡丹皮

和营止痛汤（《伤科补要》） 赤芍 归尾 川芎 苏木 陈皮 乳香 桃仁 续断 乌药 没药 木通 甘草

和营通气散（《中医伤科学讲义》） 当归 丹参 香附 川芎 延胡索 小青皮 生枳壳 郁金 半夏 广木香 大茴香

金匮肾气丸（《金匮要略》） 熟地黄 怀山药 山茱萸 茯苓 泽泻 牡丹皮 肉桂 熟附子

金黄散（《医宗金鉴》） 姜黄 大黄 黄柏 苍术 陈皮 甘草 胆南星 白芷 天花粉 厚朴

金铃子散（《圣惠方》） 金铃子 延胡索

肢伤一方（《外伤科学》） 当归 赤芍 桃仁 红花 黄柏 防风 木通 甘草 生地黄 乳香

肢伤二方（《外伤科学》） 当归 赤芍 续断 威灵仙 生薏仁 桑寄生 骨碎补 五加皮

肢伤三方（《外伤科学》） 当归 白芍 续断 骨碎补 威灵仙 川木瓜 天花粉 黄芪 熟地黄 自然铜 土鳖虫

定痛膏（《疡医准绳》） 芙蓉叶 紫荆皮 独活 生南星 白芷

羌活胜湿汤（《内外伤辨惑论》） 羌活 独活 藁本 防风 甘草 川芎 蔓荆子

参苓白术散（《太平惠民和剂局方》） 莲子肉 薏苡仁 砂仁 桔梗 白扁豆 白茯苓 人参 甘草 白术 山药

九 画

骨科外洗一方（《外伤科学》经验方） 宽筋藤 钩藤 金银花藤 王不留行 刘寄奴 防风 大黄 荆芥

骨科外洗二方（《外伤科学》经验方） 桂枝 威灵仙 防风 五加皮 细辛 荆

芥 没药复元通气散（《正体类要》） 木香 茴香 青皮 穿山甲 陈皮 白芷 甘草 漏芦 贝母

复元活血汤（《医学发明》） 柴胡 当归尾 天花粉 红花 甘草 穿山甲 酒浸大黄 酒浸桃仁

独参汤（《景岳全书》） 人参

独活寄生汤（《千金方》） 独活 防风 川芎 牛膝 桑寄生 秦艽 杜仲 当归 茯苓 党参 熟地黄 白芍 细辛 甘草 肉桂

活血止痛汤（《伤科大成》） 当归 苏木 落得打 川芎 红花 乳香 没药 三七 炒赤芍药 陈皮 地鳖虫 紫荆藤

活血散（《中医正骨经验概述》） 乳香 没药 血竭 贝母 羌活 木香 厚朴 制川乌 制草乌 白芷 当归 麝香 生香附 紫荆皮 炒茴香 甲珠 煅自然铜 独活 续断 虎骨（用代用品） 川芎 木瓜 肉桂 白酒

活血酒（《中医正骨经验概述》） 活血散 白酒

神功内托散（《外科正宗》） 当归 白术 黄芪 人参 白芍 茯苓 陈皮 附子 木香 甘草 川芎 山甲

宣痹汤（《温病条辨》） 防己 杏仁 滑石 连翘 山栀 薏苡仁 半夏 晚蚕砂 赤小豆皮

<h2 style="text-align:center">十 画</h2>

桂枝汤（《外科补要》） 桂枝 枳壳 陈皮 红花 香附 生地黄 归尾 延胡索 防风 赤芍 独活

桂麝散（《药蔹启秘》） 麻黄 细辛 肉桂 牙皂 生半夏 丁香 生南星 麝香 冰片

桃仁承气汤（《瘟疫论》） 桃仁 甘草 芒硝 大黄

桃红四物汤（《医宗金鉴》） 熟地黄 当归 白芍 川芎 桃仁 红花

柴胡舒肝散（《景岳全书》） 柴胡 陈皮 川芎 香附 枳壳 芍药 炙甘草

透脓散（《外科正宗》） 生黄芪 山甲 川芎 当归 皂角刺

健步虎潜丸（《伤科补要》） 龟甲胶 鹿角胶 虎胫骨（用代用品） 何首乌 川牛膝 杜仲 锁阳 威灵仙 当归 黄柏 人参 羌活 白芍 白术 熟地黄 大川附子 蜜糖

消肿止痛膏（《外伤科学》经验方） 姜黄 羌活 干姜 栀子 乳香 没药

消瘀止痛膏（《中医伤科学讲义》经验方） 木瓜 栀子 大黄 蒲公英 地鳖虫 乳香 没药

海桐皮汤（《医宗金鉴》） 海桐皮 透骨草 乳香 没药 当归 川椒 川红花 威灵仙 白芷 甘草 防风

通窍活血汤（《医林改错》） 赤芍 川芎 红花 桃仁 鲜生姜 老葱 红枣 麝香

展筋丹（《中医伤科学讲义》） 人参 珍珠 琥珀 当归 冰片 乳香 没药 血竭 麝香 牛黄

十一画

接骨丹（又名十宝散，《证治全生集》） 血竭 明雄黄 上红花 儿茶 朱砂 乳香 没药 当归尾 麝香 冰片

接骨丹（又名夺命接骨丹，《中医伤科学讲义》经验方） 乳香 没药 当归尾 自然铜 骨碎补 桃仁 大黄 雄黄 白及 血竭 地鳖虫 三七 红花 儿茶 朱砂 麝香 冰片

接骨续筋药膏（《中医伤科学讲义》经验方） 自然铜 荆芥 五加皮 皂角 续断 羌活 茜草根 乳香 没药 骨碎补 接骨木 红花 赤芍 地鳖虫 白及 血竭 硼砂 螃蟹末 饴糖或蜂蜜

接骨紫金丹（《杂病源流犀烛》） 硼砂 乳香 没药 血竭 大黄 归尾 骨碎补 自然铜 地鳖虫

黄连解毒汤（《外台秘要》引崔氏方） 黄连 黄芩 黄柏 栀子

黄芪桂枝五物汤（《金匮要略》） 黄芪 芍药 桂枝 生姜 大枣

麻桂温经汤（《伤科补要》） 麻黄 桂枝 红花 白芷 细辛 桃仁 赤芍 甘草

清骨散（《证治准绳》） 银柴胡 胡黄连 秦艽 鳖甲 地骨皮 青蒿 知母 甘草

清营汤（《温病条辨》） 犀角（水牛角代） 生地黄 玄参 竹叶心 麦冬 丹参 黄连 金银花 连翘

续骨活血汤（《中医伤科学讲义》） 当归尾 赤芍 白芍 生地黄 红花 地鳖虫 骨碎补 煅自然铜 续断 落得打 乳香 没药

续断紫金丹（《中医伤科学讲义》） 酒炒当归 熟地黄 酒炒菟丝子 骨碎补 续断 制首乌 茯苓 白术 丹皮 血竭 怀牛膝 红花 乳香 没药 虎胫骨（用代用品） 儿茶 鹿角霜 煅自然铜

十二画

散瘀和伤汤（《医宗金鉴》） 番木鳖 红花 生半夏 骨碎补 甘草 葱须 醋

葛根汤（《伤寒论》） 葛根 麻黄 桂枝 白芍 甘草 生姜 大枣

葛根黄芩黄连汤（《伤寒论》） 葛根 甘草 黄芩 黄连

万花油（成药） 略

跌打丸（《全国中医成方集》） 当归 土鳖虫 川芎 血竭 乳香 没药 麻黄 自然铜

舒筋活血汤（《伤科补要》） 羌活 防风 荆芥 独活 当归 续断 青皮 牛膝 五加皮 杜仲 红花 枳壳

舒筋汤（《外伤科学》经验方） 当归 白芍 姜黄 宽筋藤 松节 海桐皮 羌

活 防风 续断 甘草

舒筋汤（经验方） 当归 陈皮 羌活 骨碎补 五加皮 桑寄生 木瓜

舒筋活络药膏（《中医伤科学讲义》） 赤芍 红花 南星 生蒲黄 旋覆花 苏木 生草乌 生川乌 羌活 独活 生半夏 生栀子 生大黄 生木瓜 路路通 饴糖或蜂蜜

象皮膏（《伤科补要》） 大黄 川芎 当归 生地黄 红花 川连 甘草 荆芥 肉桂 白及 白蔹

普济消毒饮（《东垣十书》） 黄芩 黄连 陈皮 甘草 玄参 柴胡 桔梗 连翘 板蓝根 马勃 牛蒡子 薄荷 僵蚕 升麻

犀角地黄汤（《千金要方》） 犀角（水牛角代） 白芍药 牡丹皮

十三画及以上

腰伤一方（《外伤科学》经验方） 当归 赤芍 续断 秦艽 木通 延胡索 枳壳 厚朴 桑枝 木香

腰伤二方（《外伤科学》经验方） 钩藤 续断 杜仲 熟地黄 当归 独活 牛膝 威灵仙 白芍 炙甘草 桑寄生

腾药（《刘寿山正骨经验》） 当归 羌活 红花 白芷 防风 制乳香 制没药 骨碎补 续断 宣木瓜 透骨草 川椒

新伤续断汤（《中医伤科学讲义》） 当归尾 土鳖虫 乳香 没药 丹参 自然铜（醋煅） 骨碎补 泽兰叶 延胡索 苏木 续断 桑枝 桃仁

膈下逐瘀汤（《医林改错》） 五灵脂 当归 川芎 桃仁 丹皮 赤芍 乌药 延胡索 甘草 香附 红花 枳壳

熨风散（《疡科选粹》） 羌活 防风 白芷 当归 芍药 细辛 芫花 吴茱萸 肉桂

黎洞丸（《医宗金鉴》） 三七 生大黄 阿魏 儿茶 天竺黄 血竭 乳香 没药 雄黄 山羊血 冰片 麝香 牛黄 藤黄

蠲痹汤（《百一选方》） 当归 羌活 姜黄 赤芍 黄芪 防风 甘草 生姜

主要参考书目

1. 周忠民.中医骨伤科学.北京：中国中医药出版社，2006

2. 周忠民.中西医结合骨伤科学.北京：中国中医药出版社，2001

3. 周宾宾.中西医结合骨伤科学.北京：中国中医药出版社，2006

4. 詹红生.中西医结合骨伤科学.北京：中国中医药出版社，2013

5. 王和鸣，黄桂成.中医骨伤科学.北京：中国中医药出版社，2012

6. 褚立希.中医骨伤科学技能实训.北京：中国中医药出版社，2011

7. 王和鸣.中医伤科学.北京：中国中医药出版社，2002

8. 邵水金.正常人体解剖学.北京：中国中医药出版社，2012

9. 武煜明.解剖生理学.北京：中国中医药出版社，2006